Siegbert Witkowski · Kerstin Schicha (Hg.)
ÄSTHETISCHE **ANALYSE**
Klinische und zahntechnische Konzepte und Verfahren

ÄSTHETISCHE ANALYSE

Klinische und zahntechnische Konzepte und Verfahren

Herausgegeben von
Siegbert Witkowski
Kerstin Schicha

Mit Beiträgen von	Andreas Kunz	Romeo Pascetta
Giancarlo Barducci	Jan Langner	Nicole Passia
Jan-Holger Bellmann	Annick Larmy	Udo Plaster
Markus Blatz	Samuel C. Lee	Giuseppe Romeo
Jean-Louis Brouillet	Markus Leukhardt	Alwin Schönenberger
Gerard J. Chiche	Hans-Joachim Lotz	Rainer Schöttl
André-Jean Faucher	Domenico Massironi	Stefan Schunke
Vincent Fehmer	Hardi Mink	Georges L. S. Skinazi
Mauro Fradeani	Carlos F. Navarro	Jörg Rudolf Strub
Christian Hannker	Stéphanie Ortet	Jorge A. Villanueva
Sascha Hein	Jean-Christophe Paris	Masao Yamazaki

Quintessenz Verlags-GmbH
Berlin, Chicago, Tokio, Barcelona, Istanbul,
London, Mailand, Moskau, Neu-Delhi, Paris, Prag,
São Paulo, Seoul, Singapur und Warschau

Bibliografische Information Der Deutschen Bibliothek

Die Deutsche Bibliothek verzeichnet diese Publikation in der Deutschen Nationalbibliografie; detaillierte bibliografische Daten sind im Internet über <fttp://dnb.ddb.de> abrufbar.

Copyright © 2012 by Quintessenz Verlags-GmbH, Berlin.

Dieses Buch enthält Beiträge, die in der Zeitschrift QZ Quintessenz Zahntechnik und im European Journal of Esthetic Dentistry (deutsche Ausgabe) in den Jahren 2008 bis 2012 zum Thema Ästhetische Analyse veröffentlicht wurden.

Dieses Werk ist urheberrechtlich geschützt. Jede Verwertung außerhalb der engen Grenzen des Urheberrechtsgesetzes ist ohne Zustimmung des Verlages unzulässig und strafbar. Das gilt insbesondere für Vervielfältigungen, Übersetzungen, Mikroverfilmungen und die Einspeicherung und Verarbeitung in elektronischen Geräten.

Druck- und Bindearbeiten: AZ Druck und Datentechnik, Berlin

ISBN 978-3-86867-128-5
Printed in Germany

VORWORT

Ästhetische Analyse
Klinische und zahntechnische Konzepte und Verfahren

Wahrnehmung von Ästhetik ist ein in erster Linie subjektiver Prozess. Dies erschwert nicht nur die Analyse, sondern auch ihre Umsetzung. So erfordert ästhetischer Zahnersatz eine durchdachte Diagnostik und umfangreiche Planung als Voraussetzung für einen Erfolg. Insbesondere bei einer komplexen Patientenversorgung benötigen Zahntechniker und Zahnarzt eine verbindliche gemeinsame Systematik, die sich nicht nur auf die Zähne konzentriert, sondern den größeren Zusammenhang des Gesichts und der Mimik berücksichtigt. Wie gehen Spezialisten der Ästhetik – Zahnarzt und Zahntechniker – bei der ästhetischen Analyse vor? Was folgt nach der Analyse? Wie geht man in der praktischen Umsetzung bei einzelnen Problemstellungen weiter vor? Gibt es Patentrezepte oder Leitfäden, die die Umsetzung erleichtern können?

Das vorliegende Buch demonstriert verschiedene Vorgehensweisen, wie auch die faziale Komponente systematisch in die ästhetische Behandlungsplanung miteinbezogen werden kann, begleitet natürlich auch von der notwendigen Kommunikation zwischen den interdisziplinär arbeitenden Fachdisziplinen. Es werden verschiedene Ansätze der ästhetischen Analyse und auch einzelne Wege der Umsetzung bei speziellen Patientenfällen vorgestellt.

Nach dem Erscheinen der Schwerpunktausgabe „Ästhetische Analyse" in der Quintessenz Zahntechnik (QZ) im Februar 2012 riss die Nachfrage nach Informationen zu diesem Thema in der Redaktion nicht ab. Schnell war die Ausgabe vergriffen und wird weiterhin nachgefragt. Für all diejenigen, die nochmals und vertieft in diese Thematik einsteigen wollen oder eine Ausgabe weitergeben möchten, ist diese erweiterte und überarbeite Auflage als Buchversion entstanden.

Das Buch richtet sich an alle Beteiligten in der zahnärztlichen Prothetik, die sich mit dem Thema Ästhetik und ästhetische Analyse vermehrt auseinandersetzen wollen. 32 kompetente Autoren aus Praxis und Labor geben detaillierte Einblicke in ihre ästhetischen Überlegungen und Methoden zum Thema ästhetische Analyse und ihre praktische Umsetzung.

Siegbert Witkowski
(Chefredakteur QZ)

Kerstin Schicha
(Redaktionelle Koordination QZ)

INHALT

Ist die Lachlinie ein gültiger Parameter für die ästhetische Analyse? Eine systematische Literaturübersicht — **1**
Nicole Passia, Markus Blatz, Jörg R. Strub

Ästhetische Analyse: Kommunikation mit dem Patienten — **17**
Mauro Fradeani

Proportionen der fazialen Balance — **29**
Carlos Navarro, Jorge Villanueva

Ästhetische Proportionen des Lächelns — **45**
Georges L. S. Skinazi

Das kalifornische Lächeln — **57**
Samuel C. Lee

Fotografische Übersicht der ästhetischen Gesichtsanalyse – Funktioneller Befundbogen nach Plaster — **71**
Udo Plaster

Übertragung ästhetisch relevanter Bezugslinien des Gesichts in den Artikulator — **93**
Markus Leukhardt

Modellübertragung und Kommunikation zwischen Zahnarzt und Zahntechnniker — **107**
Rainer Schöttl, Udo Plaster

Die Gesichtsbogenübertragung – Eine persönliche Betrachtung der Problematik — **125**
Stefan Schunke

INHALT

Erfolgreiche ästhetische Planung: Proportion, Sichtbarkeit und Länge — 143
Gerard J. Chiche

Die ästhetische Analyse in der prothetischen Behandlung — 163
Mauro Fradeani, Giancarlo Barducci

Behandlungsplanung im prothetischen Team — 179
Domenico Massironi, Romeo Pascetta, Giuseppe Romeo

Die Ästhetik des Lächelns: Eine methodische Vorgehensweise für den Erfolg in einem komplexen Fall — 197
Jean-Christophe Paris, Stéphanie Ortet, Annick Larmy, Jean-Louis Brouillet, André-Jean Faucher

Die ästhetisch-restaurative Behandlung – Behandlungsplan und prothetische Voraussetzung — 225
Masao Yamazaki

Konzeptionelles Vorgehen bei zahnlosen Patienten mit Implantaten — 241
Andreas Kunz

Praktische Umsetzung der ästhetischen Analyse – Zehn Analysen, zehn Fragen, zehn Lösungen — 255
Jan-Holger Bellmann, Vincent Fehmer, Christian Hannker, Sascha Hein, Andreas Kunz, Jan Langner, Hans-Joachim Lotz, Hardi Mink, Alwin Schönenberger, Stefan Schunke

Nicole Passia, Markus Blatz, Jörg Rudolf Strub
**Ist die Lachlinie ein gültiger Parameter
für die ästhetische Analyse?
Eine systematische Literaturübersicht**

Ist die Lachlinie ein gültiger Parameter für die ästhetische Analyse? Eine systematische Literaturübersicht

Nicole Passia, DDS, Dr. med. dent.
Assistenzprofessorin, Abteilung für Zahnärztliche Prothetik,
Universitätsklinik für Zahn-, Mund- und Kieferheilkunde,
Albert-Ludwigs-Universität, Freiburg, Deutschland

Markus Blatz, DMD, Dr. med. dent., PhD
Ordentlicher Professor, Department of Preventive and Restorative Sciences,
School of Dental Medicine, University of Pennsylvania, Philadelphia, USA

Jörg Rudolf Strub, DDS, Dr. med. dent., Dr. (hc), PhD
Professor und Ärztlicher Direktor, Abteilung für Zahnärztliche Prothetik,
Universitätsklinik für Zahn-, Mund- und Kieferheilkunde,
Albert-Ludwigs-Universität, Freiburg, Deutschland
Gastprofessor, King Saud University, Riyadh, Saudi-Arabien

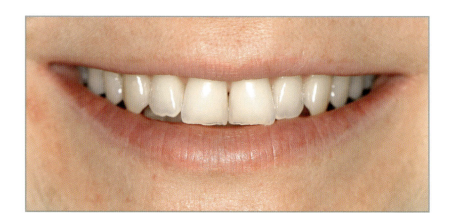

Korrespondenz an: Dr. Nicole Passia
Abteilung für Zahnärztliche Prothetik, Universitätsklinik für Zahn-, Mund- und Kieferheilkunde,
Hugstetter Str. 55, 79106 Freiburg, Germany
Tel: 0761-270-49660; Fax: 0761-270-48240; E-Mail: nicole.passia@uniklinik-freiburg.de

Ist die Lachlinie ein gültiger Parameter für die ästhetische Analyse?

Die „Lachlinie" ist eine häufig verwendete Referenzlinie zur Analyse und Einteilung des Lächelns einer Person. In dieser systematischen Literaturübersicht werden die existierende Evidenz, Validität und universelle Einsatzmöglichkeit dieses Parameters bewertet. Letztere wurde anhand von Studien über die Bewertung des Lächelns von Kieferorthopäden, Allgemeinpraktikern und Laien untersucht.

Methoden: Die elektronische Datenbank Pubmed wurde mit den Suchbegriffen „smile", „smile line", „smile arc" und „smile design" über einen Zeitraum von Oktober 1973 bis Januar 2010 durchsucht.

Ergebnis: Die Suche ergab 309 Artikel, von denen neun Studien anhand der Suchkriterien eingeschlossen werden konnten. Die ausgewählten Studien korrelierten in der Regel die Lachlinie mit der Position der Oberlippe während des Lächelns. Dabei sind durchschnittlich 75 bis 100 % der Oberkieferfrontzähne sichtbar. Eine virtuelle Linie, die die Inzisalkanten der Oberkieferfrontzähne verbindet, folgt normalerweise dem Verlauf der Unterlippe. Durchschnittliche und parallele Lachlinien sind am häufigsten und werden durch das Alter und Geschlecht beeinflusst. Kieferorthopäden, Allgemeinpraktiker und Laien haben ähnliche Vorlieben und bewerten eine durchschnittliche Lachlinie am attraktivsten.

Schlussfolgerung: Die Lachlinie ist ein nützliches Hilfsmittel, um die ästhetische Erscheinung des Lächelns zu bewerten. Es kann universell eingesetzt werden, da Kliniker und Laien die Lachlinie ähnlich beurteilen.

(Eur J Esthet Dent 2011;6:338-351)

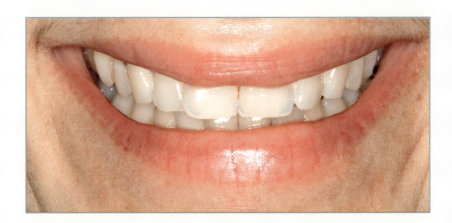

Einleitung

Eine optische Verbesserung des Lächelns ist einer der Hauptgründe dafür, warum Patienten einen Zahnarzt aufsuchen[1]. Das Lachen ist ein sehr wichtiger Gesichtsausdruck und dient als nonverbaler Parameter der Kommunikation[2] und dem Ausdruck von Freude[3]. Zusätzlich wird ein attraktives Lächeln als ein wichtiges Mittel zur Beeinflussung anderer Personen beschrieben. Umfragen haben ergeben, dass man lächelnden Personen mehr vertraut als nicht lächelnden[4]. Für die Attraktivität eines Gesichts spielt das Lächeln eine wichtige Rolle. Es ist bekannt, dass durch das Lächeln Abstimmungen und Entscheidungen von Juroren, Bewerbungssituationen und andere soziale Interaktionen beeinflusst werden. Attraktive Personen werden als sozial höherstehend eingestuft, als interessanter und intelligenter[1,4]. Sie werden positiver bewertet und freundlicher behandelt als unattraktive Personen[5]. Ethnische und kulturelle Faktoren scheinen hierbei keinen signifikanten Einfluss auf die Bewertung der Attraktivität zu haben[6], und etablierte Normen für das faziale und dentale Aussehen variieren nicht besonders[7].

Ein attraktives Lächeln beeinflusst nicht nur die Wahrnehmung anderer Personen, sondern auch das psychosoziale Wohlbefinden, das Auftreten und den Charakter eines Individuums. In einer neueren wissenschaftlichen Studie wurde gezeigt, dass die Selbsteinschätzung eines attraktiven Lächelns stark mit einem hohen Selbstwertgefühl, geringer Neurose und Dominanz verknüpft ist[8]. Zusätzlich bekommen attraktivere Personen eher höhere Gehälter und scheinen im Leben generell erfolgreicher zu sein[9,10]. Die Attraktivität des Gesichts ist eng mit der Attraktivität des Lächelns verknüpft, da die Mundregion das Kommunikationszentrum im Gesicht darstellt. Bei einer direkten Kommunikation gilt die Aufmerksamkeit vor allem den Augen und dem Mund[11].

Die ästhetische Erscheinung eines Lächelns ist, neben anderen Faktoren, von der Position der Lippen und ihrer Form als auch dem Verhältnis der Oberkieferfrontzähne zur Unterlippe beeinflusst[12]. Traditionelle Richtlinien für die Position der oberen Frontzähne bei Totalprothesen geben vor, dass die Inzisalkanten parallel zur Nasenbasis verlaufen sollten. Ein konvexer Zahnbogen galt als femininer als ein flacher Bogen.

Ackermann[13] schlug vor, die Eckzähne etwas höher zu stellen als die lateralen Schneidezähne, um so das ästhetische Erscheinungsbild der Oberkieferfront zu optimieren. Heute wird die „smile line", auch „smile arc" genannt, definiert von Ackermann et al.[14] als Verhältnis der Kurvatur der Oberkieferfrontzähne zur Kurvatur der Oberkante der Unterlippe[15–17]. Einige Autoren bevorzugen den Begriff „smile arc". Damit beschreiben sie genau die ideale Form der Inzisalkanten der Oberkieferfrontzähne, die einen konvexen Bogen bilden. Bei einem idealen Lächeln sind diese beiden Linien parallel zueinander und bilden ein übereinstimmendes Lächeln. Dies steht im Gegensatz zu einem nicht übereinstimmenden Lächeln mit einer flacheren Kurvatur der Inzisalkanten der Oberkieferfrontzähne[18]. Die Lachlinie kann in drei Gruppen eingeteilt werden: parallel, gerade und umgekehrt. Eine parallele Lachlinie entsteht durch die Parallelität der beiden Kurven. Im Gegensatz dazu steht die gerade Linie oder die umgekehrte Linie, bei der die Inzisalkanten der Oberkieferfrontzähne im Verhältnis zur Unterlippe einen konkaven Bogen bilden[19].

Die Lachlinie wird meist in drei Kategorien eingeteilt: hoch, durchschnittlich und tief, je nachdem, wie viel von Zähnen und Gingiva während des Lächelns zu sehen ist[12,20]. Obwohl die wissenschaftliche Evidenz gering ist, schlagen viele Autoren vor, die Lachlinie als Parameter zur Bestimmung der dentalen Ästhetik heranzuziehen und empfehlen, den entsprechenden Regeln bei der Herstellung einer Versorgung für den ästhetischen Bereich zu folgen[2]. Diese Richtlinien sind für den Behandler hilfreich, um ein vorhersagbares Resultat zu erzielen. Es ist jedoch weitgehend unbekannt, ob diese Richtlinien wissenschaftlich bestätigt sind oder nur auf Annahmen beruhen.

Ziel dieser systematischen Literatursuche war es, die existierende Evidenz und universelle Anwendbarkeit dieser Regeln zu bewerten. Letztere wurde anhand von Studien über die Bewertung des Lächelns von Kieferorthopäden, Allgemeinpraktikern und Laien untersucht.

Material und Methoden

Suchstrategie

Eine elektronische Datenbank (PubMed) wurde nach veröffentlichten Beiträgen in der dentalen Literatur mit den Schlüsselwörtern „smile", „smile line", „smile arc" und „smile design" durchsucht. Zusätzlich wurden von Hand aus den Literaturangaben der gefundenen Publikationen und aus Büchern zu dem Thema Informationen zusammengetragen[21–26]. Die Suche war auf englischsprachige Beiträge, die zwischen Oktober 1973 und Januar 2010 veröffentlicht worden waren, beschränkt.

Folgende Kriterien wurden definiert und bei der Auswahl der in das systematische Review eingeschlossenen Beiträge angewendet.

Einschlusskriterien:
- Publikation in Englisch
- Studie zum Thema Lachlinie, Lachbogen
- Studie zur Beurteilung der Attraktivität des Lächelns in Bezug auf Lachlinie und Lachbogen

Ausschlusskriterien:
- Berichte von Patienten
- Studien zur Beurteilung der Situation vor und nach kieferorthopädischer Behandlung
- Studien mit Einsatz digital veränderter Fotos
- Artikel mit Fokus auf Behandlungsempfehlungen
- Studien mit Vergleichen eines spontanen und erzwungenen Lächelns
- Studien zur Beurteilung der Attraktivität eines Lächelns mithilfe anderer Parameter als der Lachlinie oder dem Lachbogen
- Studien anhand von Röntgenbildern
- Studien, die nur ein Geschlecht beurteilen

Studienauswahl

Titel und Abstracts der gefundenen Beiträge wurden für einen möglichen Einschluss in das Review anhand der oben erwähnten Kriterien durchsucht. Die Volltexte der zunächst ausgewählten Beiträge wurden gesammelt und erneut durchsucht. Volltexte wurden auch für Studien, die nicht durch Titel und Abstract eindeutig als relevant identifiziert werden konnten, angefordert. Die Daten aus den Studien, die den Einschlusskriterien entsprachen, wurden ausgewertet.

Datenerhebung und Gruppierung

Die eingeschlossenen Studien wurden nach den vorgegebenen Daten in drei Gruppen eingeteilt: Gruppe I: Studien, bei denen die Lachlinie/Sichtbarkeit der Frontzähne im Verhältnis zur Oberlippe (hoch, durchschnittlich, tief) untersucht wurde. Gruppe II: Studien mit Daten zur Lachlinie in Bezug zur Unterlippe (parallel, flach, umgekehrt). Gruppe III: Studien zur subjektiven Bewertung des Lächelns durch eine Drittperson (Abb. 1 bis 6 zeigen Beispiele verschiedener Lachlinien). Studien, die für mehrere Gruppen Daten boten, konnten auch mehreren Gruppen zugeteilt sein.

Für Gruppe I und II wurden folgende Daten erhoben: Anzahl, Alter und Geschlecht der Studienteilnehmer; Durchschnittswerte für hohe und tiefe Lachlinien; parallele, flache oder umgekehrte Lachlinien sowie Unterschiede zwischen Männern und Frauen. In Gruppe III wurden die unterschiedlichen Bewertungen von Kieferorthopäden, Allgemeinpraktikern und Laien aufgenommen.

Ergebnis

Die Datenbanksuche ergab zunächst 270 relevante Beiträge und die manuelle Suche weitere 39, was einer Gesamtsumme von 309 Artikeln entsprach. 42 Volltextartikel wurden anhand der Einschluss- und Ausschlusskriterien ausgewählt und bearbeitet. Neun Studien konnten endgültig in dieses Review eingeschlossen werden (Tabelle 1). Die nicht berücksichtigten Studien und der Grund für ihren Ausschluss finden sich in Tabelle 2.

Eine statistische Analyse der gesammelten Daten mithilfe einer Metaanalyse war nicht möglich, da die ausgewählten Studien zu wenige Gemeinsamkeiten für eine vergleichende Analyse beinhalteten[27].

Gruppe I: Die Lachlinie im Verhältnis zur Oberlippe

In sechs der eingeschlossenen Studien wurde die Lachlinie im Verhältnis zur Oberlippe und der Sichtbarkeit der Frontzähne während des Lächelns untersucht[12,28–32]. Insgesamt 1526 Studienteilnehmer im Alter von 14 bis 70 Jahren wurden in diesen Studien untersucht. Ein Lächeln, bei dem 75 bis 100 % der oberen Frontzähne sichtbar waren, war am häufigsten zu finden und wurde als „durchschnittlich" bewertet (Tabelle 3). Abweichungen von diesem Durchschnitt wurden entweder als tiefe (weniger als 75 % der Zähne sichtbar) oder als hohe (Zähne vollständig und Gingiva sichtbar) Lachlinie bezeichnet. Vier dieser Studien berichteten, dass mehr als 50 % der Probanden eine durchschnittliche Lachlinie besitzen[12,29–31]. Tijan et al. und Desai et al. berichteten in ihren Studien, dass sogar zwei Drittel der Patienten eine durchschnittliche Lachlinie aufweisen[29,31]. Eine Untersuchung lie-

Passia, Blatz, Strub
Ist die Lachlinie ein gültiger Parameter
für die ästhetische Analyse?

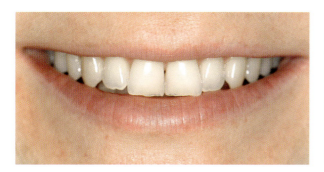

Abb. 1 Durchschnittliche Lachlinie.

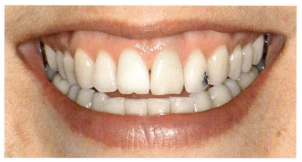

Abb. 2 Hohe Lachlinie.

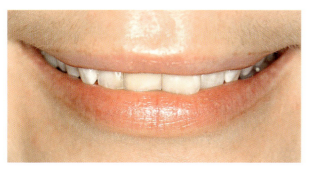

Abb. 3 Tiefe Lachlinie.

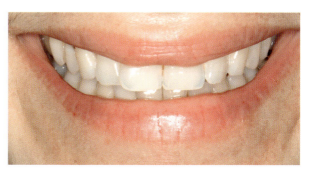

Abb. 4 Parallele Lachlinie.

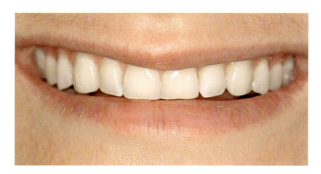

Abb. 5 Flache Lachlinie.

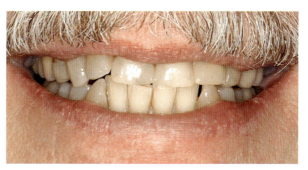

Abb. 6 Umgekehrte Lachlinie.

Tabelle 1 Datenbanken und Ergebnisse der Literatursuche

Datenbank PubMed	Eingeschlossene Studien (6)
270 Treffer, 27 relevante Treffer	Krishnan et al, 2008[15]
	Parekh et al, 2007[33]
	Parekh et al, 2006[34]
	Desai et al, 2009[31]
	Peck and Peck, 1995[20]
	Peck et al, 1992[44]
Handsuche und Literaturverweise	**Eingeschlossene Studien (5)**
39 Treffer, 15 relevante Treffer	Kokich et al, 1999[35]
	Tijan et al, 1994[29]
	Dong et al, 1999[12]
	Owens et al, 2002[28]
	Maulik and Nanda, 2007[30]

Tabelle 2 Ausgeschlossene Artikel und Grund für den Ausschluss

Behandlungsempfehlungen	Carlsson et al, 1998[62]
Ackermann et al, 1998[45]	Ker et al, 2008[63]
Chalifoux, 1996[46]	Rodrigues et al, 2009[64]
Culpepper et al, 1973[47]	**Untersuchung anderer Faktoren des Lächelns**
Davis, 2007[48]	Dunn et al, 1996[65]
Garber and Salama, 1996[49]	Flores-Mir et al, 2004[41]
Gill et al, 2008[50]	**Vergleich vor und nach kiefer-orthopädischer Behandlung**
Lombardi, 1973[51]	
Mack, 1996[52]	Havens et al, 2010[66]
Messing, 1995[53]	Roden-Johnsen et al, 2005[18]
Miller, 1989[54]	Hulsey, 1970[67]
Morley, 1997[55]	**Anatomische Erläuterungen**
Morley and Eubank, 2001[56]	Matthews, 1978[3]
Moskowitz and Nayyar, 1995[57]	**Modellanalyse**
Paul, 2001[58]	Wong et al, 2005[16]
Ritter et al, 2006[59]	**Kriterien zur Klassifizierung zu gering**
Vig and Brundo, 1978[60]	Basting et al, 2006[68]
Fallberichte	**Vergleich zwischen gestelltem und natürlichem Lächeln**
Sarver, 2001[17]	
Analyse einer Person (v. jedem Geschlecht)	Van der Geld et al, 2008[69]
	Untersuchung nur eines Geschlechts
Gul-e-Erum and Fida, 2008[61]	Van der Geld et al, 2008[36]

Tabelle 3 Lachlinie im Verhältnis zur Oberlippe

Studie	Anzahl Probanden (N)	Alter der Probanden (Jahre)	Männlich (N)	Weiblich (N)	Lachlinie Hoch (%)	Lachlinie Durchschnittl. (%)	Lachlinie Tief (%)	Vergleich zwischen Männern und Frauen – Männer	Vergleich zwischen Männern und Frauen – Frauen
Tijan et al[29]	454	20–30	207	247	10,57	68,94	20,48	Signifikant häufiger eine tiefe Lachlinie	Signifikant häufiger eine hohe Lachlinie
Dong et al,[12] citing Yoon et al[19]	240	-	129	111	29	56	15	-	-
Maulik and Nanda[30]	230	14–35	99	131	21	57	22	Größerer %-Anteil mit tiefer Lachlinie	Größerer %-Anteil mit hoher Lachlinie
Desai et al[31]	261	15–70	-	-	17,6	73,8	6,3 (2,3 ohne sichtbare Zähne)	-	-
Peck et al[32]	88	15 (Durchschnittsalter)	42	46	41 (mit Definition von hoher und tiefer Lachlinie)	35	24	Tiefe Lachlinie als männliches Attribut	Hohe Lachlinie als weibliches Attribut
Owens et al[28]	253	18–41	144	109	-	-	-	Signifikant weniger Zahnfleisch bei maximalem Lächeln sichtbar	Signifikant mehr Zahnfleisch bei maximalem Lächeln sichtbar

Tabelle 4 Lachlinie im Verhältnis zur Unterlippe

Studie	Anzahl Probanden (N)	Alter der Probanden (Jahre)	Männlich (N)	Weiblich (N)	Lachlinie Parallel (%)	Lachlinie Flach (%)	Lachlinie Umgekehrt (%)	Vergleich zwischen Männern und Frauen – Männer	Vergleich zwischen Männern und Frauen – Frauen
Tijan et al[29]	454	20–30	207	247	84,8	13,88	1,32	Signifikant höherer Anteil an umgekehrten Lachlinien	–
Dong et al,[12] citing Yoon et al[19]	240	–	129	111	60	34	5	–	–
Maulik und Nanda[30]	230	14–35	99	131	40	49	10	Größerer Anteil an flachen oder umgekehrten Lachlinien	Größerer Anteil an parallelen Lachlinien
Desai et al[31]	261	15–70	–	–	48,8	31,7	3,6 (16,3 Unterlippe bedeckt die Inzisalkanten der Oberkieferzähne)	–	–
Krishnan et al[15]	60	18–25	30	30	–	–	–	Mehr weibliche Probanden als männliche haben eine parallele Lachlinie	–

Tabelle 5 Bewertung des Lächelns

Studie	Unterschiede zwischen Kieferorthopäden, Allgemeinpraktikern und Laien		Bemerkungen
	Ja	Nein	
Kokich et al[35]	x		Unterschied in Bezug auf die Höhe zwischen Kieferorthopäden und den anderen beiden Gruppen
Parekh et al[34]		x	Laien bewerteten ideale Lachbögen als attraktiver als übertriebene Lachbögen
Krishnan et al[15]		x	
Parekh et al[33]		x	

ferte keine exakten Informationen in Bezug auf die Verteilung der Probanden in die drei unterschiedlichen Kategorien[28]. Peck et al. teilten die Lachlinie in hoch, tief und durchschnittlich ein, womit sich ihre Einteilung von derjenigen in anderen Studien unterscheidet[32]. Sie fanden durchschnittliche Lachlinien nur bei 35 % und hohe Lachlinien bei 41 % der Probanden. Tiefe Lachlinien wurden nur bei 24 % beobachtet. Aus allen Studien ging hervor, dass tiefe Lachlinien am seltensten vorkamen.

Gemäß Tijan et al.[29], Maulik und Nanda[30] und Peck et al.[32] sind tiefe Lachlinien bei Männern häufiger als bei Frauen. Peck et al. untersuchten die Lachlinien bei 42 männlichen und 46 weiblichen Probanden[32]. Dabei hatten Frauen doppelt so oft eine hohe Lachlinien wie Männer. Im Gegensatz dazu traten tiefe Lachlinien bei Männern doppelt so häufig auf wie bei Frauen. Owens et al.[28] bestätigten diese Ergebnisse in einer Multicenter-Studie unter Einschluss verschiedener Ethnien. In vier von sechs Ethnien war der Anteil an Frauen, die beim maximalen Lächeln die Gingiva freilegen, deutlich erhöht.

Desai et al. analysierten das Lächeln von 261 Personen und teilten es in fünf Altersgruppen ein[31]. Nur bei 2,3 % der Probanden waren während des Lächelns gar keine Zähne zu sehen. Dennoch war das wichtigste Ergebnis, dass die Höhe der Lachlinie sich mit dem Alter verändert. Kein Proband in der Altersgruppe von 15 bis 19 Jahren hatte eine tiefe Lachlinie, während bei der Gruppe der über 50-Jährigen kein Proband eine hohe Lachlinie hatte. Dong et al. zeigten ebenfalls, dass der Anteil der Oberkieferfrontzähne, der beim Lächeln gezeigt wird, mit dem Alter abnimmt[12].

Gruppe II: Die Lachlinie im Verhältnis zur Unterlippe

In fünf Studien wurde die Lachlinie in den Kategorien parallel, flach und umgekehrt (zur Unterlippe) untersucht[12,15,29–31]. Insgesamt 1245 Probanden zwischen 14 und 70 Jahren wurden untersucht. Parallele Lachlinien, bei denen die Oberkante der Unterlippe parallel zu den Inzisalkanten der oberen Frontzähne verläuft, werden auch als konsonantes Lächeln bezeichnet. Dieses wurde am häufigsten beobachtet, gefolgt von flachen und umgekehrten Lachlinien (Tabelle 5).

In drei von fünf Studien wird berichtet, dass parallele Lachlinien am häufigsten anzutreffen sind[12,29,31]. Eine Studie lieferte keine ausreichenden Informationen zur Einteilung in die drei verschiedenen Kategorien[15]. Maulik und Nanda fanden mehr flache als parallele Lachlinien[30]. Umgekehrte Lachlinien wurden mit 10 % oder weniger in allen Studien am seltensten beobachtet. Flache oder umgekehrte Lachlinien kamen bei Männern häufiger vor als bei Frauen, die Häufigkeit von parallelen Lachlinien war bei Frauen höher als bei Männern[15,29,30].

Gruppe III: Wahrnehmung des Lächelns

Vier der ausgewählten Studien bewerteten die Wahrnehmung des Lächelns durch Allgemeinpraktiker, Kieferorthopäden oder Laien[15,33–35]. Zwischen den Gruppen ergaben sich keine signifikanten Unterschiede in der Beurteilung des Lächelns. Dennoch scheinen die Kieferorthopäden eher in der Lage zu sein, Abweichungen zu erkennen (Tabelle 5).

Kokich et al.[35] berichteten, dass Kieferorthopäden beim Lächeln 0 mm sichtbare Gingiva (durchschnittliche Lachlinie) am attraktivsten bewerteten und 2 mm oder mehr (hohe Lachlinie) als unattraktiv einstuften. Eine Freilegung der Gingiva nahmen die Allgemeinpraktiker und Laien erst ab 4 mm und mehr wahr.

Parekh et al.[34] untersuchten die Akzeptanz von Variationen der Lachlinie für Kliniker und Laien und konnten keinen Unterschied zwischen den beiden Gruppen feststellen. Parallele und exzessive Lachbögen wurden von beiden Gruppen eher akzeptiert als flache. Laien bewerteten parallele Lachlinien als attraktiver als exzessive Lachlinien. Sowohl Kliniker als auch Laien bevorzugten parallele Lachlinien und stuften flache Lachlinien als signifikant weniger attraktiv ein[34].

Krishnan et al. untersuchten die Gesamtheit des Lächelns und konnten ebenfalls keine Unterschiede zwischen der Bewertung durch Kliniker und Laien feststellen[15].

Diskussion

Dieses systematische Literatur-Review analysierte die verfügbare Evidenz für die Validierung der Lachlinie als Parameter, um das Aussehen eines Patienten zu bewerten. Die „Lachlinie" ist eines der am häufigsten verwendeten Analysehilfsmittel für die Planung und Umsetzung von Versorgungen im Frontzahnbereich. Es ist deshalb wichtig zu wissen, ob die Richtlinien für diese Analyse auf wissenschaftlicher Evidenz oder subjektiver Interpretation basieren.

Eine Anzahl von Studien wurde, laut den gewählten Einschlusskriterien, für diese Übersicht ausgewählt. Trotz der Heterogenität der eingeschlossenen Studien in Bezug auf ihr Design, Standardisierung der Fotos, Subjektivität der Untersucher und andere Faktoren, wurden in diesen Studien Lachlinien in drei Kategorien eingeteilt. Dabei wurden am häufigsten „durchschnittliche" und konsonante Lachlinien beobachtet. Damit gibt es eine wissenschaftliche Evidenz dafür, dass eine bestimmte Lachlinie bzw. Zahnstellung am häufigsten zu finden ist und daher auch für die Behandlungsplanung verwendet werden kann. Diese Ergebnisse unterstreichen die Wichtigkeit der Lachlinie bei der Rekonstruktion der intraoralen Situation von Patienten mit direkten oder indirekten Versorgungen. Der Behandler sollte auf diese Parameter hinarbeiten.

Zusätzlich zeigen die Ergebnisse der Literatursuche, dass die Wahl einer passenden Lachlinie von Alter, Geschlecht und individuellen Erwartungen des Patienten abhängt[29,30,36]. Bei jüngeren, vor allem weiblichen Patienten können bei der Versorgung die Zähne stärker sichtbar sein, sodass eine hohe Lachlinie entsteht. Falls notwendig, kann das neue Lächeln einem Band sichtbarer Gingiva zeigen. Bei älteren, vor allem männlichen Patienten sollte eine durchschnittliche Lachlinie mit weniger als 75 % sichtbaren Zähnen und ohne sichtbare Gingiva geplant werden[36]. Eine parallele Lachlinie, bei der die Inzisalkanten der oberen Frontzähne beim Lächeln der Oberkante der Unterlippe folgen, sollte das Ziel jeder oralen Rehabilitation sein. Auf der Basis dieser Ergebnisse sollten Kliniker sich jedoch nicht nur auf dentale und gingivale Parameter konzentrieren, sondern diese auch im Verhältnis zum Gesamteindruck des Gesichtes bewerten[2]. Dazu könnte es notwendig sein, kieferorthopädische, chirurgische oder rekonstruktive/prothetische Maßnahmen für ein ansehnliches und vorhersagbares Behandlungsergebnis beim Design eines neuen Lächelns vorzunehmen[37–40].

Kieferorthopäden, Allgemeinpraktiker und Laien scheinen ähnliche Vorlieben bei der Bewertung des Lächelns einer Person zu haben. Das unterstützt die Theorie, dass das Niveau der zahnmedizinischen Ausbildung nur einen geringen Einfluss auf die Bewertung und Beurteilung der dentalen Ästhetik hat[41]. Einige Autoren berichteten von Unterschieden unter den Beobachtergruppen[18,42]. Diese Arbeiten konzentrierten sich jedoch nicht spezifisch auf den Parameter Lachlinie, sondern zogen auch andere Kriterien wie den bukkalen Korridor, Abweichungen der Mittellinie oder den Verlauf der Gingiva heran, um die Ästhetik des Lächelns zu bewerten[43].

Die Ergebnisse dieser Literaturübersicht bestätigen die Validität der Lachlinie als ein Hilfsmittel zur Bewertung der dentofazialen Ästhetik und unterstützen seine universelle Anwendbarkeit.

Schlussfolgerung

Die Lachlinie ist ein geeignetes Hilfsmittel für die Analyse der ästhetischen Erscheinung eines Lächelns. Es kann universell von Klinikern und Laien eingesetzt werden, da beide das Lächeln ähnlich empfinden und bewerten.

Literatur

1. Shaw WC, Rees G, Dawe M, Charles CR. The influence of dentofacial appearance on the social attractiveness of young adults. Am J Orthod 1985;87:21–26.
2. Fradeani M. Evaluation of dentolabial parameters as part of a comprehensive esthetic analysis. Eur J Esthet Dent 2006;1:62–69.
3. Matthews TG. The anatomy of a smile. J Prosthet Dent 1978;39:128–134.

4. Newton JT, Prabhu N Robinson PG. The impact of dental appearance on the appraisal of personal characteristics. Int J Prosthodont 2003;16:429–434.
5. Langlois JH, Kalakanis L, Rubenstein AJ, Larson A, Hallam M, Smoot M. Maxims or myths of beauty? A meta-analytic and theoretical review. Psychol Bull 2000;126:390–423.
6. Kiyak HA. Comparison of esthetic values among Caucasians and Pacific-Asians. Community Dent Oral Epidemiol 1981;9:219–923.
7. Cons NC, Jenny J, Kohout FJ, Freer TJ, Eismann D. Perceptions of occlusal conditions in Australia, the German Democratic Republic and the United States of America. Int Dent J 1983:33;200–206.
8. Feingold A. Good-looking people are not what we think. Psychol Bull 1992;111:304–341.
9. Loh ES. The economic effects of physical appearance. Soc Sci Quart 1993;74:420–438.
10. Dion K, Berscheid E, Walster E. What is beautiful is good. J Pers Soc Psychol 1972;24:285–290.
11. Miller AC. Role of physical attractiveness in impression formation. Psychol Sci 1970;19:231–234.
12. Dong JK, Jin TH, Cho HW, Oh SC. The esthetics of the smile: a review of some recent studies. Int J Prosthodont 1999;12:9–19.
13. Ackermann F. Stabilisierende Prinzipien beim Aufstellen der Zähne. Schwez Monatsschr Zahnheik 1944;54:731–740.
14. Ackerman JL, Proffit WR, Sarver DM. The emerging soft tissue paradigm in orthodontic diagnosis and treatment planning. Clin Orthod Res 1999;2:49–52.
15. Krishnan V, Daniel ST, Lazar D, Asok A. Characterization of posed smile by using visual analog scale, smile arc, buccal corridor measures, and modified smile index. Am J Orthod Dentofacial Orthop 2008;133:515–523.
16. Wong NK, Kassim AA, Foong KW. Analysis of esthetic smiles by using computer vision techniques. Am J Orthod Dentofacial Orthop 2005; 128:404–411.
17. Sarver DM. The importance of incisor positioning in the esthetic smile: the smile arc. Am J Orthod Dentofacial Orthop 2001;120:98–111.
18. Roden-Johnson D, Gallerano R, English J. The effects of buccal corridor spaces and arch form on smile esthetics. Am J Orthod Dentofacial Orthop 2005;127:343–350.
19. Yoon ME, Jin TH, Dong JK. A study of the smile in Korean youth. J Korean Acad Prosthodont 1992;30:259–270.
20. Peck S, Peck L. Selected aspects of the art and science of facial esthetics. Semin Orthod 1995;1:105–126.
21. Chiche G, Pinault A. Esthetics of Anterior Fixed Prosthodontics. Chicago: Quintessence Publishing, 1994: 202.
22. Fradeani M. Esthetic Analysis: A Systematic Approach to Prosthetic treatment. Chicago: Quintessence Publishing, 2005.
23. Fradeani M, Barducci G. Esthetic Rehabilitation in Fixed Prosthodontics: Prosthetic Treatment, a Systematic Approach to Esthetic, Biologic, and Functional Integration. Chicago: Quintessence Publishing, 2008.
24. McNamara JA, Kelly KA (eds). Frontiers of facial and dental esthetics. Ann Arbor: Craniofacial Growth Series, 2001.
25. Rufenacht C. Fundamentals of Esthetics. Chicago: Quintessence Publishing, 1990.
26. Schärer P, Rinn LA, Kopp FR. Esthetic guidelines for Restorative Dentistry, ed 1. Chicago: Quintessence Publishing, 1982.
27. Needleman IG. A guide to systematic reviews. J Clin Periodontol 2002;29:6–9.
28. Owens EG, Goodacre CJ, Loh PL, et al. A multicenter interracial study of facial appearance. Part 2: A comparison of intraoral parameters. Int J Prosthodont 2002;15:283–288.
29. Tjan AH, Miller GD, The JG. Some esthetic factors in a smile. J Prosthet Dent 1984;51:24–28.
30. Maulik C, Nanda R. Dynamic smile analysis in young adults. Am J Orthod Dentofacial Orthop 2007;132:307–315.
31. Desai S, Upadhyay M, Nanda R. Dynamic smile analysis: changes with age. Am J Orthod Dentofacial Orthop 2009;136:310–311.
32. Peck S, Peck L, Kataja M. Some vertical lineaments of lip position. Am J Orthod Dentofacial Orthop 1992;101:519–524.
33. Parekh S, Fields HW, Beck FM, Rosenstiel SF. The acceptability of variations in smile arc and buccal corridor space. Orthod Craniofac Res 2007;10:15–21.
34. Parekh SM, Fields HW, Beck M, Rosenstiel S. Attractiveness of variations in the smile arc and buccal corridor space as judged by orthodontists and laymen. Angle Orthod 2006;76:557–563.
35. Kokich, VO Jr., Kiyak HA, Shapiro PA. Comparing the perception of dentists and lay people to altered dental esthetics. J Esthet Dent 1999;11:311–324.
36. Van der Geld P, Oosterveld P, Kuijpers-Jagtman AM. Age-related changes of the dental aesthetic zone at rest and during spontaneous smiling and speech. Eur J Orthod 2008;30:366–373.

37. Sonick M. Esthetic crown lengthening for maxillary anterior teeth. Compend Contin Educ Dent 1997;18:807–812, 814–816, 818–819; quiz 820.
38. Allen EP. Surgical crown lengthening for function and esthetics. Dent Clin North Am 1993;37:163–179.
39. Bitter RN. The periodontal factor in esthetic smile design-altering gingival display. Gen Dent 2007;55:616–622.
40. Akin-Nergiz N, Nergiz I, Schmage P. Interdisciplinary concepts in treating adult patients. J Orofac Orthop 1997;58:340–351.
41. Flores-Mir C, Silva E, Barriga MI, Lagravere MO, Major PW. Lay person's perception of smile aesthetics in dental and facial views. J Orthod 2004;31:204–209; discussion 201.
42. Prahl-Andersen B, Boersma H, van der Linden FP, Moore AW. Perceptions of dentofacial morphology by laypersons, general dentists, and orthodontists. J Am Dent Assoc 1979;98:209–212.
43. Pinho S, Ciriaco C, Faber J, Lenza MA. Impact of dental asymmetries on the perception of smile esthetics. Am J Orthod Dentofacial Orthop 2007;132:748–753.
44. Peck S, Peck L, Kataja M. The gingival smile line. Angle Orthod 1992;62:91–100; discussion 101–102.
45. Ackerman JL, Ackerman MB, Brensinger CM, Landis JR. A morphometric analysis of the posed smile. Clin Orthod Res 1998;1:2–11.
46. Chalifoux PR. Perception esthetics: factors that affect smile design. J Esthet Dent 1996;8:189–192.
47. Culpepper WD, Mitchell PS, Blass MS. Esthetic factors in anterior tooth restoration. J Prosthet Dent 1973;30:576–582.
48. Davis NC. Smile design. Dent Clin North Am 2007;51:299–318, vii.
49. Garber DA, Salama MA. The aesthetic smile: diagnosis and treatment. Periodontol 2000 1996;11:18–28.
50. Gill DS, Naini FB, Tredwin CJ. Smile aesthetics. SADJ 2008;63:270, 272–275.
51. Lombardi RE. The principles of visual perception and their clinical application to denture esthetics. J Prosthet Dent 1973;29:358–382.
52. Mack MR. Perspective of facial esthetics in dental treatment planning. J Prosthet Dent 1996;75:169–176.
53. Messing MG. Smile architecture: beyond smile design. Dent Today 1995;14:74, 76–79.
54. Miller CJ. The smile line as a guide to anterior esthetics. Dent Clin North Am 1989;33:157–164.
55. Morley J. Smile design – specific considerations. J Calif Dent Assoc 1997;25:633–637.
56. Morley J, Eubank J. Macroesthetic elements of smile design. J Am Dent Assoc 2001;132:39–45.
57. Moskowitz ME, Nayyar A. Determinants of dental esthetics: a rational for smile analysis and treatment. Compend Contin Educ Dent 1995;16:1164–1166; quiz 1186.
58. Paul SJ. Smile analysis and face-bow transfer: enhancing aesthetic restorative treatment. Pract Proced Aesthet Dent, 2001;13:217–222; quiz 224.
59. Ritter DE, Gandini LG Jr, Pinto Ados S, Ravelli DB, Locks A. Analysis of the smile photograph. World J Orthod 2006;7:279–285.
60. Vig RG, Brundo GC. The kinetics of anterior tooth display. J Prosthet Dent 1978;39:502–504.
61. Gul-e-Erum, Fida M. Changes in smile parameters as perceived by orthodontists, dentists, artists, and laypeople. World J Orthod 2008;9:132–140.
62. Carlsson GE, Wagner IV, Odman P, et al. An international comparative multi-center study of assessment of dental appearance using computer-aided image manipulation. Int J Prosthodont 1998;11:246–254.
63. Ker AJ, Chan R, Fields HW, Beck M, Rosenstiel S. Esthetics and smile characteristics from the layperson's perspective: a computer-based survey study. J Am Dent Assoc 2008;139:1318–1327.
64. Rodrigues Cde D, Magnani R, Machado MS, Oliveira OB. The perception of smile attractiveness. Angle Orthod 2009;79:634–639.
65. Dunn WJ, Murchison DF, Broome JC. Esthetics: patients' perceptions of dental attractiveness. J Prosthodont 1996;5:166–171.
66. Havens DC, McNamara JA Jr, Sigler LM, Baccetti T. The role of the posed smile in overall facial esthetics. Angle Orthod 2010;80:322–328.
67. Hulsey CM. An esthetic evaluation of lip-teeth relationships present in the smile. Am J Orthod 1970;57:132–144.
68. Basting RT, da Trindade Rde C, Flório FM. Comparative study of smile analysis by subjective and computerized methods. Oper Dent 2006;31:652–659.
69. Van Der Geld P, Oosterveld P, Berge SJ, Kuijpers-Jagtman AM. Tooth display and lip position during spontaneous and posed smiling in adults. Acta Odontol Scand 2008;66:207–213.

Mauro Fradeani
**Ästhetische Analyse:
Kommunikation mit dem Patienten**

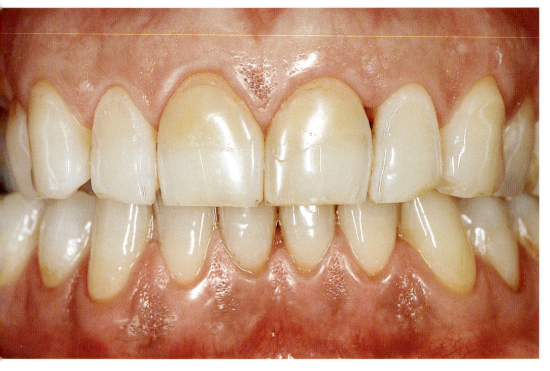

Ästhetische Analyse: Kommunikation mit dem Patienten

Mauro Fradeani

Zusammenfassung
Bevor man einen Behandlungsplan in Angriff nehmen kann, müssen die Erwartungen des Patienten sowie die vorhandenen therapeutischen Möglichkeiten gründlich analysiert werden. Der Zahnarzt kann so die optimalen Verfahren für den Einzelfall auswählen und auf die individuellen Bedürfnisse des Patienten zuschneiden. Bei vielen Patienten ist schon eine konventionelle prothetische Behandlung ausreichend. Bei komplexeren ästhetischen Befunden muss man dem Patienten jedoch die Notwendigkeit einer umfassenderen Behandlung vermitteln. Die gewählte Vorgehensweise muss nicht nur ästhetisch, sondern auch biologisch und funktional eine gute mittel- bis langfristige Prognose ermöglichen.

Indizes
Behandlungsplanung, Kommunikation, Prothetik, Ästhetik

Einleitung

Vielen Patienten, die mit dem Aussehen ihrer Zähne unzufrieden sind, kann man schon mit einer konventionellen prothetischen Behandlung ausreichend helfen. Bei komplexeren ästhetischen Befunden muss man dem Patienten jedoch die Notwendigkeit einer umfassenderen Behandlung vermitteln. Die gewählte Vorgehensweise muss nicht nur ästhetisch, sondern auch biologisch und funktionell eine gute mittel- bis langfristige Prognose ermöglichen.

> **Ziel:** Aufklären über die Maßnahmen, die im Rahmen des Behandlungsplans getroffen werden müssen. Nur so kann der Patient die Gründe verstehen, warum die vorgesehene Behandlung gegenüber anderen Möglichkeiten vorzuziehen ist.

Das Personal in der Zahnarztpraxis sollte dem Patienten vom ersten Besuch an das Gefühl vermitteln, dass er willkommen ist und dass man sich um ihn bemüht. Das schafft Ruhe und Vertrauen (Abb. 1a bis 1c).

Alle neuen Patienten werden zunächst gebeten, ein Formular mit Anamnesedaten ausfüllen, wobei neben den üblichen allgemein- und zahnmedizinischen Fragen auch der Grund für den Besuch abgefragt wird. Manche Patienten kennen nämlich sehr

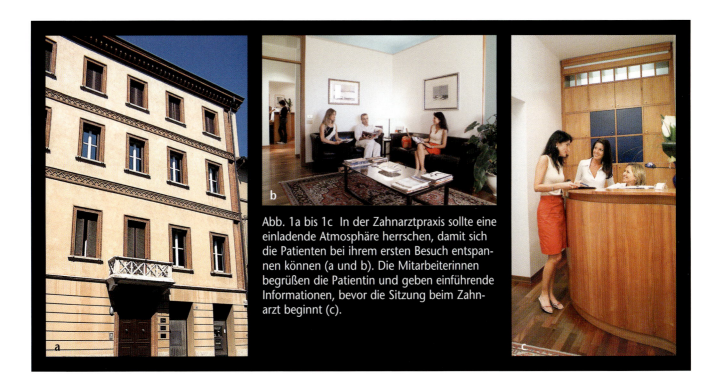

Abb. 1a bis 1c In der Zahnarztpraxis sollte eine einladende Atmosphäre herrschen, damit sich die Patienten bei ihrem ersten Besuch entspannen können (a und b). Die Mitarbeiterinnen begrüßen die Patientin und geben einführende Informationen, bevor die Sitzung beim Zahnarzt beginnt (c).

wohl die gesundheitliche Problematik ihres Falls, aber der eigentliche Grund für ihren Besuch liegt nicht selten im Erscheinungsbild des Lächelns.[3,12,17,47,49,57] Der Zahnarzt muss also herauszufinden versuchen, was genau der Patient eigentlich will und braucht. Ferner muss er gegebenenfalls eine Reihe von ästhetischen Parametern analysieren und in ein spezielles Ästhetikprotokoll eintragen.[1,2,10,31,50]

Auf der Grundlage dieser ästhetischen Parameter kann man alle Patienten einer gründlichen ästhetischen Bewertung unterziehen. Die Analyse hat subjektiven Charakter, die verwendeten Kriterien sind aber universell gültig. Auch das Datum wird eingetragen, um die nachfolgenden Veränderungen am ästhetischen Erscheinungsbild zeitlich genau eingrenzen zu können.

Herstellen der Gesprächsbasis

Ein wichtiger erster Schritt besteht darin, das Vertrauen des Patienten zu gewinnen. Er muss das Gefühl haben, dass er an einem freundlichen Dialog in entspannter Atmosphäre teilnimmt. Dieses Gespräch ist zu führen, bevor der Patient zum Behandlungsstuhl gebeten und untersucht wird.[56] Auf diese Weise werden die beim ersten Besuch stets vorhandenen Spannungen abgebaut und der Zahnarzt kann sich ein Bild machen, was genau der Patient an seinen Zähnen als unattraktiv oder störend empfindet. Es ist strategisch von Vorteil, wenn man in dieser Phase einen möglichst lockeren Umgang pflegt, weil sich so allgemeines Erscheinungsbild, Charakter und Verhalten des Patienten besser analysieren lassen. Außerdem hat man im Gespräch die Gelegenheit, die spontanen Bewegungen des Gesichts sowie das natürliche Mienenspiel und Lächeln zu studieren.

Nur wenn der Zahnarzt die individuelle Persönlichkeit seiner Patienten richtig einschätzen kann, ist eine optimale Kommunikation gewährleistet.[27] Der Patient darf (besonders zu diesem Zeitpunkt) keinesfalls das Gefühl haben, „von oben herab" behandelt zu werden.

Der Zahnarzt muss sich bemühen, eine entspannte Atmosphäre herzustellen und bereit sein, auf die Wünsche des Patienten einzugehen. Viele Patienten finden nicht die richtigen Worte, um auszudrücken, was sie an den eigenen Zähnen stört.[20] Es liegt daher am Zahnarzt, die vorhandene Unzufriedenheit richtig zu interpretieren. Eine vertrauensvolle Beziehung lässt sich nur dann herstellen, wenn der Patient das Gefühl hat, dass er mit seinen Wünschen nicht auf taube Ohren stößt. Viele Menschen sind überzeugt, dass ästhetisch aussehende Zähne im Privat- und Berufsleben von Vorteil sind[21,23,25,29,44,54,55] und dass ästhetische Zahnbehandlungen die Beziehungsfähigkeit fördern können.[12] Der Zahnarzt muss die Wünsche seiner Patienten respektieren, ohne seine eigenen Ansichten zum Maß aller Dinge zu machen – ästhetische Werturteile sind immer vollkommen subjektiv, eine Tatsache, die manchmal vergessen wird.[14,16,18,36,39,46,60,64,65] Heutzutage bringen viele Patienten im Vorfeld von prothetischen Behandlungen ältere Fotos mit in die Zahnarztpraxis, auf denen ihr früheres Lächeln zu sehen ist, das sich mittlerweile stark verändert hat (Abb. 2a bis 2e). Mit Hilfe solcher Fotos lässt sich oft sehr viel leichter ein Zahnersatz mit möglichst natürlichen Formen und Konturen realisieren.[34,45]

Wünsche

Andere Patienten bringen nicht Fotos von sich selbst, sondern solche berühmter Personen mit, die ihnen als ästhetische „Vorbilder" dienen.[15] Solche Wünsche sollte man nicht vorschnell abqualifizieren. Immerhin erhält man so Einblick in die Gedankenwelt und Ambitionen des Patienten. Möglicherweise gewährt der Patient diesen Einblick zum ersten Mal in seinem Leben. Man darf sich über solche Wünsche nicht lustig machen, sondern muss sich ernsthaft mit ihnen auseinandersetzen. So wichtig es ist, dass man dem Patienten zuhört und seine Wünsche korrekt interpretiert, so wichtig ist es auch, seine Vorstellungen vom Behandlungsablauf zu ergründen. Nicht selten wird die ästhetisch-restaurative Therapie nämlich als Routinebehandlung aufgefasst, sodass das Bewusstsein für die möglicherweise komplexen interdisziplinären Hintergründe fehlt. Viele Patienten unterschätzen so den Arbeitsaufwand und die anfallenden Kosten, weil sie falsche Vorstellungen von der Art und Anzahl der Behandlungsschritte haben, die zur Erfüllung ihrer Wünsche erforderlich sind. Darüber hinaus ist es nicht immer möglich, die Wünsche des Patienten überhaupt zu erfüllen. Manche Patienten können trotz gewissenhafter Aufklärung immer noch kein Verständnis dafür aufbringen, dass ihre Erwartungen den Rahmen des klinisch Machbaren sprengen. In diesen Fällen sollte man die Behandlung gar nicht erst beginnen, weil sie ohnehin zum Scheitern verurteilt ist.[20,34]

Erwartungen

Dem Patienten ist konkret zu vermitteln, welche Arbeiten durchgeführt werden müssen, um zum gewünschten Ergebnis zu gelangen. Der Zahnarzt sollte diese Erläuterungen in einfache Worte fassen. Schwer verständliche Fachbegriffe sind zu vermeiden. Viele Patienten, die mit dem Aussehen ihres Lächelns unzufrieden sind, sehen dabei nur einen Teilaspekt, der ihnen verbesserungswürdig erscheint, dessen Korrektur aber nicht die eigentlichen Probleme lösen würde.[20] Um diese Probleme besser verständlich zu machen, kann man auf Bilder oder Modelle von ähnlich gelagerten Fällen zurückgreifen, die in der Vergangenheit bereits erfolgreich behandelt wurden (Abb. 3a bis

Kommunikation

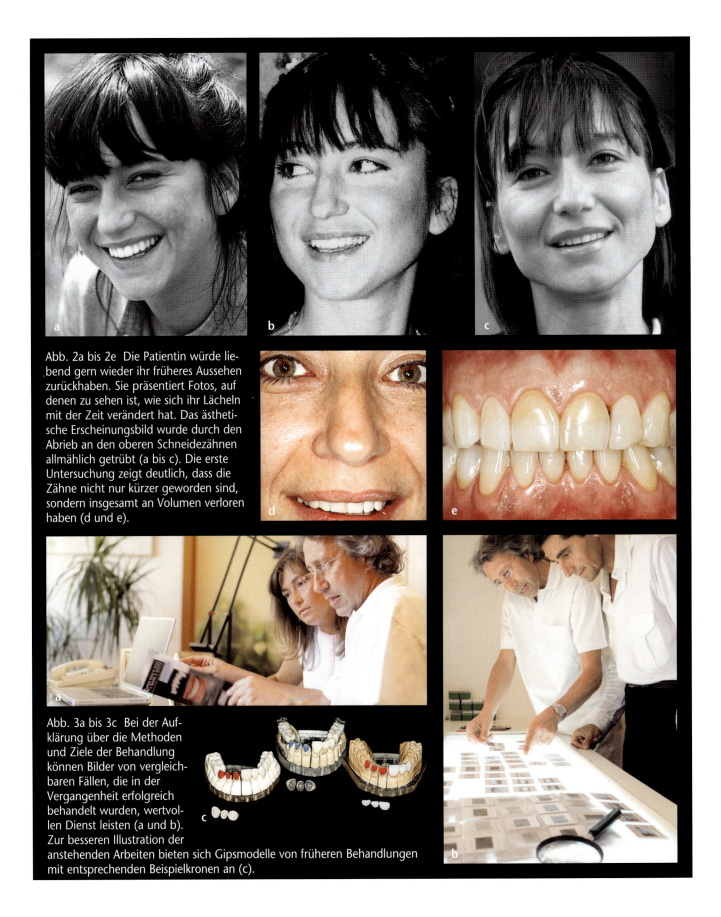

Abb. 2a bis 2e Die Patientin würde liebend gern wieder ihr früheres Aussehen zurückhaben. Sie präsentiert Fotos, auf denen zu sehen ist, wie sich ihr Lächeln mit der Zeit verändert hat. Das ästhetische Erscheinungsbild wurde durch den Abrieb an den oberen Schneidezähnen allmählich getrübt (a bis c). Die erste Untersuchung zeigt deutlich, dass die Zähne nicht nur kürzer geworden sind, sondern insgesamt an Volumen verloren haben (d und e).

Abb. 3a bis 3c Bei der Aufklärung über die Methoden und Ziele der Behandlung können Bilder von vergleichbaren Fällen, die in der Vergangenheit erfolgreich behandelt wurden, wertvollen Dienst leisten (a und b). Zur besseren Illustration der anstehenden Arbeiten bieten sich Gipsmodelle von früheren Behandlungen mit entsprechenden Beispielkronen an (c).

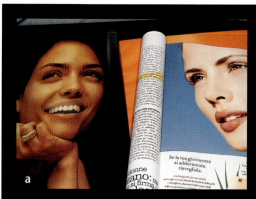 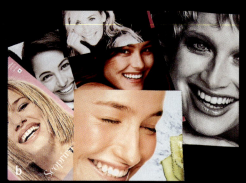

Abb. 4a und 4b Magazine bieten gutes Anschauungsmaterial für die verschiedenen Spielarten des natürlichen Lächelns. Diese Beispiele schärfen das Auge der Patientin (a und b).

3c). Auch Bilder aus Zeitschriften können hilfreich sein, sofern ein echter Bezug zum gegebenen Fall besteht (Abb. 4a und 4b).[19,27,37]

Bewusstseinsbildung

Der Zahnarzt muss alle Behandlungsschritte anschaulich erläutern und die verbesserungsfähigen Aspekte des Lächelns in einer solchen Weise vermitteln, dass der Patient sie selbst beurteilen, erkennen und verstehen kann. Das ästhetische Wahrnehmungsvermögen von gut aufgeklärten Patienten ändert sich oft überraschend schnell. Auf diesem geänderten Verständnis lässt sich nun aufbauen, wenn man den Unterschied zwischen einem „natürlichen" und einem „perfekten" Lächeln erklärt (d. h., Zähne mit diversen Form- und Farbdefiziten sind ästhetischer als makellos geradlinige und weiße Zähne, die das Lächeln stereotyp erscheinen lassen). Ferner kann auf dieser Basis besser erklärt werden, warum bestimmte Behandlungsstrategien gegenüber anderen Möglichkeiten zu bevorzugen sind und worin die Vor- und Nachteile bestehen. Nun reicht aber die beste Aufklärung oft nicht aus, um die ästhetischen Vorstellungen des Patienten und des Zahnarztes auf einen Nenner zu bringen.

Wer sollte in solchen Fällen also das letzte Wort behalten? Der Zahnarzt mit seinen klinischen Überlegungen oder der Patient mit seinen ästhetischen Wünschen? Einerseits sollte keinesfalls der Fehler gemacht werden, dem Patienten die eigenen Vorstellungen aufzuzwingen, anderseits sollten aber auch keine unangemessenen Zugeständnisse gemacht werden, nur um die Wünsche des Patienten zu erfüllen.[20] Die Ansichten zu diesem Thema können weit auseinandergehen – nicht nur zwischen Zahnarzt und Patient, sondern auch zwischen Zahnarzt und Zahntechniker.[3,26,65] Denn nur wenn das Zusammenspiel zwischen diesen beiden Akteuren wirklich funktioniert, ist ein optimales Behandlungsergebnis gewährleistet, mit dem auch der Patient zufrieden ist.

Bestandsaufnahme und Anamnese

Nachdem der Patient seine Wünsche geäußert und eine positive Einstellung zur Zahnarztpraxis gewonnen hat, besteht der nächste Schritt darin, seine Krankengeschichte aufzuarbeiten (Abb. 5a und 5b).

Danach werden die Grundlagen für die ästhetische Bestandsaufnahme, korrekte Diagnose und stichhaltige Behandlungsplanung geschaffen. Klinische Untersuchungen (parodontaler, endodontischer, restaurativer okklusaler und okklusaler Status sowie

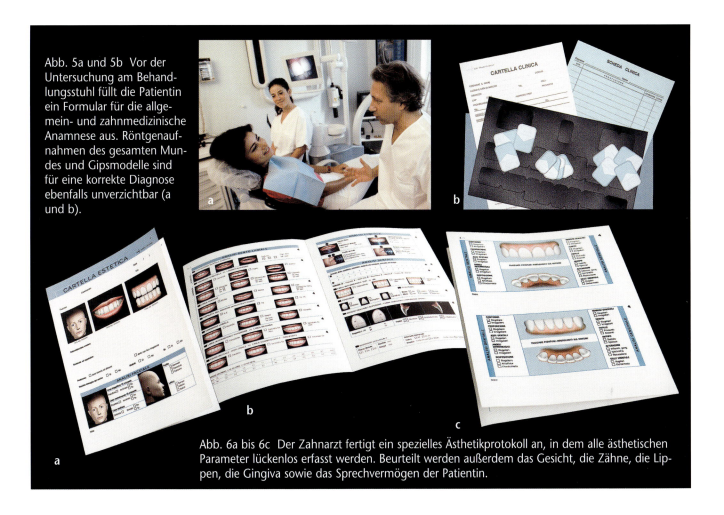

Abb. 5a und 5b Vor der Untersuchung am Behandlungsstuhl füllt die Patientin ein Formular für die allgemein- und zahnmedizinische Anamnese aus. Röntgenaufnahmen des gesamten Mundes und Gipsmodelle sind für eine korrekte Diagnose ebenfalls unverzichtbar (a und b).

Abb. 6a bis 6c Der Zahnarzt fertigt ein spezielles Ästhetikprotokoll an, in dem alle ästhetischen Parameter lückenlos erfasst werden. Beurteilt werden außerdem das Gesicht, die Zähne, die Lippen, die Gingiva sowie das Sprechvermögen der Patientin.

Gelenkstatus) sind hier ebenso unverzichtbar wie ein einartikuliertes Gipsmodell oder Röntgen- und Fotoaufnahmen des Patienten.

Der Zahnarzt fertigt ein spezielles Ästhetikprotokoll (Abb. 6a bis 6c) an und notiert darin alle Befunde aus den diversen Untersuchungen. Diese Daten dienen dann als Entscheidungshilfe bei der Behandlungsplanung.

Hilfreich sind auch Gipsmodelle oder Röntgenaufnahmen von früheren Zahnbehandlungen sowie alte Fotos, die Aufschluss über den ästhetischen Werdegang des Patienten geben. Überhaupt sind alle Vergleichsmaterialien, die eine bessere Einschätzung des aktuellen Status ermöglichen, äußerst nützlich.

Diagnose und Behandlungsplan

Nach dieser Bestandsaufnahme kann der Zahnarzt dazu übergehen, seine Diagnose zu formulieren und einen optimalen individuellen Behandlungsplan auszuarbeiten. Die ästhetischen Wünsche des Patienten sollten auf jeden Fall genau analysiert und, sofern keine Kontraindikationen oder unüberwindbaren technischen Hürden bestehen, bei der Behandlungsplanung berücksichtigt werden.[34] Häufig kann ein optimaler Plan nur im Team ausgearbeitet werden. In diesem Fall ist eine koordinierte Zusammenarbeit zwischen verschiedenen Spezialisten erforderlich. Bei besonders komplexen Fällen müssen häufig ein Kieferorthopäde, ein Kieferchirurg sowie Spezialisten für Endodontologie,

Parodontologie und Implantologie zugezogen werden.[4,11,13,24,33,35,41,48,52,53,59] Der Behandlungsablauf ist dem Patienten detailliert zu erläutern. Dieser muss zeigen, dass er die Behandlungsziele genau verstanden hat. Der Zahnarzt wiederum muss vom ausgearbeiteten Behandlungsplan selbst überzeugt sein. Nur so kann er auch den Patienten überzeugen und dessen Vertrauen gewinnen. Vor den ersten Behandlungsschritten muss sichergestellt sein, dass der Patient penibel genau auf seine häusliche Mundhygiene achtet. Ergänzend hierzu wird regelmäßig eine professionelle Reinigung durchgeführt. Beides sind wichtige Voraussetzungen für das langfristige Gelingen der Behandlung.

Um sicherzustellen, dass die Erwartungen des Patienten nicht verfehlt werden, muss das Ergebnis der Behandlung schon vor dem ersten irreversiblen Arbeitsschritt optisch vorweggenommen werden. Dem Zahnarzt stehen hierzu verschiedene Möglichkeiten zur Verfügung – etwa Kunststoff- oder Acetatschienen, die von einer diagnostischen Wachsmodellation abgenommen werden, oder eine provisorische Probemaske aus Kunststoff.[5,32,34] Auch Fotomontagen am Computer können das definitive Erscheinungsbild recht gut illustrieren.[6,22,38,40,65] Natürlich muss sich der Zahnarzt dabei gut überlegen, ob die virtuellen Bilder, die er dem Patienten zeigt, überhaupt realisierbar sind.

Prognose und Einwilligung des Patienten

Im Endeffekt zählen aber nicht nur die ästhetischen Wünsche des Patienten, der Zahnersatz muss im Hinblick auf die Langzeitprognose auch aus biologisch-funktionaler Sicht korrekt integriert werden. Aus zwei multizentrischen Studien geht hervor, dass den allermeisten Zahnärzten wie auch Patienten funktionsgerechte Zähne auf jeden Fall wichtiger sind, als ein optimales ästhetisches Erscheinungsbild.[3,67] Eine gute Langzeitprognose setzt voraus, dass bei der Behandlung die richtigen Materialien und Methoden eingesetzt sowie alle einschlägigen biologisch-funktionalen Grundsätze befolgt werden. Dies gilt umso mehr für umfangreiche prothetische Sanierungen.[8,9,28,43,51,66]

Regelmäßige Kontrollen sorgen dafür, dass Zahnersatz und ästhetisches Erscheinungsbild möglichst lange intakt bleiben.[30,42,58,61-63]

Wenn sich Zahnarzt und Patient auf einen Behandlungsplan geeinigt haben und der Patient über die Zielsetzungen, den Ablauf, die Prognose sowie die Dauer und Kosten der Behandlung aufgeklärt wurde, wird er um seine schriftliche Einwilligung gebeten (Abb. 7).

Literatur

1. Abrams L. Esthetic diagnostic analysis form. In: Goldstein RE (ed.). Esthetics in Dentistry: Principles, Communications, Treatment Methods, ed 2. Hamilton: Decker, 1998:453–456.
2. Belser UC. Esthetics checklist for the fixed prosthesis. Part II: Biscuit-bake try-in. In: Schärer P, Rinn LA, Kopp FR (eds.). Esthetic Guidelines for Restorative Dentistry. Chicago: Quintessence, 1982:188–192.
3. Carlsson GE, Wagner I-V, Ödman P et al. An international comparative multicenter study of assessment of dental appearance using computer-aided image manipulation. Int J Prosthodont 1998;18:246–254.
4. Chiche GJ, Pinault A. Communication with the dental laboratory: Try-in procedures and shade selection. In: Chiche GJ, Pinault A (eds). Esthetics of Anterior Fixed Prosthodontics. Chicago: Quintessence, 1994:115–142.
5. Cho GC, Donovan TE, Chee WWL. Clinical experience with bonded porcelain laminate veneers. J Calif Dent Assoc 1998;26:121–127.
6. Christensen GJ. Esthetic dentistry and ethics. Quintessence Int 1989;20:747–753.
7. Conny DJ, Tedesco LA, Brewer JD, Albino JE. Changes of attitude in fixed prosthodontic patients. J Prosthet Dent 1985;53:451–454.
8. Creugers NHJ, Kayscr AF, van't Hof MA. A meta-analysis of durability data on conventional fixed bridges. Community Dent Oral Epidemiol 1994;22:448–452.

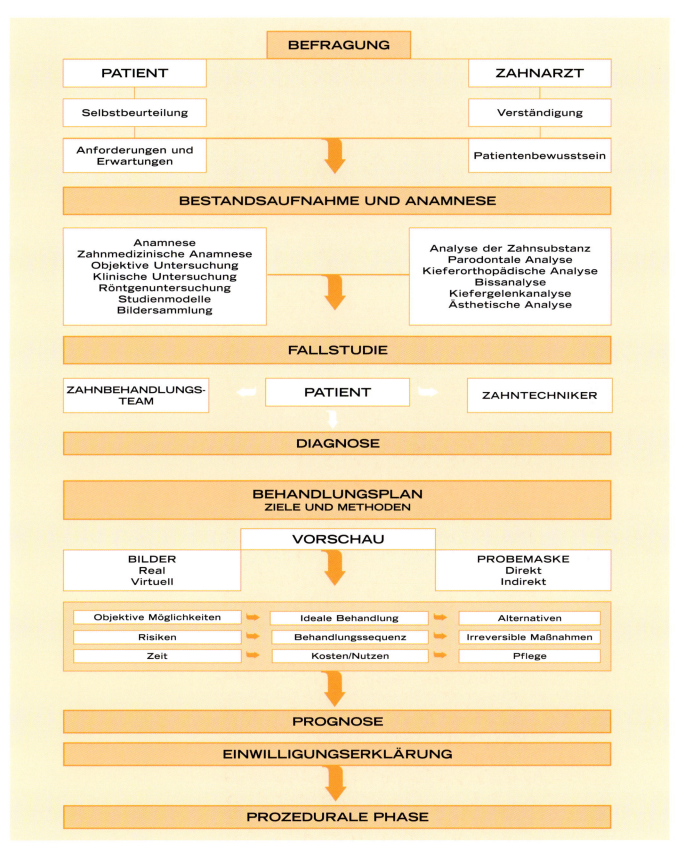

Abb. 7 Übersicht über die prätherapeutischen Arbeitsschritte.

9. Davies JA. Dental restoration longevity: A critique of the life table method of analysis. Community Dent Oral Epidemiol 1987;15:202–204.
10. Dawson PE. Evalutation, Diagnosis, and Treatment of Occlusal Problems, ed 2. St. Louis: Mosby, 1989:318,351.
11. Derbabian K, Marzola R, Arcidiacono A. The science of communicating the art of dentistry. J Calif Dent Assoc 1998;26:101–106.
12. Dong JK, Jin TH, Cho HW, Oh SC. The esthetic of the smile: A review of some recent studies. Int J Prosthodont 1999;12:9–19.
13. Drago CJ. Clinical and laboratory parameters in fixed prosthodontic treatment. J Prosthet Dent 1996;76:233–238.
14. Feeley RT. Cosmetics and the esthetic patient and laboratory communication. Oral Health 1995;85:9–12,14.
15. Geller W. A timeworn concept: Reality or utopia? Pract Periodontics Aesthet Dent 1998;10:542–544.
16. Goldstein RE. Study of need for esthetics in dentistry. J Prosthet Dent 1969;21:589–598.
17. Goldstein RE, Fritz M. Esthetics in the dental curriculum. J Dent Educ 1981;45:355–357.
18. Goldstein RE, Lancaster JS. Survey of patient attitudes toward current esthetic procedures. J Prosthet Dent 1984;52:775–780.
19. Goldstein RE. Marketing. In: Goldstein RE (ed.). Esthetics in Dentistry: Principles, Communications, Treatment Methods, ed 2. Hamilton: Decker, 1998:54–56.
20. Goldstein RE. Masters of esthetic dentistry. Considerations for smile-generated long-range treatment planning: Thoughts and opinion of a master of esthetic dentistry. J Esthet Dent 1999;11:49–53.
21. Goleman D, Goleman TB. Beauty's hidden equation. Am Health March 1987.
22. Goodacre J. Computer imaging: Its practical application. J Am Dent Assoc 1991;122:41–44.
23. Graber LW, Lucker GW. Dental esthetic self-evaluation and satisfaction. Am J Orthod 1980;77:163–173.
24. Gürel G. The Science and Art of Porcelain Laminate Veneers. London: Quintessence, 2003:44–47.
25. Jenny J, Proshek JM. Visibility and prestige of occupations and the importance of dental appearance. J Can Dent Assoc 1986;12:987–989.
26. Kokich VO Jr, Kiyak HA, Shapiro PA. Comparing the perception of dentists and lay people to altered dental esthetics. J Esthet Dent 1999;11:311–324.
27. Levin RP. Patient personality assessment improves case presentation. Dent Econ 1988;78:49–50,52,54–55.
28. Libby G, Arcuri MR, La Velle WE, Hebl L. Longevity of fixed partial dentures. J Prosthet Dent 1997;78:127–131.
29. Linn EL. Social meanings of dental appearance. J Health Hum Behav 1966;7:295–298.
30. Listgarten MA, Sullivan P, George C, et al. Comparative longitudinal study of 2 methods of scheduling maintenance visits: 4-year data. J Clin Periodontol 1989;16:105–115.
31. Mack MR. Perspective of facial esthetics in dental treatment planning. J Prosthet Dent 1996;75:169–176.
32. Magne P, Magne M, Belser U. The diagnostic template: A key element to the comprehensive esthetic treatment concept. Int J Periodontics Restorative Dent 1996;16:560–569.
33. Martin D. The dental technologist's role in the clinical team. In: Preston JD (ed.). Perspectives in Dental Ceramics: Proceedings of the Fourth International Symposium on Ceramics. Chicago: Quintessence, 1988:421–428.
34. Marzola R, Derbabian K, Donovan TE, Arcidiacono A. The science of communicating the art of esthetic dentistry. Part I: Patient-dentist-patient communication. J Esthet Dent 2000;12:131–138.
35. Materdomini D. Communicate visually with your laboratory. J Am Acad Cosmet Dent 1994;1:32–34.
36. Matthias RE, Atchison KA, Schweitzer SO, Lubben JE, Meyer-Oakes A, De Jong F. Comparisons between dentist ratings and self-ratings of dental appearance in an elderly population. Spec Care Dentist 1993;13:53–60.
37. Moskowitz M, Nayyar A. Determinants of dental esthetics: A rationale for smile analysis and treatment. Compend Contin Educ Dent 1995;16:1164,1166,1186.
38. Miller M. Reality 2000. In: Esthetic Dentistry Research Group (eds.). Reality 2000;14:315–324.
39. Nathanson D. Current developments in aesthetic dentistry. Curr Opin Dent 1991;1:206–211.
40. Nathanson D. Dental imaging by computer: A look at the future. J Am Dent Assoc 1991;122:45–46.
41. Nevins M. The periodontist, the prosthodontist, and laboratory technician: A clinical team. In: Preston JD (ed.). Perspectives in Dental Ceramics: Proceedings of the Fourth International Symposium on Ceramics. Chicago: Quintessence, 1988:407–419.

42. Nevins M. Periodontal considerations in prosthodontic treatment. Curr Opin Periodontol 1993;151–156.
43. Newman MG, McGuire MK. Evidence-based periodontal treatment. II. Predictable regeneration treatment. Int J Periodontics Restorative Dent 1995;15:116–127.
44. Patzer GL. The Physical Attractiveness Phenomena. New York: Plenum Publishing, 1985.
45. Preston JD. The golden proportion revisited. J Esthet Dent 1993;5:247–251.
46. Qualtrough AJE, Burke FJT. A look at dental esthetics. Quintessence Int 1994;25:7–14.
47. Renner RP. Dental esthetics. In: Renner RP. An Introduction to Dental Anatomy and Esthetics. Chicago: Quintessence, 1985:241–273.
48. Rieder CE. The role of operatory and laboratory personnel in patient esthetic consultations. Dent Clin North Am 1989;33:275–284.
49. Rinaldi P. Simplifying anterior esthetics in the general practice. Contemp Esthet Restorative Pract 2001;4:1–6.
50. Roach RR, Muia PJ. Communication between dentist and technician: An esthetic checklist. In: Preston JD (ed.). Perspectives in Dental Ceramics. Proceedings of the Fourth International Symposium on Ceramics. Chicago: Quintessence, 1998:445–455.
51. Scurria MS, Bader JD, Daniel A. Meta-analysis of fixed partial denture survival: Prostheses and abutments. J Prosthet Dent 1998;79:459–464.
52. Shannon JL, Rogers WA. Communicating patients' esthetic needs to the dental laboratory. J Prosthet Dent 1991;65:526–528.
53. Shavell HM. Dentist-laboratory relationships in fixed prosthodontics. In: Preston JD (ed.). Perspectives in Dental Ceramics: Proceedings of the Fourth International Symposium on Ceramics. Chicago: Quintessence, 1988:429–437.
54. Shaw WC, Gabe MJ, Jones BM. The expectations of orthodontic patients in South Wales and St Louis, Missouri. Br J Orthod 1979;6:203–205.
55. Shaw WC, Rees G, Dawe M, Charles CR. The influence of dentofacial appearance on the social attractiveness of young adults. Am J Orthod 1985;87: 21–26.
56. Silverstein J. For better practice relations. Int Dent J 1987;37:123–126.
57. Smigel I. The non-surgical facelift. Contemp Esthet Restorative Pract 2000;10:12–14.
58. Strub JR, Türp JC. Esthetics in dental prosthetics: Fundamentals and treatment concept. In: Fischer J (ed.). Esthetics and Prosthetics: An Interdisciplinary Consideration of the State of the Art. Chicago: Quintessence, 1999:16–30.
59. Tanaka A. Successful technologist-dentist teamwork. In: Preston JD (ed.). Perspectives in Dental Ceramics: Proceedings of the Fourth International Symposium on Ceramics. Chicago: Quintessence, 1988:439–444.
60. Tripodakis AP. Dental aesthetics, "oral personality" and visual perception. Quintessence Int 1987;18:405–418.
61. Valderhaug J, Birkeland JM. Periodontal conditions in patients 5 years following insertion of fixed prostheses. Pocket depth and loss of attachment. J Oral Rehabil 1976;3:237–243.
62. Valderhaug J, Ellingsen JE, Jokstad A. Oral hygiene, periodontal conditions and carious lesions in patients treated with dental bridges. A 15-year clinical and radiographic follow-up study. J Clin Periodontol 1993;20:482–489.
63. Valderhaug J, Heloe LA. Oral hygiene in a group of supervised patients with fixed prostheses. J Periodontol 1997;48:221–224.
64. Vallittu PK, Vallittu AS, Lassila VP. Dental aesthetics — A survey of attitudes in different groups of patients. J Dent 1996;24:335–338.
65. Wagner I-V, Carlsson GE, Ekstrand K, Ödman P, Schneider N. A comparative study of assessment of dental appearance by dentists, dental technicians, and laymen using computer-aided image manipulation. J Esthet Dent 1996;8:199–205.
66. Walton JN, Gardner FM, Agar JR. A survey of crown and fixed partial denture failures: Length of service and reasons for replacement. J Prosthet Dent 1986;56:416–421.
67. Watson JF, Crispin BJ. Margin placement of esthetic veneer crowns. Part III. Attitudes of patients and dentists. J Prosthet Dent 1981;45:499–501.

Adresse des Verfassers

Dr. Mauro Fradeani
Studio Dentistico, Corso Undici Settembre, 92, 61100 Pesaro, Italien
E-Mail: info@maurofradeani.it

29

Carlos F. Navarro, Jorge A. Villanueva
Proportionen der fazialen Balance

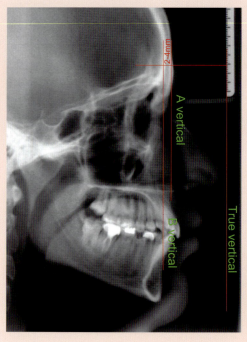
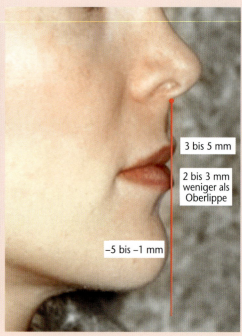

Proportionen der fazialen Balance

Ästhetische Überlegungen

Carlos F. Navarro, Jorge A. Villanueva

Zusammenfassung
Der Beitrag will eine individuelle Analysemethode zur Beurteilung von unterschiedlichen fazialen Strukturen präsentieren und behandelt dies als objektive Bestandsaufnahme auf Grundlage von visuellen Reizen. Erläutert werden einfache Methoden zur Abgleichung von Referenzstrukturen im Weich- und Hartgewebe und zur Verbindung von Ästhetik und Physiologie. Allgemeine Parameter des fazialen Erscheinungsbilds werden aus der Frontal- und Profilansicht betrachtet und im Detail analysiert. Die visuelle Gesamtuntersuchung umfasst eine faziale und eine bukkodentale Komponente. Der vorliegende Beitrag konzentriert sich auf die Untersuchung der fazialen Ästhetik, die eine Begutachtung der Gesichtsästhetik, der Beziehung zwischen dentoalveolären Normabweichungen, ästhetischen Parametern und Funktionsstörungen aller Art umfasst.

Indizes
Ästhetik, Schönheit, faziale Balance, goldener Schnitt, Gesichtsanalyse, individuelle Analysemethode

Faktoren zur Erörterung von Schönheit

„Schönheit liegt im Auge des Betrachters." (Margaret Wolfe Hungerford, 1878)

Seit Menschengedenken ist den Zivilisationen der ganzen Welt, unabhängig von ethnischen Hintergründen und Altersgruppen, ein Sinn für Schönheit gemeinsam (Abb. 1). Verschiedene Kulturen können Erlebnisse wie einen Sonnenuntergang, aber auch andere Gegenstände der Betrachtung nach ihrer Schönheit beurteilen. Dies trifft auch auf die menschlichen Zähne zu. Wie aber können wir die zahlreichen Variablen, die Schönheit ausmachen, definieren?

Schönheit ist sinnliches Erleben von Freude, Zustimmung, Bedeutung oder Güte. Es handelt sich um ein Wesensmerkmal von Menschen, Objekten, Plätzen oder Ideen. Diese subjektive Wahrnehmung umfasst häufig die Interpretation, dass sich der Gegenstand der Wahrnehmung balanciert und in natürlicher Weise harmonisch darstellt. Der Betrachter fühlt sich angezogen und verspürt einen positiven Gefühlswert. Ein schönes Gesicht strahlt Erfolg und sozialen Status aus. Es stärkt das Wohlbefinden und die Zuversicht der betroffenen Person.

Einer gängigen Vorstellung zufolge ist Schönheit ein Wesensmerkmal von „guten" Menschen und Dingen. Beispielsweise wirkt ein unversehrter Apfel schöner als ein ange-

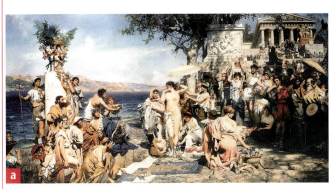
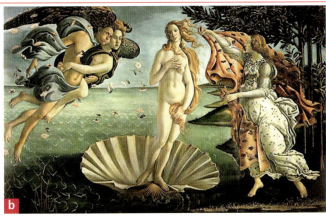

Abb. 1 **a** Henryk Siemiradzki: Phryne beim Fest des Poseidon in Eleusis (1889). **b** Sandro Botticelli: Die Geburt der Venus (1486).

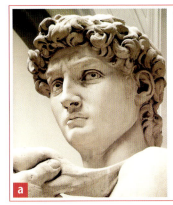
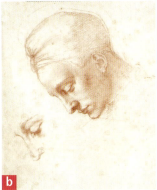

Abb. 2 **a** Michelangelos David gehört zu den schönsten Skulpturen der Welt. Der Aufbau des „Weichgewebes" deutet auf eine Fehlokklusion der Klasse II/2 hin. **b** Michelangelos Zeichnungen zeugen davon, dass ideale Gesichtsproportionen bereits in der Renaissance hohe Wertschätzung genossen.

schlagener. Subjektiver sind die Vorstellungen von menschlicher Güte oder Schönheit. Hier können je nach Kultur unterschiedliche Präferenzen herrschen. Selbst Gesichter mit vollkommenen Proportionen umfassen immer noch unzählige Variationen in Farbe und Form der einzelnen Gesichtszüge (Augen, Brauen, Lippen, Nase usw.), die jedem Menschentyp ein unverkennbares Aussehen verleihen und Schönheit in unendlichen Variationen ermöglichen. Auch wenn sich Normvorstellungen mit der Zeit ändern, dürfen wir das Gesicht von Michelangelos David trotz skelettaler Bissanomalie der Klasse II/2 als schön bezeichnen (Abb. 2a).

Bei Diskussionen über Schönheit fallen gern Begriffe wie Symmetrie, Balance und Harmonie, ohne dass großer Wert auf Definitionen gelegt würde. Symmetrie lässt sich definieren als spiegelbildliche Anordnung um eine Achse, Balance als Gleichheit der Größenordnungen zu beiden Seiten einer Trennlinie. Harmonie wiederum bezieht sich auf wiederkehrende Themen. Diesen Definitionen kann man entnehmen, dass Balance zwar eine Begleiterscheinung von absoluter Symmetrie ist, während umgekehrt Symmetrie keine Voraussetzung für Balance darstellt.[5]

Der goldene Schnitt   In der Geschichte der Menschheit existiert seit jeher ein Bewusstsein für Schönheit und faziale Ästhetik im Hinblick auf die Harmonie und Qualität einzelner Bestandteile (Abb. 2b). Der goldene Schnitt der Griechen (in der Renaissance als proportio divina oder „göttliche Teilung" bekannt) bezeichnet ein Zahlenverhältnis (ca. 1 : 1,618), das sich in den dokumentierten Linienführungen einfacher geometrischer Figuren wie Fünfecken, Zehnecken oder Zwölfecken häufig findet. Leonardo de Pisa (1180 bis 1250), besser bekannt als Fibonacci, beschrieb eine mathematische Reihe, die eng mit dem goldenen Schnitt zusammenhängt. Diese Sequenz findet sich in der Natur regelmäßig – etwa in den Ästen eines Baums, in einer Ananas, in den Wölbungen des Nautilus oder in den Schuppen eines Kiefernzapfens. Sie ist verknüpft mit einer Wahrnehmung von Schönheit. Gegenstände mit diesen Proportionen vermitteln dem Betrachter somit einen tendenziell positiven Gefühlswert.[2,12,15,21,27,34]

Das menschliche Gesicht vermittelt ein unglaublich breites Spektrum an Emotionen, die Teil seiner Gesamtschönheit sind. Beim Lächeln kommen die erreichten Linien- und Winkelverhältnisse dem goldenen Schnitt am nächsten. Folgerichtig werden lächelnde Menschen auch als schöner wahrgenommen. In der Renaissance wurden ästhetische Studien zur Domäne von Malern, Bildhauern und Philosophen. Seit damals gestalten Künstler und Architekten ihre Werke unter dem Einfluss des goldenen Rechtecks und gehen davon aus, dass der Betrachter diese Proportionen ästhetisch findet. Der goldene Schnitt bildet dabei das Verhältnis zwischen den längeren und kürzeren Seiten des Rechtecks. Leonardo da Vinci zeigte den goldenen Schnitt am menschlichen Gesicht (Zeichnung aus De Divina Proportione, Abb. 3). Man denkt, dass der goldene Schnitt auch in den Gemälden zum Einsatz kam. Nach Auffassung mancher Kenner entstand selbst die Mona Lisa unter Anwendung seiner geometrischen Entsprechungen.[4,10,11]

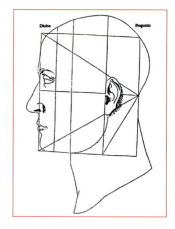

Abb. 3 Leonardos Illustration aus De Divina Proportione zeigt den goldenen Schnitt am menschlichen Gesicht. Basierend auf seinen Gedanken zu Körperproportionen und dem goldenen Schnitt spekulieren manche Experten, dass der goldene Schnitt möglicherweise auch in seine Gemälde eingeflossen ist.

Anwendungen in der Zahnheilkunde

In zahlreichen zahnmedizinischen Disziplinen (z. B. Kieferorthopädie, Kiefer- und Gesichtschirurgie oder plastische Chirurgie) haben Forscher das menschliche Gesicht studiert. Porträt- und Profilstudien haben unser ästhetisches Bewusstsein geschärft und dienten zur Erarbeitung von Richtlinien. Diese sollen gewährleisten, dass im Einzelfall bedarfsgerechte Behandlungspläne erarbeitet, die richtige Behandlungsmechanik gewählt sowie im Hinblick auf ästhetisch und funktional vorteilhafte faziale Veränderungen die Zähne bewegt werden sollen.[23]

So werden etwa für kieferorthopädische Diagnosen klinische und kephalometrische Beurteilungen durchgeführt. Diese umfassen alle Verfahren zur Beschreibung, Auswertung, Messung und therapeutisch-prognostischen Einschätzung der dentofazialen Strukturen.[39]

Bei jeder kieferorthopädischen Behandlung liegt der Schlüssel zum Erfolg in einer stabilen Kiefer-Gesichts-Beziehung mit korrekter Balance zwischen zentrischer Okklusion (ZO) und zentrischer Relation (ZR). Eine schlechte Funktion der maxillomandibulären Verhältnisse führt zu Attrition, Abrasion, Abfraktion (biomechanischer Substanzverlust) und Erosion.[20] Alle Elemente des dentofazialen Gefüges interagieren harmonisch miteinander und fügen sich zu einem angenehmen, ansprechenden und physiologischen Ganzen: (1) Bezahnung in Okklusion, (2) korrekte Bisshöhe, (3) korrekter vertikaler und horizontaler Überbiss, (4) Kondylen in oberster Position und in engem Kontakt mit der jeweiligen Gelenkscheibe gegen die distale Oberfläche der Eminentia articularis sowie (5) Lage der zentrischen Relation bei maximaler Interkuspidation.

Die Beurteilung der fazialen Proportionen im vorliegenden Beitrag ist eine objektive Bestandsaufnahme auf Grundlage von visuellen Reizen. Erläutert werden einfache Methoden zur Abgleichung von Referenzstrukturen im Weich- und Hartgewebe und zur Verbindung von Ästhetik und Physiologie, um so die besten klinischen Resultate zu erzielen. Die Autoren wollen eine individuelle Analysemethode zur Beurteilung von unterschiedlichen fazialen Strukturen präsentieren. Eine systematische und konsequente Ausgangsuntersuchung maximiert die Objektivität der Beurteilung der fraglichen Bereiche und minimiert das Risiko, dass andere Missverhältnisse dabei übersehen werden. Allgemeine Parameter des fazialen Erscheinungsbilds werden aus der Frontal- und Profilansicht betrachtet und im Detail analysiert.

Die visuelle Gesamtuntersuchung umfasst eine faziale und eine bukkodentale Komponente. Der vorliegende Beitrag konzentriert sich auf die Untersuchung der fazialen Ästhetik, die eine Begutachtung der Gesichtsästhetik, der Beziehung zwischen dentoalveolären Normabweichungen, ästhetischen Parametern und Funktionsstörungen aller Art umfasst.

Natürliche Kopfposition

Seit Jahren studieren Kieferorthopäden die Weichgewebekontur von Gesichtsprofilen, um zu verstehen, wie Bewegungen der Zähne und des stützenden Knochens die Anordnung der fazialen Weichgewebe beeinflusst. Früher wurde die Ästhetik des Gesichtsprofils subjektiv beschrieben. In jüngerer Vergangenheit wurden aber auch objektive Methoden zu deren Beurteilung entwickelt.[26,28,29,31,40]

Cole definierte die natürliche Kopfposition (natural head position, NHP) als Beziehung des Kopfes zur echten Vertikalen und die natürliche Kopfhaltung als Beziehung des Kopfes zur Halswirbelsäule.[9] Als reproduzierbare Größe ermöglicht sie sinnvolle Vergleiche zwischen diversen Behandlungsstadien beim gleichen Patienten und sinnvolle kephalometrische Vergleiche zwischen Patienten. Die natürliche Kopfposition etabliert sich bereits früh im Leben. Beeinflusst wird sie durch die Anforderungen des Gleichgewichts (vestibuläre Mittelohrkanäle) und des Sehvermögens (horizontale Gesichtsachse) sowie die Propriozeption von Gelenken und Muskulatur in aufrechter Haltung. Im Vergleich zu anderen Referenzlinien innerhalb des Schädels ist sie konstanter. Profilbeurteilungen auf Fernröntgenseitenaufnahmen können ein hohes Maß an Genauigkeit erreichen, wenn der Kopf in seiner natürlichen Position gehalten wird und genügend Weichgewebedaten erfasst werden.

Die bedeutendste Innovation in der fazialen Diagnostik stammt von 1978. In diesem Jahr modifizierte Jacobs die Gonzalez-Ulloa-Analyse und zog eine echte vertikale Referenzebene durch die Subnasale (Sn). Diese Messgröße erhält man über ein frei von der Decke hängendes Lot.[19,25] Mit ähnlichen Schwerkraftlinien arbeiteten auch die italienischen Renaissance-Künstler und positionierten so den Kopf ihrer Modelle für Profilgemälde (Abb. 4). Die Methode von Jacobs erwies sich als statistisch am besten reproduzierbare Kopfposition zur Erfassung der seitlichen Gesichtsmerkmale und der Referenzstrukturen des Gesichtsprofils (Abb. 5).

Etwa zeitgleich mit Jacobs nutzten auch Burstone et al. vergleichbare Methoden, um auf dieser Basis die echte Vertikale mithilfe der Glabella zu bestimmen.[7] Nach Ansicht der Autoren ist diese Methode jedoch aufgrund von Variationen in der Lokalisierung der pneumatischen Kavität des Sinus frontalis und der Stirndimensionen zwischen unterschiedlichen ethnischen Gruppen statistisch unzuverlässig.

Im Jahr 1979 definierte Jacobson auf Grundlage der natürlichen Kopfposition eine extrakraniale Referenzvertikale und befürwortete diese als genaueste Methode der Pro-

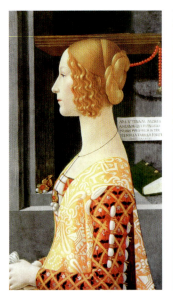
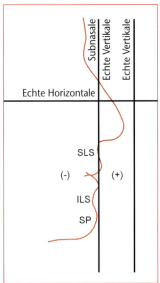

Abb. 4 Domenico Ghirlandaiao: Porträt von Giovanna Tornabuoni (1488) im Museo Thyssen-Bornemisza (Madrid). Renaissance-Künstler nutzten für ihre Profilgemälde Schwerkraftlinien zur Positionierung des Kopfes. Die Profilansicht war ihre erste Wahl, weil dabei nicht die damals gängigen Defizite des Lächelns oder das Fehlen von Zähnen sichtbar wurden.

Abb. 5 Profilbeurteilungen über Fernröntgenseitenaufnahmen können ein hohes Maß an Genauigkeit erreichen, wenn der Kopf seine natürliche Haltung einnimmt und genügend Weichgewebedaten erfasst werden. Die subnasale Vertikale ist zur statistisch am besten reproduzierbaren anatomischen Orientierungshilfe geworden – Beweis für die Weitsicht von Jacobs vor über 30 Jahren. (SLS: Sulcus labialis superior, ILS: Sulcus labialis inferior, SP: Weichteilpogonion).

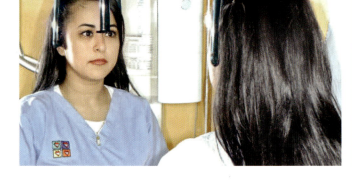
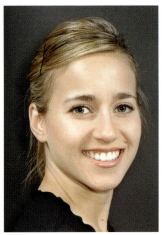

Abb. 6 Zum Erfassen der natürlichen Kopfposition lässt man den Patienten im Sitzen den Kopf gerade halten sowie mit leicht gespreizten Füßen und hängenden Armen geradeaus in einen Spiegel blicken. Lippen sowie Kiefer- und Nackenmuskulatur sollten entspannt sein.

Abb. 7 Zu den Profil- und Porträtaufnahmen kommt eine Aufnahme im Halbprofil hinzu.

filbeurteilungen anhand von Fernröntgenseitenaufnahmen.[26] Diese Studie untersuchte jedoch in erster Linie sagittale Kieferdiskrepanzen, nicht aber lineare oder anguläre Beziehungen des Weichgewebes zur echten Vertikalen.

Die Autoren verwenden die natürliche Kopfposition als Orientierungshilfe bei fotografischen Beurteilungen fazialer Proportionen sowie zur Anfertigung und Auswertung von kephalometrischen Röntgenaufnahmen. Um die natürliche Kopfposition zu erfassen, lässt man den Patienten im Sitzen den Kopf gerade halten und dabei mit leicht gespreizten Füßen und hängenden Armen geradeaus in einen Spiegel blicken. Lippen sowie Kiefer- und Nackenmuskulatur sollten entspannt sein (Abb. 6).

Klinische Beurteilung des Gesichts und Mundes

Für eine vollständige klinische Beurteilung dokumentiert man das Gesicht aus verschiedenen Ansichten: das gesamte Gesicht von vorn, mit voll entfaltetem Lächeln von vorn, im Profil von rechts und Halbprofil (45°) von links und rechts. Halbprofile dieser Art sollen ein natürlicheres Erscheinungsbild bieten, da es sich hierbei um den größten Winkel handelt, aus dem der Patient sich selbst noch sehen kann (Abb. 7).[8]

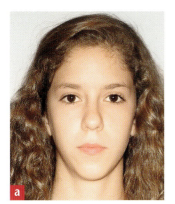 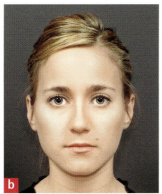 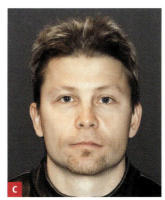 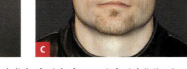

Abb. 8 Beispiele für die drei verschiedenen Gesichtstypen: **a** dolichofazial, **b** mesiofazial (Mitte) und **c** brachyfazial.

Abb. 9 Junge Patientin mit Kinnverlagerung nach rechts. Ursache war eine Kiefergelenkstörung.

Beurteilung aus der Frontalen

Gesichtstypen. Ricketts unterschied in seiner biometrischen Einteilung des menschlichen Gesichts zwischen drei Gesichtstypen: mesofazial, brachyfazial und dolichofazial (Abb. 8).[29] Kennzeichnend für den mesofazialen Gesichtstyp sind gleichmäßige Proportionen in der horizontalen und vertikalen Ebene. Der brachyfaziale Gesichtstyp ist von geringer Höhe und großer Breite; umgekehrt ist der dolichofaziale Gesichtstyp überdurchschnittlich hoch und schmal. Aufgrund der unterschiedlichen Vektoren unterscheidet sich bei diesen Gesichtstypen auch die Muskulatur: Menschen mit brachyfazialem Gesichtstyp zeigen eine starke, Menschen mit dolichofazialem Gesichtstyp eine schwache Gesichtsmuskulatur. Der Knochenaufbau aus der Profilansicht ist beim dolichofazialen Typ konvex und beim brachyfazialen Typ eher gerade oder sogar konkav. Ferner ist der Abstand zwischen Nasion (N) und Menton (Me) beim dolichofazialen Gesichtstyp entsprechend vergrößert.[30]

Faziale Balance. Alle Menschen zeigen leichte Asymmetrien zwischen den beiden Gesichtshälften. Bis zu einem gewissen Grad sind diese normal. Dennoch können gewisse Asymmetrien kieferorthopädisch behandelt werden. Ein Beispiel hierfür wären Korrekturen im unteren Gesichtsdrittel zwischen Nase (Sn) und Kinn (Me). Dieser Abschnitt hat in der Kieferorthopädie und Kiefer-/Gesichtschirurgie einen hohen Stellenwert. Faziale Asymmetrien hängen eng mit dem Zustand der Kiefergelenke, der okklusalen Funktion, der Anordnung der Zähne und dem ästhetischen Erscheinungsbild (Abb. 9) zusammen.[18]

Asymmetrien können einen funktionalen oder skelettalen Hintergrund haben. Funktionale Asymmetrien umfassen Fehlstellungen des Unterkiefers (Seitenverlagerung durch Frühkontakte), einseitige Kreuzbisslagen im Seitenzahnbereich und Störungen der Kiefergelenke oder Muskeln.[33] Skelettale Asymmetrien umfassen Zahnverlagerungen nach rechts oder links – bedingt durch einen kürzeren Kondylus oder Ramus auf dieser Seite, wobei auch das Kinn in diese Richtung abweicht. Wenn das Kinn die einzige Abweichung in der Gesichtsstruktur darstellt, besteht eine Asymmetrie des Unterkiefers. Skelettale Asymmetrien lassen sich allein mit kieferorthopädischen Methoden nicht korrigieren.[13]

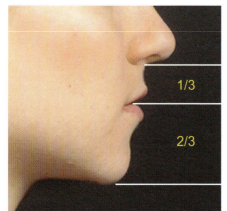 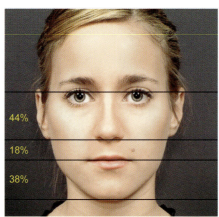 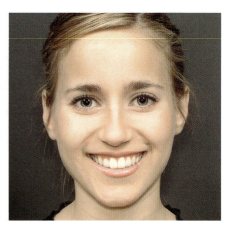

Abb. 10 Das untere Gesichtsdrittel unterteilt sich in zwei ungleiche Abschnitte: ein Drittel der Strecke Sn bis Me und zwei Drittel der Strecke Sn bis Me. Beträgt der untere Abschnitt mehr als zwei Drittel der gesamten Strecke, ist die Vertikale vergrößert. Beträgt der untere Abschnitt weniger als ein Drittel, ist das vertikale Wachstum dieses Abschnitts reduziert.

Abb. 11 Wenn die Strecke N bis Me 100 % der fazialen Höhe beträgt, so beträgt die Strecke N bis Sn 44 % und die Strecke Sn bis USt 18 %. Die restlichen 38 % entfallen auf die Strecke LSt bis Me.

Abb. 12 Bei ruhendem Gesicht sollten 1 bis 2 mm der oberen Schneidezähne zwischen den Lippen sichtbar sein. Das voll entfaltete Lächeln wird als ästhetisch betrachtet, wenn die gesamten Kronen der mittleren Schneidezähne und bis zu 1 mm der Gingiva ins Blickfeld rücken.

Faziale Höhe. Das untere Gesichtsdrittel (Sn bis Me) unterteilt sich in zwei ungleiche Abschnitte (Abb. 10). Die Strecke SN bis USt (oberes Stomion) entspricht einem Drittel der Strecke SN–Me und die Strecke LSt (unteres Stomion) bis Me zwei Dritteln der Strecke SN–Me. Dieser untere Abschnitt umfasst auch den Interlabialspalt, also den vertikalen Abstand zwischen den Lippen (USt–LSt) bei entspannter Lippenposition. Der optimale Abstand beträgt 3 mm.[16]

Maxilläre Vertikale. Wenn die Strecke N–Me 100 % der fazialen Höhe beträgt, so beträgt die Strecke N–Sn 44 % und die Strecke Sn–USt 18 %. Die restlichen 38 % entfallen auf die Strecke LSt–Me. Eine Höhe des mittleren Gesichtsdrittels von über 18 % bedeutet, dass die Vertikale vergrößert ist (Abb. 11).

Der Abschnitt N–Sn ist durch kieferorthopädische oder routinemäßige kieferchirurgische Maßnahmen nicht veränderbar. Sein Einfluss auf das Untergesicht ist jedoch enorm.[32]

Exposition der oberen Schneidezähne. Mit Exposition der oberen Schneidezähne ist das Verhältnis dieser Zähne zur Oberlippe gemeint. Für eine balancierte faziale Ästhetik sind mehrere Faktoren zueinander in Beziehung zu setzen – Länge und Stärke der Oberlippe, Größe der Zähne, Ausmaß von Torque, Intrusion oder Extrusion der Schneidezähne und vertikale Position des Oberkiefers. Bei ruhendem Gesicht sollte 1 bis 2 mm der oberen Schneidezähne zwischen den Lippen sichtbar sein. Das voll entfaltete Lächeln wird als ästhetisch betrachtet, wenn die gesamten Kronen der mittleren Schneidezähne und bis zu 1 mm der Gingiva ins Blickfeld rücken.[1] Somit ist die Kronenlänge der Frontzähne für das Erscheinungsbild sehr wichtig, auch wenn die Prämolaren und Molaren in ihrer Länge und Form zusätzlich Einfluss nehmen (Abb. 12).

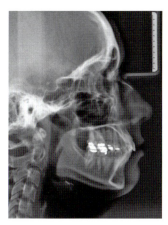
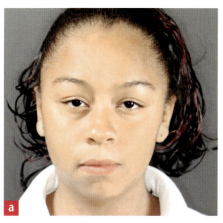

Abb. 13 Oberkieferüberbiss bei einem 29-jährigen Patienten mit fazialer Asymmetrie und Kiefergelenkproblemen.

Abb. 14a und 14b Die Oberkiefer-Okklusionsebene sollte parallel zur Bipupillarlinie verlaufen. Ein ungleichmäßiger Verlauf kann auch auf eine Kiefergelenkstörung hindeuten.

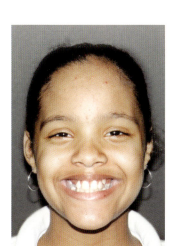

Abb. 15 Dunkle Zwischenräume in bukkalen Korridoren bedeuten, dass zwischen den Zahnbögen eine Diskrepanz besteht.

Maxilläre Okklusionsebene. Das Ziel von kieferorthopädischen Behandlungen ist eine gute Okklusion bei guter anteroposteriorer Balance der fazialen Strukturen. Beim Korrigieren seitlicher Verlagerungen des Unterkiefers müssen neben den skelettalen Abweichungen nach links und rechts stets auch die anteroposterioren Gewichtungen ausbalanciert werden (Abb. 13).

Die maxilläre Okklusionsebene sollte parallel zur Pupillenlinie verlaufen. Ein ungerader Verlauf kann auch auf eine Kiefergelenkstörung hindeuten. Einige Autoren berichten, dass die Okklusionsebene in Richtung der Unterkieferverlagerung ansteigt (Abb. 14).[9,17]

Mittelgesicht in der Transversalebene. Dunkle Zwischenräume in bukkalen Korridoren bedeuten, dass zwischen den Zahnbögen eine Diskrepanz besteht (Abb. 15). Der mesiobukkale Höcker des ersten oberen Molars sollte den prominentesten Zahn beim Lächeln darstellen. Die Mittellinien der oberen und unteren Zahnreihe sollten möglichst genau der fazialen Mittellinie entsprechen.

Augen und Orbitalregion. Die Augen sind als faziales Merkmal so wichtig, dass sie andere Bestandteile des Gesichts zuweilen dominieren. Ihre Größe und Balance ist im Verhältnis zu anderen anatomischen Strukturen wie auch im direkten Vergleich (d. h. ob etwa beide Augen auf gleicher Höhe liegen) zu beurteilen. Bei der klinischen Beurteilung ebenfalls zu berücksichtigen sind die (1) spezifische Form (z. B. rund, oval, schmal) der Augen, (2) Größe der inneren und äußeren Augenwinkel, (3) Prominenz der Augäpfel und (4) allgemeine Position der Augen (Abb. 16).

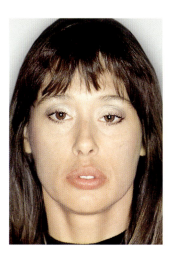

Abb. 16 Bei der Beurteilung der Augen ist zu berücksichtigen: Größe relativ zu anderen anatomischen Strukturen, Form und Position, innere und äußere Augenwinkel, Prominenz der Augäpfel, Balance zueinander.

Zur fazialen Beurteilung unterteilt man ein Fotoporträt in vertikale Fünftel, wobei der Interkanthalabstand das mittlere Fünftel darstellt (Abb. 17). Auf dieser Grundlage wird je nach Lage der mittleren Vertikalen der individuelle Augentyp bestimmt:
- weiter Augenstand: offen-jugendliche Ausstrahlung
- enger Augenstand: tendenziell dramatische oder erotische Ausstrahlung
- normaler Augenstand: Interkanthalabstand 30 bis 35 mm

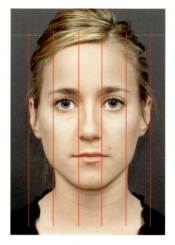

Abb. 17 Zur fazialen Beurteilung unterteilt man ein Fotoporträt in vertikale Fünftel, wobei der Abstand zwischen den Augeninnenwinkeln (Interkanthal) das mittlere Fünftel darstellt.

Die optimale Lage der Augenbrauen variiert je nach Geschlecht. Beim Mann liegen sie am supraorbitalen Rand und sind eher flach. Bei der Frau liegen die Brauen leicht über dem Rand und bilden auf dem Niveau des äußeren seitlichen Lingus (sklerokorneal) einen stärkeren Bogen. Die Braue sollte medial an einer vertikalen Linie (durch die Flügelrille und den medialen Augenwinkel) ihren Ausgang nehmen. Dann sollte sie zur Seite hin verlaufen und entlang einer schrägen Linie (vom Nasenflügel durch den distalen Augenwinkel) auf etwa gleicher Höhe wie an der medialen Seite wieder enden.

Die Augenlider können zu ausgeprägt oder normal oder zu tief sein. Oberes und unteres Augenlid sollten zur Bestimmung von Form und Elastizität sorgfältig (visuell und manuell) untersucht werden. Unterteilt man das Augenlid in drei vertikale Drittel, sollte der höchste Punkt des oberen Lidrands am Übergang zwischen mittlerem und medialem Drittel liegen. Der tiefste Punkt des unteren Lids sollte zwischen dem mittleren und distalen Drittel liegen. Das obere Lid sollte 2 bis 3 mm der oberen Iris bedecken, während der untere Lidrand normalerweise an die die untere Iris heranreicht.

Größe und Symmetrie der Nase. Die Nase prägt das Gesicht wie keine andere anatomische Struktur – wegen ihrer Prominenz und ihrer wesentlichen Rolle für die faziale Symmetrie. Sie hängt eng zusammen mit dem Aussehen insgesamt, aber auch mit familiärer Vererbung und ethnischer Zugehörigkeit sowie mit der Ausstrahlung von Persönlichkeit und Stärke. Kieferorthopädische Diagnosen und Behandlungen müssen die Nase berücksichtigen, da Veränderungen an der Nase das Erscheinungsbild bedeutend aufwerten können. In einem ästhetischen Gesicht entspricht das Verhältnis zwischen Nasenbreite und Mundbreite dem goldenen Schnitt (1 : 1,618).

Die innere Form der Nase kann zu Atemproblemen führen. Viele Nasen mit inneren Abweichungen zeigen auch äußere Abweichungen oder haben einen Höcker am Nasenrücken. Zur Korrektur von äußeren Nasendeformitäten kann eine Verbesserung der Nasenbasis erforderlich sein. Diese fungiert wie ein Zeltdach, wobei die Haut als Zeltplane über die Hauptkonstruktion gespannt ist. Eine Erweiterung des Gaumens beeinflusst ebenfalls bedeutend die Nasenform und kann die Atmung verbessern.

Die Nase sollte auf dorsale Deformitäten und angemessene Breite beurteilt werden. Wieder lässt sich durch Unterteilen des Gesichts in vertikale Fünftel feststellen, ob die untere Nasenbreite in ästhetischer Hinsicht vertretbar ist (siehe Abb. 17). Bei Patienten mit weißer Hautfarbe sollte der Abstand zwischen den Flügelfalten einer Augenbreite (einem Fünftel) entsprechen. Bei Personen mit asiatischen oder afrikanischen Wurzeln sind auch breitere Nasen akzeptabel. Die Länge der Nase misst man von N bis Spitze (Pronasale oder Pn), und die Breite der Flügelbasis beträgt rund 70 % der Nasenlänge.

Ober- und Unterlippe. Die Position der Lippen relativ zu Nase und Kinn wurde bereits an anderer Stelle erörtert. Auch muss man sich stets vor Augen führen, dass die umliegenden fazialen Strukturen wie auch die Zähne das Erscheinungsbild der Lippen beeinflussen. Weitere Faktoren zur klinischen Beurteilung der Lippen umfassen die Dimension der Breite, den interlabialen Spalt und die Sichtbarkeit der Schneidezähne beim Lächeln. Die oralen Kommissuren sollten vertikale Linien berühren, die vom medialen Rand der jeweiligen Iris gezogen werden. Die Unterlippe sollte etwas voller sein als die Oberlippe. Wenn sich die Zähne bei entspannten Lippen in Okklusion befinden, sollte der interlabiale Spalt und somit die Sichtbarkeit der Schneidezähne maximal 3 mm betragen. Beim Lächeln sollte keine Gingiva und von den Kronen der oberen Schneidezähne sollten maximal zwei Drittel ins Blickfeld rücken.

Eingriffe zum Liften der Oberlippe zielen auf ein korrektes Ausmaß an Zahnexposition und ein jugendlicheres Verhältnis zwischen Lippenrot und Lippengesamthöhe. In einer Studie wurden bei 55 attraktiven Männern und Frauen labioorale Messungen durchgeführt. Die durchschnittliche Lippenrothöhe (VS–USt) betrug bei den Männern 8,4 mm und bei den Frauen 8,9 mm, die durchschnittliche Höhe der Oberlippe (Sn–USt) 22 mm bei den Männern und 20 mm bei den Frauen.[37] Eine weitere Studie an jungen weißen Erwachsen offenbarte, dass die Lippenrothöhe der Oberlippe 83 bis 85 % vom Wert der Unterlippe betrug.[14]

Wie viel Lippengewebe genau reseziert wird, ist abhängig von der Zahnhöhe und der aktuellen Höhe des Oberkiefers. Stärkere Resektionen benötigen Patienten, die in der Jugend eine längere Oberlippe haben oder mit fortschreitendem Alter mehr an Höhe verlieren.

Hoefflin[24] zufolge sollte der Abstand von der Flügelbasis-Horizontalen zum Oberlippenrot maximal gleich groß sein wie der Abstand zwischen okulärem Supratarsal und Wimpernlinie des unteren Lids. Die Autoren halten lokale Referenzstrukturen für genauer, da der Alterungsprozess in der periokulären Zone möglicherweise anders verläuft als in der perioralen Zone. Zum Fotografieren von Patienten in natürlicher Kopfposition sind folgende Punkte zu beachten:

1. Bitten Sie den Patienten, mit gespreizten Füßen und gleichmäßig verteiltem Gewicht im Stehen oder im Sitzen eine bequeme Position einzunehmen.
2. Weisen Sie den Patienten an, geradeaus in einen Spiegel zu blicken.
3. Führen Sie die Lippen des Patienten in Ruhestellung (interlabialer Spalt bei entspannter Kiefer- und Nackenmuskulatur).
4. Platzieren Sie vor dem Weichgewebeprofil des Patienten einen Indikator für die echte Vertikale.
5. Fotografieren Sie den Biss in zentrischer Okklusion. Sollte eine große Diskrepanz herrschen, machen Sie zwei Fotos: Eines soll den Biss in zentrischer Okklusion zeigen, das andere den Biss in zentrischer Relation.

Beurteilung der Seitenansicht

Die Sn-Vertikale wird mit dem Patienten in natürlicher Kopfposition aus der echten Horizontalen konstruiert und ermöglicht eine gute Beurteilung der anteroposterioren Kontur des Weichgewebeprofils.[24] Zur Dokumentation dient ein Profilfoto oder eine Fernröntgenseitenaufnahme. Diese Methode sollte zur Beurteilung, Diagnose und Planung von kieferorthopädischen und kieferchirurgischen Behandlungen angewendet werden.

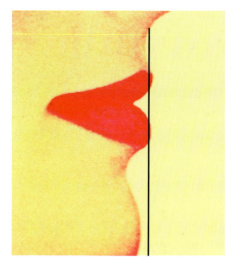 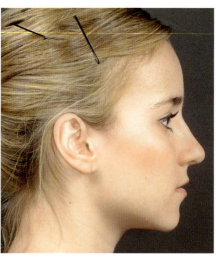 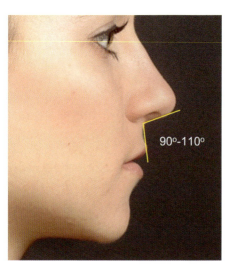

Abb. 18 Die Sn-Vertikale, registriert bei natürlicher Kopfhaltung, dient zur Bestimmung der anteroposterioren Position der hervorragenden Weichgewebepunkte, in denen sich die sagittale Position der darunter liegenden skelettalen und dentalen Strukturen offenbart.

Abb. 19 Voraussetzung für ein ästhetisches Profil sind balancierte Verhältnisse zwischen Nase, Lippen und Kinn.

Abb. 20 Aus der Profilansicht lassen sich Nase (Vorsprung, Rotation, Länge) sowie Nasofrontal-, Nasofazial- und Nasolabialwinkel eingehender beurteilen.

Zwecks Diagnose bestimmt man nun anhand der Sn-Vertikalen die anteroposteriore Position der essenziellen Weichgewebepunkte, in denen sich die sagittale Position der darunterliegenden skelettalen und dentalen Strukturen offenbart (Abb. 18). Auf diese Weise können sich Diskrepanzen wie eine Protrusion oder Retrusion des Ober- oder Unterkiefers (oder auch kombinierte Formen) zeigen.[22,41]

Kieferorthopäden mit guter Kenntnis der Weichgewebereaktionen auf Zahnbewegungen können auch die Vertikalebene in ein vorgesehenes Behandlungsziel integrieren. Im Gegensatz zu anderen sagittalen Methoden ist dieses Verfahren auf Basis der Sn-Vertikalen nicht von der Position des Kinns abhängig.

Faziales Profil. Die Analyse des Gesichtsprofils widmet sich in erster Linie der Beziehung zwischen Nase, Oberlippe, Unterlippe und Kinn.[35] Diese Strukturen sind bestimmend für die Gesamtharmonie der fazialen Seitenansicht (Abb. 19). Das Profil kann gerade, konkav oder konvex sein. Mögliche Ursachen für ein konvexes Profil wären labiale Protrusion oder ein mangelhaft ausgeprägter Kinnvorsprung.

Nase. Eine relativ große Nase kann den Eindruck vermitteln, dass der Mund zurückweicht und ein konvexes Profil vorliegt. Eine „Stupsnase" führt zu einem prominenteren Nasolabialwinkel.[38] Aus der Profilansicht erfolgt eine Beurteilung der Nase (Vorsprung, Rotation, Länge) sowie des Nasofrontal-, Nasofazial- und Nasolabialwinkels (Abb. 20). Den Nasofrontalwinkel bildet man, ausgehend vom Punkt N, durch Linienführungen zur Glabella (Gl) und Nasenspitze (Pn). Der so beschriebene Winkel beträgt im Idealfall 120 bis 135°. Wichtig ist auch die Lage des Scheitelpunkts (N), da ein höherer Scheitelpunkt eine längere, ein tieferer Scheitelpunkt hingegen eine kürzere Nase bedeutet. Gewöhnlich liegt er mit dem oberen Augenrand auf einer vertikalen Ebene.

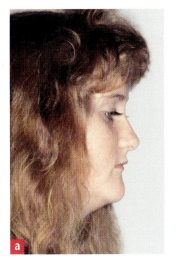
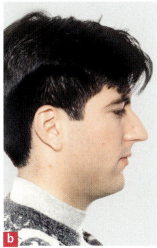

Abb. 21a und 21b Der Nasolabialwinkel beträgt im Regelfall 90 bis 110°.

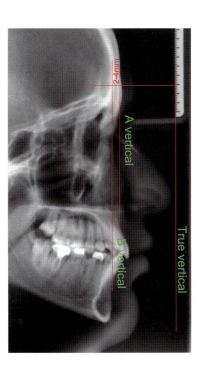

Abb. 22 Lineare maxillomandibuläre Messungen sowie Weichgewebemessungen vom unteren Gesichtsabschnitt haben eine Referenzebene (echte Vertikale) als Ausgangspunkt, die senkrecht zur echten Horizontalen durch den Punkt Sn konstruiert wird. Diese vertikale Referenzlinie hat von allen intra- und extrakranialen Beurteilungsmethoden die kleinste Standardabweichung.

Eine weitere Methode ist der Nasofazialwinkel, gebildet von einer Linie entlang dem Nasenrücken, die eine andere Linie von Gl zu Pg (Pogonion) kreuzt. Optimal ist ein Nasofazialwinkel von 36°. Länge, Höhe und Vorsprung der Nase kann man auch gleichzeitig untersuchen, indem man ein rechtwinkliges Dreieck zwischen Flügelrille sowie PN und N zieht. Die Seiten dieses Dreiecks zeigen dann Vorsprung/Höhe/Länge im Verhältnis 3:4:5.

Nasolabialwinkel. Der Nasolabialwinkel ergibt sich aus Linien entlang der Columella und Oberlippe mit Kreuzungspunkt Sn. Er beträgt im Schnitt 90 bis 110° (Abb. 21). Über diesen Winkel lässt sich die Rotation der Nasenspitze (Lobulus) ermitteln. Bei Frauen können 100 bis 120° als optimal gelten, bei Männern sind es 90 bis 105°. Da dentale oder skelettale Fehlbildungen des Oberkiefers diesen Wert beeinflussen, ist der Nasolabialwinkel ein geeigneter Referenzpunkt zur Planung notwendiger Korrekturen.[36]

Eine einfache, aber vielfach ungenaue Methode zur Bestimmung des Vorsprungs der Nasenspitze ist der Vergleich zwischen Nasolabialwinkel und Sn-VS. Beide Werte sollten ungefähr gleich groß sein. Ungenau ist diese Methode deshalb, weil die Länge der Oberlippe sehr verschieden sein kann. Flügel und Lobulus sollten die gleiche Länge haben, und es sollten 2 bis 4 mm Columella zu sehen sein. Von unten betrachtet sollte die Nase die Form eines gleichseitigen Dreiecks und die Columella ungefähr die doppelte Länge des Lobulus haben. Der Lobulus sollte zu 75 % die Breite der Flügelbasis haben und die Nasenöffnungen ein annähernd birnenförmiges Erscheinungsbild aufweisen.

Ober- und Unterkiefer. Die sagittale Lage beider Kiefer beurteilt man in natürlicher Kopfposition. Die Beziehung zwischen Unterkiefer und Oberkiefer wird beurteilt, indem man den Unterkiefer rund 2 bis 4 mm nach hinten führt (Abb. 22).

Lippenkontur. Zur Beurteilung der anteroposterioren Lage von Strukturen unterhalb der Nase (z. B. Oberlippe, Unterlippe, Lippenkinnfurche oder Pg) führt man lineare Messungen durch. Diese haben allesamt eine Referenzebene (echte Vertikale) als Ausgangspunkt, die senkrecht zur echten Horizontalen durch den Punkt Sn konstruiert wird. Diese Linie hat von allen intra- und extrakranialen Beurteilungsmethoden die kleinste Standardabweichung.[27]

Oberlippe: Die Oberlippe ragt 3 bis 5 mm über die Sn-Vertikale nach vorn hinaus und liegt bei Frauen im Schnitt noch 0,5 mm weiter anterior als bei Männern (Abb. 23). Dieser Befund entspricht auch früheren Publikationen, wonach die Oberlippe von Frauen eine größere natürliche Protrusion aufweist.[35]

Unterlippe: Die Unterlippe wird in der Regel primär durch die oberen Schneidezähne abgestützt. In balancierten Profilen liegt sie 2 bis 3 mm hinter der Oberlippe (siehe Abb. 23).

Lippenkinnfurche. Die Lippenkinnfurche liegt bei Männern wie auch Frauen hinter der Sn-Vertikalen. Die Position befindet sich bei Frauen 2 mm weiter anterior als bei Männern.[6]

Pogonion. Bei beiden Geschlechtern liegt das Weichteilpogonion (Pg) posterior zur Sn-Vertikalen. Bei Männern ist es 0,5 mm weiter posterior anzutreffen als bei Frauen. Der Schnitt liegt für beide Geschlechter 1 bis 5 mm hinter der Vertikalen (siehe Abb. 23).

Aus den vorangegangenen Vergleichen kann man schließen, dass Frauen allgemein etwas vollere Lippenregionen, seichtere Lippenfurchen und (relativ betrachtet) mindestens so große Kinnvorsprünge aufweisen wie Männer. Letztere Beobachtung befindet sich derzeit im Widerspruch zur klinischen Lehrmeinung. Das männliche Kinn wirkt prominenter, da die Lippen bei stärker ausgeprägter Furche weniger voll sind. Umgekehrt gilt, dass das weibliche Kinn weniger prominent wirkt, zumal die Lippen stärker vorspringen und die Lippenfurche seichter ausgeprägt ist als bei Männern.[24]

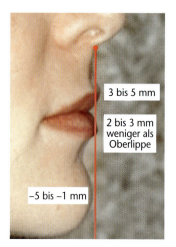

Abb. 23 Frauen haben allgemein etwas vollere Lippenregionen, seichtere Lippenfurchen und (relativ betrachtet) mindestens so große Kinnvorsprünge wie Männer. Die weibliche Oberlippe überragt die vertikale Referenzebene im Schnitt 3 bis 5 mm nach vorn. Die Unterlippe liegt 2 bis 3 mm hinter der Oberlippe und das Kinn 1 bis 5 mm hinter der Vertikalen.

Gonionwinkel. Dieser spitze Winkel befindet sich am Ansatzpunkt des M. masseter an den Kiefer. Viereckig wirkende Gesichter können durch eine Hypertrophie dieses Muskels oder aber durch Rückwärtsprojektion und seitlichen Überstand des Unterkieferwinkels entstehen.

Björk und Skieller beschrieben 1972 bei Superimposition auf Unterkiefer-Implantaten in Klasse-II/2-Fällen mit kleinem Winkel tendenziell eine beträchtliche Resorption des unteren Unterkieferrandes nahe dem Gonion (Go).[3] Theoretisch würde dies den Gonionwinkel vergrößern, aus klinischer Sicht handelt es sich aber gerade um jene Fälle, in denen der Gonionwinkel stattdessen beträchtlich reduziert ist. Warum dies so ist, bleibt ein Rätsel. Die Lektion aus dieser Erfahrung lautet, dass wir über das Wachstum des Unterkiefers noch eine Menge zu lernen haben.

Kinn-Nacken-Winkel. Der Kinn-Nacken-Winkel beträgt meist 80 bis 95°. Einfluss auf den genauen Wert nimmt die Quantität und Form des submentalen Fettgewebes. Zurückziehen des Kinns führt zum Anschwellen des submentalen Gewebes, Vorschieben zum Gegenteil. Schön anmutende Profile kennzeichnet normalerweise ein spitzer Winkel.

Schlussfolgerung Die richtige Funktion alles Lebendigen liegt in der Erhaltung von Form und Lebensqualität. Die Behandler sind heute mit der Aufgabe konfrontiert, dass die Menschen zwar länger leben als je zuvor, aber den richtigen Umgang mit den Anforderungen der Funktion noch nicht erlernt haben. Das aktuelle Verständnis von maxillofazialen Dysgnathien konzentriert sich auf die Form, die sich aber mit der Zeit ändert und Einflüssen aus der Umwelt unterliegt. Zukünftige Studien müssen sich auf die Verbesserung von frühzeitigen Behandlungsstrategien konzentrieren. Das Ziel muss darin bestehen, im Hinblick auf ein gesünderes und längeres Leben die Dynamik der Funktion wiederherzustellen und langfristig zu sichern.

Spezialisten der Kieferorthopädie, Oralchirurgie und verwandten Unterdisziplinen der Zahnheilkunde sollten mit den aktuellen Technologien wachsen und sich an die faszinierenden Veränderungen und Herausforderungen der modernen Medizin anpassen. Die Zahnheilkunde hat stets auf etablierte, aber theoretische Ziele hingearbeitet. Damit Konzepte der optimalen Ästhetik und Funktion in die Praxis umgesetzt werden können, muss die Suche nach neuen Behandlungen mit erfolgreichen Resultaten für alle Patienten weitergehen. Techniken aus anderen Teilgebieten der Medizin (z. B. die Osteodistraktion) haben auch bei der Behandlung von maxillomandibulären Disharmonien und anderen Funktionsstörungen bahnbrechende Fortschritte ermöglicht. Eine bessere Kenntnis der Einflüsse auf die kraniofaziale Ästhetik und ein Verständnis dafür, wie im Untergesicht die Form der Funktion folgt, wird zu genaueren Diagnosen und Behandlungsplänen führen, die gesunde Zähne auf Lebenszeit gewährleisten können. Solche Ziele sollten die Art der Berufsausübung ab dem ersten Tag der klinischen Ausbildung täglich mitbestimmen.

Wenn Funktionsveränderungen am dentofazialen Gefüge bei guter Okklusion und soliden Kiefergelenken mit kieferorthopädischen Mitteln innerhalb eines vernünftigen Zeitrahmens ohne ästhetische Einbußen am Gesicht erreicht werden können, erübrigt sich eine chirurgische Behandlung. Bei wachem Interesse für die Forschung und aufmerksamer Behandlungsplanung liegt die Erreichung dieses Ziels in den Möglichkeiten aller Behandler.

Literatur
1. Angle EH. Treatment of Malocclusion of the Teeth: Angle's System. Philadelphia: S.S. White Dental Manufacturing Company, 1907.
2. Barker P, Goldstein BR. Theological foundations of Kepler's astronomy. Osiris 2001;16:88–113.
3. Björk A, Skieller V. Facial development and tooth eruption. An implant study at the age of puberty. Am J Orthod 1972;62:339–383.
4. Boyer CB, Merzbach UC. A History of Mathematics, ed 2. Hoboken: John Wiley & Sons, 1991.
5. Burstone CJ. The integumental profile. Am J Orthod 1958;44:1–25.
6. Burstone C. Lip posture and its significance in treatment planning. Am J Orthod 1967 Apr;53:262–284.
7. Burstone CJ, James RB, Legan H, Murphy GA, Norton LA. Cephalometrics for orthognathic surgery. J Oral Surg 1978;36:269–277.
8. Cabrera CAG, Cabrera M. Clinical Orthodontics. Curitiba, Brazil: Editora e Produções Interativas, 2004.
9. Cole SC. Natural head position, posture, and prognathism: The Chapman Prize Essay. Br J Orthod 1988;15:227–239.
10. Da Vinci L. Leonardo on the Human Body. O'Malley CD, Saunders JB de CM (trans). New York: Dover, 1983.
11. Da Vinci L. The Notebooks of Leonardo da Vinci. Richter JP (trans). New York: Dover, 1970.
12. De Gandt F. Force and Geometry in Newton's Principia. Wilson C (trans). Princeton: Princeton University Press, 1995.
13. Echarri P. Diagnostico en Ortodoncia: Estudio Multidisciplinario. Barcelona: Quintessence, 1998.

14. Farkas LG, Katic MJ, Hreczko TA, Deutsch C, Munro IR. Anthropometric proportions in the upper lip-lower lip-chin area of the lower face in young white adults. Am J Orthod 1984;86:52–60.
15. Field JV. Kepler's Geometrical Cosmology. Chicago: Chicago University Press, 1988.
16. Foster TD, Howat AP, Naish PJ. Variation in cephalometric reference lines. Br J Orthod 1981;8:183–187.
17. Fushima K, Inui M, Sato S. Dental asymmetry in temporomandibular disorders. J Oral Rehabil 1999;26:752–756.
18. Garner LD. Soft tissue changes concurrent with orthodontic tooth movement. Am J Orthod 1974;66:367–377.
19. González-Ulloa M, Stevens E. The role of chin correction on profileplasty. Plast Reconstr Surg 1968;41:477–486.
20. Gregoret J, Tuber E, Escobar LHP, da Fonseca AM. Ortodoncia y Cirugía Ortognática: Diagnostico y Planificación, ed 2. Madrid: NM Ediciones, 2008.
21. Grimm RE. The autobiography of Leonardo Pisano. Fibonacci Quarterly 1973;11:99–104.
22. Hershey HG. Incisor tooth retraction and subsequent profile change in postadolescent female patients. Am J Orthod 1972;61:45–54.
23. Herzberg BL. Facial esthetics in relation to orthodontic treatment. Angle Orthod 1952;22:3–22.
24. Hoefflin SM. The labial ledge. Aesthet Surg J 2002;22:177–180.
25. Jacobs JD. Vertical lip changes from maxillary incisor retraction. Am J Orthod 1978;74:396–404.
26. Jacobson A. The proportionate template as a diagnostic aid. Am J Orthod 1979;75:156–172.
27. Kepler J. The Six-Cornered Snowflake. Hardie C (trans). Oxford: Clarendon Press, 1966.
28. Merrifield LL. The profile line as an aid in critically evaluating facial esthetics. Am J Orthod 1966;52:804–822.
29. Neger M. A quantitative method for the evaluation of the soft-tissue facial profile. Am J Orthod 1959;45:738–751.
30. Peck H, Peck S. A concept of facial esthetics. Angle Orthod 1970;40(4):284–318.
31. Ricketts RM. Planning treatment on the basis of the facial pattern and an estimate of its growth. Angle Orthod 1957;27:14–37.
32. Riedel RA. An analysis of dentofacial relationships. Am J Orthod 1957;43:103–119.
33. Roth RH. The Roth Functional Occlusion Approach (course syllabus). Burlingame, CA: Roth-Williams Center for Functional Occlusion, 1999.
34. Singh P. Acharya Hemachandra and the (so called) Fibonacci Numbers. Math Ed (Siwan) 1986;20:28–30.
35. Spradley FL, Jacobs JD, Crowe DP. Assessment of the anteroposterior soft-tissue contour of the lower facial third in the ideal young adult. Am J Orthod 1981;79:316–325.
36. Stoner MM. A photometric analysis of the facial profile: A method of assessing facial change induced by orthodontic treatment. Am J Orthod 1955;41:453–469.
37. Subtelny JD. The soft tissue profile, growth and treatment changes. Angle Orthod 1959;31:105–122.
38. Subtelny J. A longitudinal study of soft tissue facial structures and their profile characteristics, defined in relation to underlying skeletal structures. Am J Orthod 1959;45:481–507.
39. Tweed CH. The Frankfort-mandibular incisor angle (FMIA) in orthodontic diagnosis, treatment planning and prognosis. Angle Orthod 1954;24:121–169.
40. Wuerpel EH. On facial balance and harmony. Angle Orthod 1936;7:81–89.
41. Wylie WL. The mandibular incisor—Its role in facial esthetics. Angle Orthod 1955;25:32–41.

Adressen der Verfasser
Carlos F. Navarro, D.D.S., M.S.D.
4514 Cole Ave., Ste. 910, Dallas, Texas 75205, USA
E-Mail: drcarlosnavarro@mac.com

Jorge A. Villanueva, D.D.S.
University of Southern Nevada, College of Dental Medicine
4 Sunset Way, Building C, Henderson, Nevada 89014, USA
E-Mail: jorgevillanueva@orthos.com.mx

Georges L. S. Skinazi
Ästhetische Proportionen des Lächelns

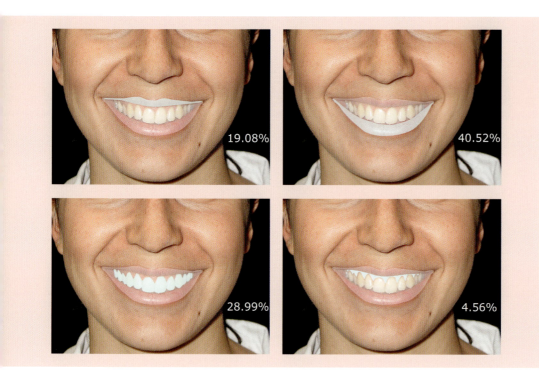

Ästhetische Proportionen des Lächelns

Georges L. S. Skinazi

Zusammenfassung

Die in diesem Beitrag vorgestellte und vom Autor entwickelte Skinazi-Lächelanalyse basiert auf Daten unterschiedlicher Populationen und umfangreichen klinischen Erfahrungen. Sie untersucht die Proportionen der Gesicht- und Weichgewebestrukturen und ihre Bedeutung für das Lächeln und kann so der Behandlungsplanung eine wichtige zusätzliche Dimension hinzufügen. Auch ermöglicht sie eine bessere Erfassung des aktuellen ästhetischen Status eines Patienten und zeigt Möglichkeiten für Verbesserungen durch die Behandlung auf. Dieser Beitrag beschreibt repräsentative Aspekte des Lächelns, die objektiv gemessen und diskutiert werden können und erläutert die Rolle dieser Messungen in der kieferorthopädischen Diagnose und Behandlungsplanung.

Indizes

Ästhetik, Gesichtsästhetik, Proportionen des Lächelns, Skinazi-Lächelanalyse

Einleitung

Objektiv gesehen ist ein Lächeln eigentlich nichts anderes als eine bestimmte Positionierung von Mund und Lippen, die durch eine mehr oder weniger intensive Muskelkontraktion erzeugt wird und zu einer gewissen Exposition der Zähne führt. Der Autor dieses Beitrags hat eine Methode zur Analyse des Lächelns entwickelt, die dem ästhetischen Urteil eine neue Perspektive hinzufügt – die Skinazi-Lächelanalyse.

Die Gesichtsanalyse eines Patienten in Ruheposition oder bei einem breiten Lächeln liefert wichtige Informationen über die Dynamik der Hart- und Weichgewebe und über die ästhetische Wahrnehmung des daraus resultierenden Gesichtsausdrucks.

In der Kieferorthopädie gibt es etablierte objektive Verfahren wie die kephalometrische Analyse und die Analyse von Studienmodellen, mit deren Hilfe die ästhetischen Parameter bei einem Patienten ermittelt und ein idealer Behandlungsplan aufgestellt werden. Eine Lächelanalyse, die die Proportionen der Gesicht- und Weichgewebestrukturen und ihre Bedeutung für das Lächeln untersucht, kann der Behandlungsplanung eine wichtige zusätzliche Dimension hinzufügen. Die Skinazi-Lächelanalyse basiert auf Daten unterschiedlicher Populationen und umfangreichen klinischen Erfahrungen. Sie ermöglicht eine bessere Erfassung des aktuellen ästhetischen Status eines Patienten und zeigt Möglichkeiten für Verbesserungen durch die Behandlung auf. Dieser Beitrag beschreibt repräsentative Aspekte des Lächelns, die objektiv gemessen und diskutiert werden können, und erläutert die Rolle dieser Messungen in der kieferorthopädischen Diagnose und Behandlungsplanung.

Elemente einer objektiven Analyse

Der erste Schritt bei der Entwicklung des Analyseverfahrens bestanden darin festzulegen, welche Komponenten der dentofazialen Anatomie berücksichtigt und wie sie vermessen werden sollen. Die proportionale Tiefe von Mund und Lippen in Ruhelage und im Profil wurden dabei einbezogen. Der Schwerpunkt liegt auf einer standardisierten Zusammenstellung von Linien, die eine viereckige, oft annähernd trapezförmige Region zwischen Nase und Kinn bilden. Die Frontalansicht des Mundes bei einem breiten Lächeln liefert weitere wichtige Informationen.

Die folgenden anatomischen Strukturen bilden die vier wichtigsten Komponenten eines Lächelns:
- Oberlippe
- Unterlippe
- Sichtbare Zähne
- Exponierte Gingiva

Der Anteil dieser Strukturen an der Gesamtfläche des Lächelns kann prozentual bestimmt werden, ebenso wie der Anteil des Lächelns an der Gesamtfläche des Gesichts.

Bei der Entwicklung der Skinazi-Lächelanalyse wurden zwei Gruppen von Probanden untersucht, die von einer aus Kieferorthopäden und Laien bestehenden Gruppe als attraktiv empfunden wurden. Bei allen Probanden lag eine Klasse-I-Okklusion vor. Die Mittelwerte aller Messungen und Proportionen bei beiden Geschlechtern (Details siehe unten) wurden als Standardwerte für die Analyse weiterer Probanden herangezogen.

Abbildungen von Gesichtern junger Männer und Frauen in Illustrierten und verschiedenen Werbeanzeigen wurden als Referenz mit den Fotos der untersuchten Patienten verglichen. Fotos in Illustrierten zeigten häufig Gesichter von „Prominenten" mit besonders attraktivem Lächeln, die den Geschmack und die Schönheitsauffassung von Patienten und Zahnärzten beeinflussen und ein Idealbild darstellen, dem Patienten manchmal unrealistischerweise nacheifern möchten. Zwar waren diese Bilder nicht nach den gleichen stringenten Auswahlkriterien wie für die Patientenpopulationen standardisiert, doch sind die „Prominenten"-Daten dennoch sehr wichtig. In der Tat wiesen die untersuchten Patienten, die als attraktiver empfunden wurden, Messwerte auf, die näher bei den „Prominenten"-Daten lagen. Ein positiver Gesichtsausdruck in einem lebhaften, ungekünstelten Gesicht eines Menschen, der als attraktiv empfunden wird, ist somit umso repräsentativer für den „idealen" Gesichtsausdruck, wie ihn Patienten gewöhnlich anstreben.

Die Analyse der gesamten Bandbreite der Bewegung von Mund und Lippen im Profil und von frontal gibt dem Behandler einen Eindruck von den vielen Möglichkeiten in diesem relativ kleinen Bereich und davon, wie sich strukturelle Änderungen bei einzelnen Patienten auswirken könnten. Im Vergleich zur zentralen Ruheposition, bei dem die Lippen dem vestibulären Anteil der Seitenzähne locker aufliegen, gibt es für die Lippen zwei Extrempositionen. Um diese eindrucksvoll darstellen zu können, wurden die Gesichter von Testpersonen bei verschiedenen Gesichtsausdrücken fotografiert (Abb. 1 bis 4).

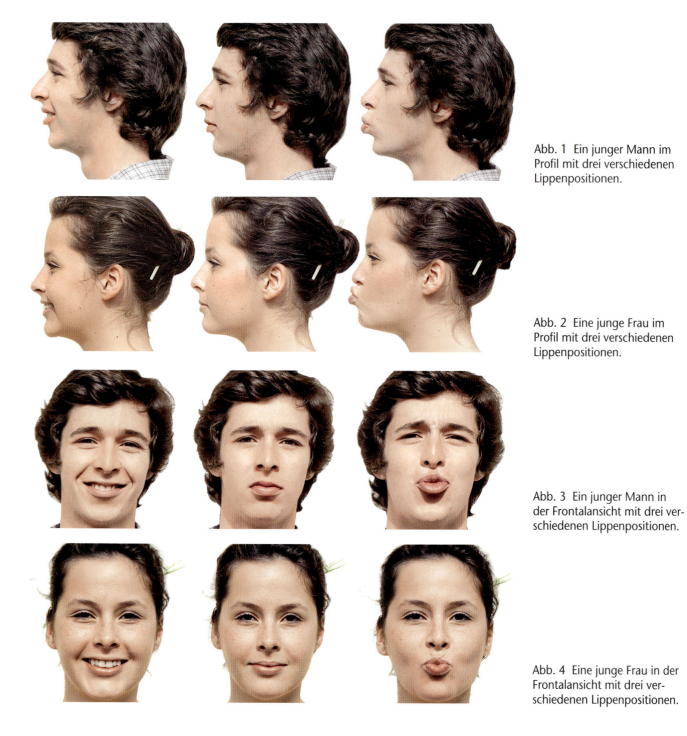

Abb. 1 Ein junger Mann im Profil mit drei verschiedenen Lippenpositionen.

Abb. 2 Eine junge Frau im Profil mit drei verschiedenen Lippenpositionen.

Abb. 3 Ein junger Mann in der Frontalansicht mit drei verschiedenen Lippenpositionen.

Abb. 4 Eine junge Frau in der Frontalansicht mit drei verschiedenen Lippenpositionen.

- Retrahiert: Starke Kontraktion in den Mundwinkeln, wie sie beim breiten Lächeln auftritt. In dieser Position sind die Lippen stärker retrahiert und ein maximaler Anteil der Zahnflächen ist sichtbar.
- Vorgeschoben: Beide Lippen werden mit voller Kraft durch die maximale Kontraktion des M. orbicularis nach vorn geschoben. Die Lippen sind vollständig geschürzt und bilden annähernd eine Kegelform.

Das Wissen um die natürliche Bandbreite des Gesichtsausdrucks bei sämtlichen Bewegungen unter den individuellen muskulären und skelettalen Voraussetzungen kann in den Behandlungsplan als Beitrag zu einer Ideallösung für die betreffende Person einfließen.

Vermessung des Lippenreliefs im Profil
Viereckfläche

Für die Analyse der Gesichtsproportionen des Patienten im Profil sollten zunächst Fotos und Röntgenaufnahmen der Gesichtsmuskulatur in Ruhe angefertigt werden. Die Weichgewebekonturen von Kopf, Gesicht und Lippen sollten im Profilröntgenbild perfekt sichtbar sein und in der Größe 1 : 1 dem Gesicht auf dem Foto entsprechen.

Nach den Umrissen im Profil kann man für jeden Patienten aus vier definierten Linien ein Viereck zeichnen (Abb. 5):

- Tangente von der Nasenspitze (Pronasale) zur Kinnspitze (Pogonion) – E-Linie nach Ricketts, ästhetische Linie
- Tangente von tiefsten Punkt des nasiolabialen Sulkus (Subnasale) zum tiefsten Punkt des labiomentalen Sulkus (Supramentale)
- Linie entlang der Nasenunterseite
- Linie entlang der Kinnoberseite

Das Viereck, das von diesen Linien gebildet wird, ist ein sehr interessanter Teil des Gesichts, denn es markiert das „Spielfeld" von Mund und Lippen zwischen Nase und Kind, die beiden wichtigsten Reliefzonen des Gesichtsprofils. Hier treten beim Lächeln und anderen Gesichtsausdrücken die meisten Änderungen auf.

Qualitative Kriterien

Um zu sehen, ob das Gesichtsprofil harmonisch ist, prüft man auf Foto und Röntgenbild, ob sich die Lippen des Patienten in Ruhestellung ganz schließen und berühren, ohne Falten zu werfen oder zu kontrahieren. Bei einem attraktiven Mund sollte die Oberlippe die E-Linie berühren oder eben dorsal davon enden. Die vorderste Kante der Unterlippe sollte sich kurz dorsal der vordersten Kante der Oberlippe befinden.

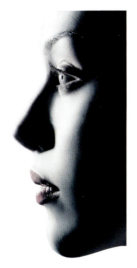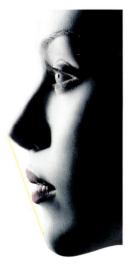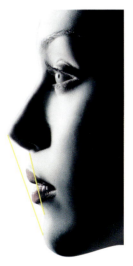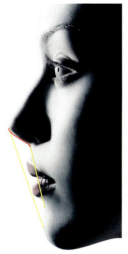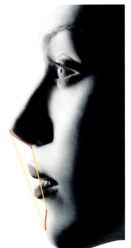

Abb. 5 Das Einzeichnen des Vierecks.

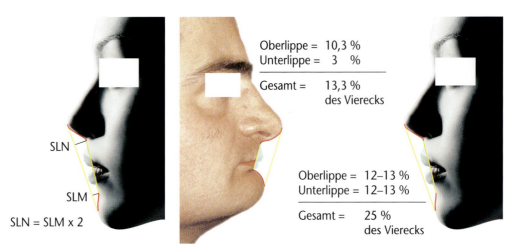

Abb. 6 Der Labiomentalsulkus (SLM: Sulcus labiomentale) macht die Hälfte des Labionasalsulkus (SLN: Sulcus labionasale) aus.

Abb. 7 Die Prozentanteile der Lippenflächen unterscheiden sich von Person zu Person.

Quantitative Kriterien

Das auf dem Foto eingezeichnete Viereck erlaubt eine quantitative Untersuchung, ob die Lippen eines Patienten innerhalb des für ein ausgewogenes Profil charakteristischen Bereichs liegen. Der Abstand zwischen dem tiefsten Punkt des Labiomentalsulkus und der ästhetischen Ebene ist dann etwa halb so groß wie der Abstand dieser Ebene vom tiefsten Punkt des Nasiolabialsulkus (Abb. 6). Die beiden Lippen sollten in Ruhestellung etwa 25 % der Viereckfläche ausfüllen. In einem ausgewogenen Profil entfallen auf die Lippe etwa 12 bis 13 % der Fläche (Abb. 7).

Um die ästhetischen Proportionen eines breiten Lächelns zu analysieren, wird das Gesicht des Patienten fotografiert und zwar (1) bei vollkommen entspannten Gesichtsmuskeln, (2) bei der Andeutung eines Lächelns, (3) bei einem normalen Lächeln und (4) bei einem breiten Lächeln (die vier Ausprägungen des Lächelns, Abb. 8). Jede dieser Ausprägungen wird in fünf Ansichten fotografiert (Abb. 9):
1. Vollprofil rechts
2. Dreiviertelprofil rechts
3. Frontalansicht
4. Dreiviertelprofil links
5. Vollprofil links

Analyse des breiten frontalen Lächelns
Ablauf

Proband und Fotograf sollten sich stets in der gleichen Position befinden; hierfür werden Markierungen auf dem Fußboden aufgezeichnet.

Anschließend wird der Umriss des gesamten Gesichts nachgezeichnet, um die vier Hauptelemente des Lächelns hervorzuheben (Oberlippe, Unterlippe, sichtbare Zähne und exponierte Gingiva). Soweit möglich, werden auch die bukkalen Korridore/ die schwarzen Dreiecke und die Zunge nachgezeichnet. Auf diese Weise kann man sämtliche sichtbaren Flächen vermessen. Mit einem Lineal manuell die Flächen der vier Hauptelemente zu bestimmen, wäre zeitraubend und fehlerträchtig; es ist ratsam, die Bilder einzuscannen oder in ein Grafikprogramm zu importieren (ACDSee Canvas 9, ACD Systems, Victoria, British Columbia, Canada), das die Flächen in Quadratmillimetern ermitteln und die prozentualen Verhältnisse bestimmen kann.

Skinazi
Ästhetische Proportionen des Lächelns

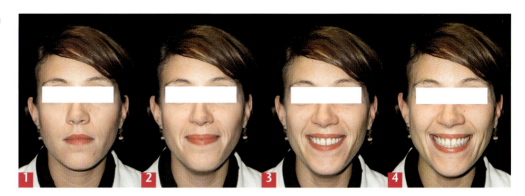

Abb. 8 Die vier Ausprägungen des Lächelns.

Abb. 9 Die fünf Ansichten.

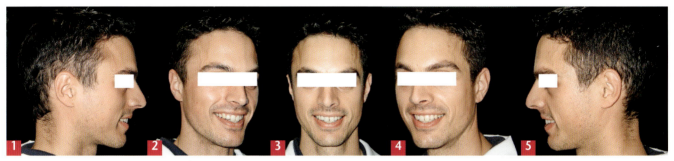

Abb. 10 Die Fläche des lächelnden Munds im Verhältnis zur Gesichtsfläche (bis zur Pupillenlinie).

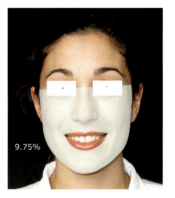

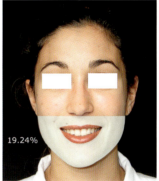

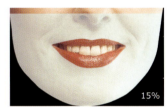

Abb. 11 Die Fläche des lächelnden Munds im Verhältnis zur unteren Gesichtsfläche (bis zum Subnasale).

Abb. 12 Die Fläche des lächelnden Munds im Verhältnis zur unteren Gesichtsfläche (bis zum Subnasale) bei „Prominenten".

Vermessen des Munds Das Flächenverhältnis von Mund zu Gesicht kann man auf zweierlei Weise bestimmen.
- Die Fläche des Munds beim breiten frontalen Lächeln im Verhältnis zur Fläche des Gesichts bis zu einer gedachten Linie horizontal durch die Pupillen; von der Fläche zwischen dieser Linie und dem Kinn wird die Fläche des Munds abgezogen. Der Durchschnittswert für den Flächenanteil des Lächelns für beide Geschlechter beträgt rund 10 % (Abb. 10).
- Die Fläche des Munds beim breiten frontalen Lächeln im Verhältnis zur Fläche des Gesichts zwischen Subnasale und Kinn. Hierbei wird die gedachte horizontale Linie durch die Nasenspitze und nicht durch die Pupillen gelegt. Der Durchschnittswert für den Flächenanteil des Lächelns in diesem Bereich für beide Geschlechter beträgt rund 19 % (Abb. 11). Für Frauen liegt der Wert ein wenig höher als für Männer und auf den Referenzfotos der „Prominenten" liegt er ein wenig niedriger (im Schnitt bei 15 %) (Abb. 12).

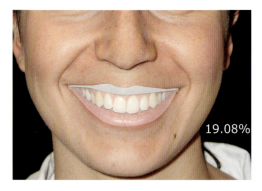
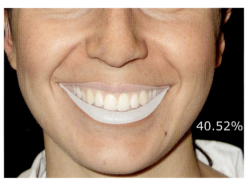

Abb. 13a Die Fläche der Oberlippe im Verhältnis zur Gesamtfläche des lächelnden Munds.

Abb. 13b Die Fläche der Unterlippe im Verhältnis zur Gesamtfläche des lächelnden Munds.

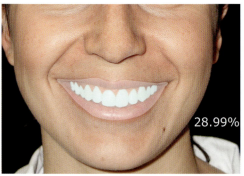
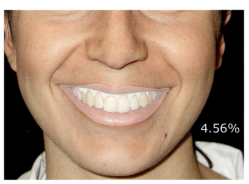

Abb. 13c Die Fläche der sichtbaren Oberkieferzähne im Verhältnis zur Gesamtfläche des lächelnden Munds.

Abb. 13d Die Fläche der exponierten Gingiva im Verhältnis zur Gesamtfläche des lächelnden Munds.

Die Oberfläche der vier Komponenten eines lächelnden Munds wird mit der Gesamtfläche des Lächelns verglichen, indem man auf einem Gesichtsbild die Umrisse der Oberlippe, der Unterlippe, der sichtbaren Zähne und der exponierten Gingiva kennzeichnet. Die durchschnittlichen Proportionen unterscheiden sich bei attraktiven „normalen" Probanden und bei attraktiven „Prominenten" (Angaben gerundet):

Die vier Komponenten des Lächelns

Attraktive „normale" Probanden
- Oberlippe. Durchschnitt für beide Geschlechter zusammen: 19 % (Abb. 13a)
- Unterlippe. Durchschnitt für beide Geschlechter zusammen: 41 % (Abb. 13b)
- Sichtbare Oberkieferzähne. Durchschnitt für beide Geschlechter zusammen: 29 % (Abb. 13c)
- Exponierte Gingiva. Durchschnitt für beide Geschlechter zusammen: 5 % (Abb. 13d)

Attraktive „Prominente"
- Oberlippe. Durchschnitt für beide Geschlechter zusammen: 23 % (Abb. 14a)
- Unterlippe. Durchschnitt für beide Geschlechter zusammen: 36 % (Abb. 14b)
- Sichtbare Oberkieferzähne. Durchschnitt für beide Geschlechter zusammen: 40 % (Abb. 14c)
- Exponierte Gingiva. Durchschnitt für beide Geschlechter zusammen: 1 % (Abb. 14d)

Bei Frauen ist der Anteil der Oberlippe etwas höher als bei Männern, der Anteil der Unterlippe und der exponierten Gingiva ist etwa gleich und der Anteil der sichtbaren Oberkieferzähne ist etwas geringer als bei Männern.

Abb. 14a Die Fläche der idealen Oberlippe im Verhältnis zur Gesamtfläche des lächelnden Munds.

Abb. 14b Die Fläche der idealen Unterlippe im Verhältnis zur Gesamtfläche des lächelnden Munds.

Abb. 14c Die Idealfläche der sichtbaren Oberkieferzähne im Verhältnis zur Gesamtfläche des lächelnden Munds.

Abb. 14d Die Idealfläche der exponierten Gingiva im Verhältnis zur Gesamtfläche des lächelnden Munds.

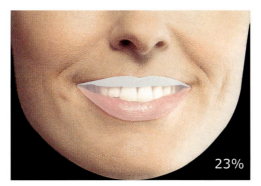
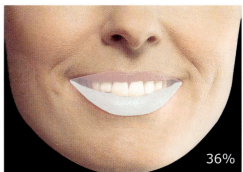
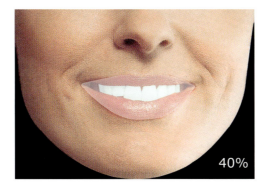
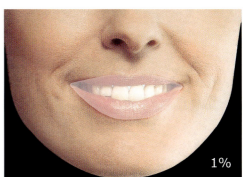

Negative Faktoren

Die vorstehende Analyse zeigt, dass das Lächeln in Frontalansicht sehr attraktiv ist, wenn drei wichtige Komponenten exponiert werden: Die Unterlippe, die Oberlippe und ein großer Teil der Oberkieferzähne. Das Zahnfleisch wird nur ganz diskret sichtbar und deutet an, dass es gesund und gut befestigt ist.

Aber es gibt auch noch andere, negative Faktoren, die für die Attraktivität des Lächelns eine Rolle spielen. Es wäre übertrieben zu sagen, dass ein einzelner dieser Faktoren die Harmonie eines Lächelns vollkommen zerstören könnte. Eher ist es so, dass jeder dieser Faktoren von einem Lächeln, das man ansonsten als attraktiv empfinden würde, leicht ablenkt. Aus diesem Grund müssen auch diese 10 negativen Faktoren quantifiziert werden, um zu ermitteln, wie sehr sie die Harmonie des Lächelns beeinträchtigen. Sind diese Faktoren und ihre Ausprägung identifiziert, so kann man sie bei der kieferorthopädischen Behandlung direkt mitberücksichtigen.

In diesem Schritt wird während eines breiten natürlichen Lächelns das gesamte Gesicht betrachtet und für alle Elemente der folgenden Liste wird ein Punktwert bestimmt. Dieser Punktwert kann von mehreren Beobachtern einzeln oder in der Gruppe konsensuell bestimmt werden. Die Punkte werden addiert, und man erhält einen „Ästhetik-Score" zwischen 0 (sehr ästhetisch) und 100 (sehr unästhetisch) (Abb. 15). Natürlich ist eine solche Bewertung subjektiv, doch gibt das Ergebnis einen Anhaltspunkt für die Herausforderung, die eine bestimmte Situation ästhetisch darstellt.

1. Die Oberkieferzähne sind unästhetisch, falsch ausgerichtet oder besitzen eine unattraktive Form, Oberflächenstruktur oder Farbe.
2. Die Gingiva ist im Oberkiefer zu stark exponiert. Die Lippen werden beim Lächeln zu hoch gezogen und geben dem Lächeln ein „pferdeartiges" Aussehen.
3. Die Unterkieferzähne sind zu stark exponiert und nehmen im Verhältnis zu den

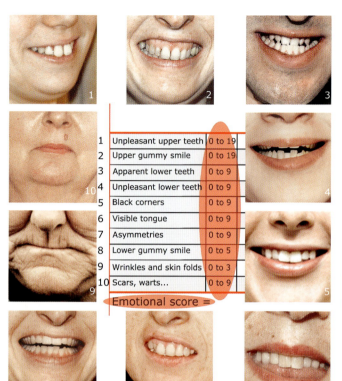

	NEGATIVE FAKTOREN	
1	Oberkieferzähne unästhetisch	0 bis 19
2	Zahnfleischlächeln im Oberkiefer	0 bis 19
3	Unterkieferzähne sichtbar	0 bis 9
4	Unterkieferzähne unästhetisch	0 bis 9
5	Schwarze Ecken	0 bis 9
6	Zunge sichtbar	0 bis 9
7	Asymmetrien	0 bis 9
8	Zahnfleischlächeln im Unterkiefer	0 bis 5
9	Falten und Hautlappen	0 bis 3
10	Narben, Warzen …	0 bis 9
	Ästhetik Score =	

Abb. 15 Die 10 negativen Faktoren und ihre möglichen Werte innerhalb des Ästhetik-Scores.

Oberkieferzähnen zu viel Platz ein. Dies tritt oft – auf natürliche Weise – bei älteren Patienten ein, wenn das Weichteiltegument nachgibt (Ptose), was durch den anhaltenden Effekt der Schwerkraft noch unterstützt wird.

4. Die Unterkieferzähne sind nicht nur sichtbar, sondern weisen außerdem Unregelmäßigkeiten oder Lücken, Plaque oder Zahnstein auf.
5. Schwarze bukkale Korridore geben den Blick auf zwei große dunkle Dreiecke frei, ein Effekt, der manchmal durch eine unsachgemäße zahnärztliche Versorgung noch verstärkt wird. Zähne erscheinen zerstört oder es sind sogar Extraktionsstellen sichtbar.
6. Eine prominente Zunge dringt in den interokklusalen Freiraum ein.
7. Ein asymmetrischer Mund zerstört die Balance der Gesichtsflächen.
8. Eine exponierte Gingiva im Unterkiefer erzeugt den Eindruck eines eingefallenen Munds.
9. Falten und Hautlappen beeinträchtigen das Lächeln.
10. Elemente wie Papillome, Narben oder Keloide behindern die Bewegung des Munds oder lenken den Betrachter anderweitig vom Lächeln ab.

Daten zu diesen negativen Faktoren wurden in allen Gruppen erhoben und es wurden die Reaktionen auf die Auswirkungen negativer Faktoren auf das Erscheinungsbild des Lächelns insgesamt berechnet. Während bei dem klassischen „Prominenten"-Lächeln keine negativen Faktoren das Lächeln störten (Ästhetik-Score 0 %), liegt ein realistischerer Score selbst bei als attraktiv empfundenen Personen bei 5 bis 7 %. Am häufigsten sieht man schwarze Dreiecke, eine protrudierte Zunge, frontale Engstände und exponierte Gingivabereiche im Unterkiefer.

Auch die Rolle der dynamischen Lippenbewegungen (M. orbicularis oris) bei Vorhandensein negativer Faktoren muss berücksichtigt werden. Beim Sprechen, Essen, Trinken, Kauen, Schlucken und bei sozialen Interaktionen aller Art vollführen Mund, Lippen und sämtliche Gesichtsmuskeln eine Vielzahl von Bewegungen.

Schlussfolgerung

Die Skinazi-Lächelanalyse soll ein hilfreiches Werkzeug für die Analyse der Ästhetik des Gesichts und des Lächelns sein. Bestimmte Daten und bestimmte Messungen und Verhältniswerte im Zusammenhang mit intermediären Gesichtsausdrücken im Zusammenhang mit Geschlecht oder bestimmten Form der Gruppenzugehörigkeit wurden in der Studie, auf denen die hier gegebenen Empfehlungen beruhen, nicht berücksichtigt; dies soll in späteren Studien nachgeholt werden. Alle untersuchten Daten waren statistisch signifikant (Standardabweichung < 0,1).

Man kann davon ausgehen, dass das Mundvolumen erhebliche Auswirkungen auf Erscheinungsbild und Ästhetik des Lächelns hat. Bei Maßnahmen im intraoralen Bereich (zum Beispiel Zahnbehandlungen) sollten stets der Mund und die Lippen, die diesen Bereich umgeben und stützen, berücksichtigt werden. Auf der Grundlage des Lächelns von „Prominenten", in denen sich das ästhetische Ideal einer Gesellschaft kristallisiert hat, kann man die optimalen Proportionen der Bestandteile des Lächelns berücksichtigen. Auf die Oberlippe sollte möglichst etwa 24 % der Fläche des Lächelns entfallen – oft mehr als das, was beim durchschnittlichen Patienten präsent ist. Auf die Unterlippe sollte etwas weniger Fläche entfallen, als dies normalerweise der Fall ist. Zwar sollte die Gingiva beim Lächeln sichtbar sein – aber nur minimal.

Wenn sich Patienten kieferorthopädisch behandeln lassen, haben sie oft Vorstellungen darüber, wie die Behandlung ihr Erscheinungsbild verbessern könnte. Sie wollen selten aussehen wie alle anderen; vielmehr sind sie oft auf der Suche nach einer verbesserten Version von sich selbst. Es ist nützlich, wenn man diesen Patienten als Vergleich zum aktuellen Befund objektivierte Durchschnittslinien und harmonische Mund- und Lächelverhältnisse zeigen kann und damit auch mehr Verständnis dafür erzielt, was sich mit einer kieferorthopädischen Behandlung erreichen ließe. Außerdem sollte man die ästhetische gesamte Erscheinung des Patienten betrachten, bevor man die Behandlungsplanung vornimmt, weil möglicherweise noch weiteres Verbesserungspotenzial besteht. Beispielsweise ist es so, dass ein Lächeln umso positiver wahrgenommen wird, je mehr dabei von den Zähnen zu sehen ist. Wenn ein Patient „mehr Zahn zeigt", ist er möglicherweise stärker daran interessiert, attraktiv zu sein und vielleicht in ästhetischen Zahnersatz zu investieren.

Wenn Behandler und Patient gemeinsam eine Synthese von Wünschen und Möglichkeiten suchen, führt dies möglicherweise zu kreativen Alternativen, die über die Grundstrukturen Mund, Zähne, Lächeln hinausgehen und zu Lösungen führen, auf die man sonst nie gekommen wäre. Durch die beschriebenen objektiven Messungen und Scores lässt sich in der Behandlungsplanung ein reeller Kompromiss zwischen Funktion und Ästhetik finden.

Literatur

1. Aboucaya WA. Le sourire dento-labial et la beauté faciale [thesis]. Paris: Université Paris VI,1973.
2. Ackerman MB. Buccal smile corridors. Am J Orthod Dentofacial Orthop 2005;127:528–529.
3. Ackerman JL, Ackerman MB, Brensinger CM, Landis JR. A morphometric analysis of the posed smile. Clin Orthod Res 1998;1:2–11.
4. Begin M, Skinazi GLS. Quelques repères pour sourire jeune. Inf Dent 2006;88:547–550.
5. Cozzani G. Giardino Della Orthodonzia Ed Martina Bologna. CSO Editore-La Spezia Anno 2000:7–10.
6. Dong JK, Jin TH, Cho HW, Oh SC. The esthetics of the smile: A review of some recent studies. Int J Prosthodont 1999;12:9–19.
7. Goldstein CE, Goldstein RE, Garber DA. Imaging in Esthetic Dentistry. Hanover Park, IL: Quintessence, 1998.
8. Heiss M. „Göttliche Proportionen" des attraktiven Gesichtes (thesis). Gießen, Germany: Justus Liebig Universität, 2002;1–5.
9. Hui Bon Hoa L. Des sourires et de leurs proportions. Mémoires CECSMO Université Paris V 2006;10–97.
10. Induni S. Profil cutané et vieillissement (thesis). Paris: Université Paris V, 1997:121.
11. Nafziger YJ. A study of patient facial expressivity in relation to orthodontic/surgical treatment. Am J Orthod Dentofacial Orthop 1994 Sep;106:227–237.
12. Julieron M. La concavité sous-nasale (thesis). Paris: Université Paris V, 1978:92.
13. Kessel SP. Smile analysis. Am J Orthod Dentofacial Orthop 2003;124(6):11A.
14. Kokich V. Esthetics and anterior tooth position: An orthodontic perspective. Part II: Vertical position. J Esthet Dent 1993;5:174–178.
15. Kokich V. Esthetics and anterior tooth position: An orthodontic perspective. Part II: Vertical position. Part III: Mediolateral relationships. J Esthet Dent 1993;5:200–207.
16. Le Beherec J. Rapports labio-dentaires: Choix d'une ligne de reference verticale: NB/ND (thesis). Paris: Université Paris V, 1981:52.
17. Matthews TG. The anatomy of a smile. J Prosthet Dent 1978;39:128–134.
18. Migault O. Contribution à l'appréciation du nez dans le profil cutané. Mémoires CECSMO. Paris: Université Paris V, 1994:5–61.
19. Miller CJ. The smile line as a guide to anterior esthetics. Dent Clin North Am 1989;33:157–164.
20. Moss JP, Linney AD, Lowey MN. The use of three-dimensional techniques in facial esthetics. Semin Orthod 1995;1:94–104.
21. Nanda RS, Ghosh J. Facial soft tissue harmony and growth in orthodontic treatment. Semin Orthod 1995;1:67–81.
22. Peck S, Peck L. Selected aspects of the art and science of facial esthetics. Semin Orthod 1995;1:105–126.
23. Peck S, Peck L, Kataja M. Some vertical lineaments of lip position. Am J Orthod Dentofacial Orthop 1992;101:519–524.
24. Peck S, Peck L, Kataja M. The gingival smile line. Angle Orthod 1992;62:91–100.
25. Philips E. The anatomy of a smile. Oral Health 1996;86(8):7–9, 11–13.
26. Philips E. The classification of smile patterns. J Can Dent Assoc 1999;65:252–254.
27. Sabri R. The eight components of a balanced smile. J Clin Orthod 2005;39:155–167.
28. Sarver DM. The importance of incisor positioning in the esthetic smile: The smile arc. Am J Orthod Dentofacial Orthop 2001;120:98–111.
29. Sarver DM. Principles of cosmetic dentistry in orthodontics. Part 1. Shape and proportionality of anterior teeth. Am J Orthod Dentofacial Orthop 2004;126:749–753.
30. Sarver DM, Ackerman MB. Dynamic smile visualization and quantification: Part 1: Evolution of the concept and dynamic records for smile capture. Am J Orthod Dentofacial Orthop 2003;124:4–12.
31. Sarver DM, Ackerman MB. Dynamic smile visualization and quantification: Part 2: Smile analysis and treatment strategies. Am J Orthod Dentofacial Orthop 2003;124:116–127.
33. Skinazi GLS. Intento de evaluacion de los labios y su mimica. Rev Esp Ortod 2005;35:179–187.
34. Skinazi GLS. Die Bewertung des Gesichtsprofils anhand impressionistischer Porträts. I.O.K. 1995;4:407–419.
35. Skinazi GL, Lindauer SJ, Isaacson RJ. Chin, nose, and lips. Normal ratios in young men and women. Am J Orthod Dentofacial Orthop 1994;106:518–523.
36. Tjan AH, Miller GD, The JG. Some esthetic factors in a smile. J Prosthet Dent 1984;51:24–28.
37. Tarantili VV, Halazonetis DJ, Spyropoulos MN. The spontaneous smile in dynamic motion. Am J Orthod Dentofacial Orthop 2005;128:8–15.
38. Wong NK, Kassim AA, Foong KW. Analysis of esthetic smiles by using computer vision techniques. Am J Orthod Dentofacial Orthop 2005;128:404–411.
39. Zachrisson BU. Esthetic factors involved in anterior tooth display and the smile: Vertical dimension. J Clin Orthod 1998;32:432–445.

Adresse des Verfassers

Georges L.S. Skinazi, D.D.S., Ph.D., Prof. HDR hon., CIEH
Universität Paris Descartes
1, rue Maurice Arnoux, Montrouge, 92120 Paris
Frankreich
E-Mail: skinaziorth@wanadoo.fr

Samuel C. Lee
Das kalifornische Lächeln

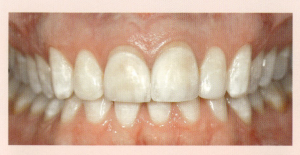
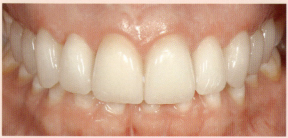
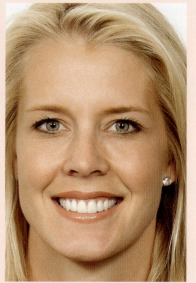

Zusammenfassung

Beim „kalifornischen Lächeln" sind die Zielvorstellungen Helligkeit und farbliche Homogenität, ohne dabei die Komplexität und die Farbtiefe der natürlichen Zähne zu ignorieren. D. h. nicht Künstlichkeit ist das Ziel, sondern natürliche Schönheit. In seiner Arbeit strebt der Autor daher nach einem „kalifornisches Lächeln", das nicht zu künstlich, aber auch nicht zu natürlich aussieht. Es soll Gesundheit und ideale Natürlichkeit ausstrahlen. Für diese Leitideen, das Streben nach idealer Schönheit, sollte das Ideal mit den individuellen Bedürfnissen des Patienten in Einklang gebracht werden. Dieses Konzept wird anhand von fünf Fallbeispielen demonstriert.

Indizes

Natürliche Ästhetik, künstliche Ästhetik, Schönheit, kalifornisches Lächeln, Veneers

Das kalifornische Lächeln

Samuel C. Lee

Einleitung

Schönheit liegt im Auge des Betrachters: Dieses alte Sprichwort ist in der Welt von heute zutreffender denn je. Fortschritte in der Kommunikation und einfacheres Reisen führen dazu, dass wir heute mit Vorstellungen von Schönheit geradezu bombardiert werden. Früher einmal hätte ein Brite mit „Textilblau" ausschließlich ein blau gefärbtes Wollmaterial assoziiert, während ein Chinese darunter ausschließlich blaue Seide verstanden hätte. Die moderne Gesellschaft jedoch liefert uns Mobilität und Medien. Auf diese Weise haben wir Zugang zu allen Typen, Stilen und Trends, die Schönheit definieren. Auch der Kapitalismus spielt eine Rolle. Denn als Verbraucher stehen uns Angebote von Schönheit zur Verfügung, zwischen denen wir uns frei entscheiden können.

Es bringt daher nichts, für Schönheit einen allgemeingültigen Maßstab definieren zu wollen. Wir müssen anerkennen, dass unsere Patienten definieren, was unter „schön" zu verstehen ist und dass wir danach trachten sollten, diese Definition in unsere Arbeit aufzunehmen. Somit tritt der Autor für eine neue Auffassung von Schönheit ein – nämlich das „kalifornische Lächeln". Es handelt sich dabei um ein verfeinertes Konzept, das natürliches Aussehen und das Streben nach Perfektion miteinander verbindet.

Nach über 20 Jahren Tätigkeit in Kalifornien versteht der Autor heute, welche Anforderungen die Menschen hier an ein schönes Lächeln stellen. Dieses Thema wurde auf seinen Reisen zum Gegenstand zahlreicher Diskussionen. Kalifornien fasziniert die Menschen. Heller Sonnenschein, Strände sowie Hollywood mit seinen Reichen und Schönen sind nur einige der Vorstellungen, die mit dem Land verbunden werden. Und natürlich die „California Girls". Durch Film und Medien ist der Stereotyp einer gewissen übertriebenen Schönheit der jungen Frauen in Kalifornien entstanden – offen gesagt einer künstlichen und wenig natürlichen Schönheit. Gängig ist etwa ein Stereotyp mit blonden Haaren, viel Make-up, ultragebräunter oder hypergebleichter Haut, großen Sonnenbrillen, kosmetisch verstärkten Körpermerkmalen (insbesondere zur Verstärkung der Bikiniwirkung) und einem blendend-strahlenden Lächeln. Mit anderen Worten: Dieses Aussehen ist unnatürlich oder gar unverhohlen künstlich. Aber sind stereotype California Girls deswegen hässlich? Keineswegs. Viele Frauen, die diesen Stereotyp verkörpern, werden in Hollywood und auf der ganzen Welt für ihre Schönheit verehrt. Manch einem mag dieses „kalifornische Aussehen" künstlich erscheinen. Für viele jedoch, den Autor eingeschlossen, handelt es sich um eine spezielle Art von Schönheit, die ihren ganz eigenen Reiz hat.

In der Kunst und ästhetischen Zahnheilkunde wird unter Künstlichkeit häufig verstanden, dass ein natürlicher Zustand aus Unvermögen nicht imitiert werden konnte. Anders ausgerückt kritisiert dieser Sprachgebrauch minderwertige Arbeiten. Künstlichkeit ist in unserer Gedankenwelt keine gültige Kategorie der Schönheit. Der Autor dagegen glaubt, dass alle Zahnärzte das kalifornische Schönheitsideal mit seinem Perfektionsstreben auch dann in ihrer Arbeit berücksichtigen können und sollen, wenn dieses bisweilen als künstlich angesehen wird.

Farbe, Homogenität und Symmetrie sind die drei häufigsten Anliegen der Patienten, die das Labor es Autors aufsuchen. Unabhängig vom Alter werden immer wieder die gleichen Fragen gestellt: Hell genug? Zu gelb? Zu dunkel? Oft kommen diese Fragen bei dem Autor auch dann noch zur Sprache, wenn sie dem Zahnarzt gegenüber nicht erwähnt wurden. Dabei ist klar, was die Patienten wünschen: helle und farblich homogene Zähne, die ein makelloses Aussehen verleihen. Und trotz der Tatsache, dass Zahnärzte leichte Unvollkommenheiten wie Rotationen als natürliches Merkmal von Zähnen betrachten, zeigen die Erfahrungen des Autors, dass die Betroffenen meist dennoch perfekt ausgerichtete Zähne wünschen.

Ein sehr wichtiger Punkt ist auch die Symmetrie. Viele Patientinnen und Patienten sind mit der Wirkung ihrer Zähne nicht nur unzufrieden, sondern klagen in dieser Hinsicht über mangelndes Selbstbewusstsein, das im Extremfall bis zu Depressionen führen kann. Nicht selten ist der Autor angesichts dieser emotionalen Themen mit weinenden Betroffenen konfrontiert. Viele von ihnen nehmen zur Lösung des Problems auch Mehrkosten bereitwillig in Kauf.

Anliegen dieser Art werden oft missverstanden als Wunsch nach übertrieben weißen, geraden und falsch aussehenden Zähnen. In Wirklichkeit wollen diese Patientinnen nur Schutz gegen dunkle, verfärbte und krumme Zähne, die ungesund oder unattraktiv wirken. Sie möchten selbstbewusst lächeln können. Sie möchten also sicher sein, dass sie dabei Gesundheit und Schönheit ausstrahlt. Dies ist für den Autor das „kalifornische Lächeln". Das Perfektionsstreben im kalifornischen Schönheitsbegriff ist ein Schutzbedürfnis gegen Unvollkommenheit. Man möchte keinen unvorteilhaften Eindruck entstehen lassen. Das „kalifornische Lächeln" hat eine helle und gesunde Ausstrahlung, frei von Spuren des Ungesunden oder Unattraktiven. Nicht nur ästhetische Ansprüche sollten dabei befriedigt werden, sondern auch die Anforderungen der Mundgesundheit und die emotionalen Bedürfnisse der Betroffenen.

Der nächste entscheidende Punkt ist unsere Vorstellung von Harmonie. Das Streben nach idealer Schönheit im „kalifornischen Lächeln" bedeutet nicht, dass wir extreme Farben und Strukturen gedankenlos akzeptieren sollten. Vielmehr müssen wir das Ideal mit den individuellen Bedürfnissen des Patienten in Einklang bringen. Die Zielvorstellung ist also Helligkeit und farbliche Homogenität, ohne dabei die Komplexität und die Farbtiefe der natürlichen Zähne zu ignorieren. Nicht Künstlichkeit ist das Ziel, sondern natürliche Schönheit, die mit dem Schönheitsideal vor Augen verfeinert werden soll. In seiner Arbeit strebt der Autor daher nach einem „kalifornisches Lächeln", das nicht zu künstlich, aber auch nicht zu natürlich aussieht. Es soll Gesundheit und ideale Natürlichkeit ausstrahlen. Diese Leitideen ruft er sich bei seiner Arbeit immer wieder in Erinnerung.

Das kalifornische Lächeln ist also ein Versuch, den Wünschen und Sehnsüchten unserer Patientinnen und Patienten gerecht zu werden. Allerdings sollten wir ihnen auch verständlich machen, dass Schönheit ihren Preis hat. Für uns Menschen ist absolute Perfektion nicht erreichbar. Abhängig von den individuellen Wünschen nach Helligkeit und Symmetrie müssen wir unsere Patienten daher über einen einfachen Zusammenhang aufklären: je weitreichender der Ehrgeiz zum Ideal, umso größer das Risiko eines künstlichen Aussehens. Jeder Versuch des Menschen, Perfektion zu erreichen, bewirkt Künstlichkeit. Dies bedeutet aber nicht, dass wir alle Versuche einer Annäherung an das Ideal unterdrücken sollen. Der Schlüssel liegt in der Ausgewogenheit zwischen dem Möglichen und dem Unmöglichen, dem Gesunden und Ungesunden, dem Künstlichen und Natürlichen.

Es ist Zeit, dass wir „Künstlichkeit" nicht mehr mit Hässlichkeit gleichsetzen, sondern als Bestandteil unserer Wahrnehmung von Schönheit akzeptieren. Wir müssen uns einer umfassenderen Vision von Schönheit öffnen. In der Zahnmedizin sollten wir Künstlichkeit nicht fürchten oder meiden. Vielmehr sollten wir Konzepte dieser Art in unsere Arbeit integrieren – bereitwillig und enthusiastisch, mit einem Quäntchen gesundem Menschenverstand und mit viel Können. Im Endeffekt ist dies ein Dienst an allen Patientinnen und Patienten, die sich nach idealer Schönheit sehnen.

Fall 1: Symmetrie

Dieser Fall handelt von einer Abiturientin mit gealterter Kompositverblendung. Unattraktive Zähne können das Selbstbewusstsein schwächen – überhaupt bei Teenagern. Diese Patientin wünschte eine Wiederherstellung der Farbverhältnisse und Zahnproportionen. Der linke mittlere Schneidezahn in der Oberkieferfront war rotiert, der rechte Eckzahn abradiert. Die meisten Zähne wiesen einen dekalzinierten Schmelz auf. Der Weg zu einem sauberen, natürlichen und farblich homogenen Erscheinungsbild konnte nur über eine Formoptimierung jedes einzelnen Zahns führen (Abb. 1 und 2).

Abbildung 3 skizziert die Ausgangssituation. Die dentalen Größenverhältnisse waren alles andere als optimal: Die mittleren Schneidezähne mussten schmaler gemacht und verkürzt, die seitlichen Schneidezähne hingegen verbreitert und verlängert werden.

Nach der Behandlung waren die mittleren Schneidezähne immer noch dominant, jedoch bei optimierten Proportionen. Die seitlichen Schneidezähne waren verlängert, der rechte Eckzahn zugespitzt. Die Lage der Schneidekanten passte zum zervikalen Linienverlauf und die Mittellinie verlief senkrecht zur Schneidekante (Abb. 4 und 5).

Über Randleisten lässt sich die optische Achse und Breite der Zähne steuern (Lichtreflexion).[1] Zwecks korrektem Verlauf der Achsenneigungen sollte die mesiale Randleiste der Schneidezähne symmetrisch zur Mittellinie verlaufen. Die Farbe Grau ist bestim-

Lee
Das kalifornische Lächeln

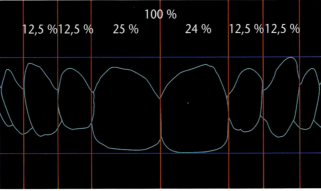

Abb. 1 und 2 Fall 1: Die Ansichten vor der Behandlung.

Abb. 3 Die Ausgangssituation in skizzierter Form. Die blauen Linien illustrieren den Verlauf der Gingiva und der Schneidekanten. Die roten Linien verdeutlichen die Breite der Zähne.

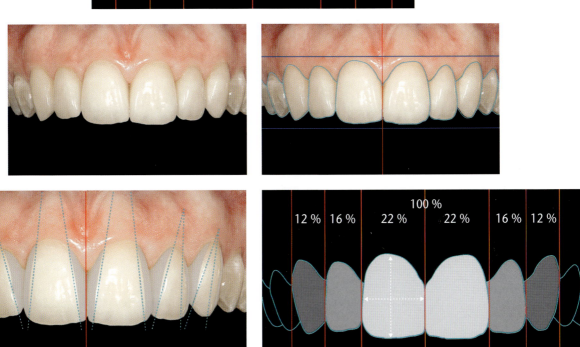

Abb. 4 bis 7 Die Wiederherstellung von symmetrischen und richtig angeordneten Randleisten.

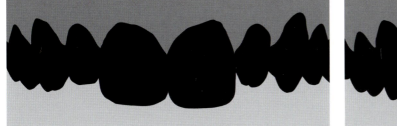
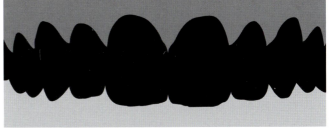

Abb. 8a und 8b Negativdarstellung zur Verdeutlichung der Formunterschiede zwischen Ausgangssituation a) und Behandlungsergebnis b).

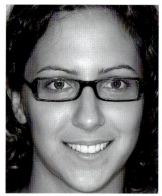
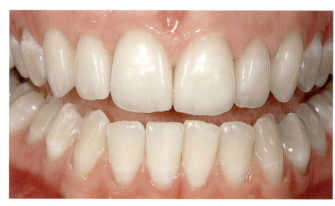

Abb. 9 bis 13 Die Situation nach der Behandlung, Symmetrie und natürlichere Farbverhältnisse sind wiederhergestellt.

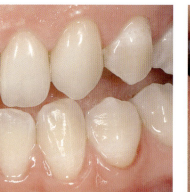
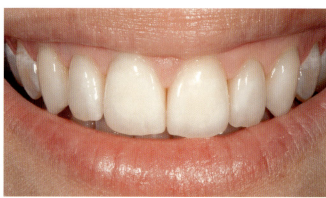

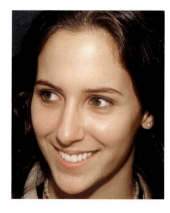
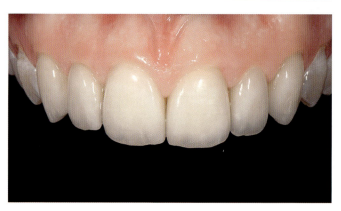

Abb. 14 *(ganz rechts)* Beim Recall nach acht Jahren zeigt die Restauration immer noch sehr gute Form- und Farbeigenschaften.

mend für die Form der Zähne (konisch, oval oder quadratisch) und zwischen den linken und rechten Schneidezähnen sollte Formsymmetrie herrschen (Abb. 6).[2,8,9,12,14]

Die folgenden Breitenverhältnisse sind optimal: mittlere Schneidezähne 22 % (± 2 %), seitliche Schneidezähne 16 % (± 2 %) und Eckzähne 12 % (± 2 %). Die Zahnbreite sollte im Idealfall 75 bis 85 % der Zahnlänge betragen.[4] Jede Zahnform sollte symmetrisch der Form des entsprechenden Zahns auf der anderen Seite gleichen (Abb. 7). Abbildung 8 illustriert eine Negativdarstellung zur fokussierten Verfeinerung von Zahnkonturen und Zahngrößen; auch zur Charakterisierung von femininen (oval) und maskulinen (quadratisch) Merkmalen ist diese Art der Darstellung hilfreich.[3]

Die Veneers waren aus der Frontalansicht symmetrisch (Abb. 9). Das Gesicht vermittelt nur dann ein balanciertes Erscheinungsbild, wenn die weißen Anteile der Augen und Zähne auf die Pupillenlinie ausgerichtet sind. Eine Beurteilung des definitiven Zahnersatzes offenbarte, dass die Dekalzinationen auf dem Schmelz beseitigt waren. Die Schneidezähne waren oben heller als unten. Die Veneers hatten somit eine natürliche Farbe (Abb. 10).

Seitlich abgerundete Kanten verleihen den seitlichen Schneidezähnen eine feminine Note. Der Eckzahn mit seiner leicht zugespitzten und abgerundeten Form wirkte passiv. Die Farbtöne verliefen wie folgt: mittlere Schneidezähne mit großer Helligkeit und weniger Sättigung; seitliche Schneidezähe mit normaler Helligkeit und normaler Sättigung; Eckzähne mit geringer Helligkeit und hoher Sättigung (Abb. 11).[7]

Der Verlauf der Schneidekanten folgte der Unterlippenlinie, und die Restauration vervollständigte die Gesichtspartien der Patientin (Abb. 12 und 13). Auch noch nach acht Jahren präsentierte sich der Zahnersatz in Form wie Farbe eindrucksvoll intakt (Abb. 14).

Fall 2: Harmonie und Ausgewogenheit

Dieser Fall handelt von einer Fitnesstrainerin mittleren Alters aus Beverly Hills. Die Patientin hatte kurze Schneidezähne, die eine reverse, also umgekehrte Lächellinie beschrieben. Der linke Eckzahn war bukkal geneigt. Die mittleren Schneidezähne waren dunkel, die Schneidekanten ungleichmäßig. Hinzu kamen eine zervikale Verfärbung des linken seitlichen Schneidezahns und stark abradierte Eckzahnspitzen (Abb. 15 und 16). Die Patientin wünschte eine Verschönerung ihres Lächelns. Sie wünschte sich ein natürlicheres, ihrem Alter besser entsprechendes Aussehen.

Die Zähne wurden im Hinblick auf die additive Behandlung schonend präpariert. Die Präparationsgrenzen für die Veneers lagen am Gingivalsaum. Lediglich am rechten seitlichen Schneidezahn wurde ein subgingivaler Rand vorgesehen, um die Verfärbung zu maskieren (Abb. 17).

Die Veneers waren 0,6 mm stark. Sie umfassten unterschiedliche Transluzenzen für unterschiedlichste Farbwirkungen und -tiefen (Abb. 18). Die Ränder hatten einen deutlichen „Kontaktlinseneffekt", damit sich der Bereich homogen einfügen konnte. Der linke seitliche Schneidezahn wurde maskiert, um die Verfärbung auf der Präparation zu verdecken.

Zur Farbangleichung der Veneers wurden diverse Try-in Gels (Einprobepasten) verwendet. Abbildung 19 zeigt die unterschiedlichen Helligkeiten der Veneers auf den mittleren Schneidezähnen mit zwei verschiedenen Gels. Die Homogenisierungstechnik des Zahnarztes beeinflusst das Endresultat. Der rechte mittlere Schneidezahn mit dem transluzenten Gel entsprach mit seiner geringen Helligkeit den umliegenden Zähnen und kam daher nicht zum Einsatz. Ausgewählt wurde vielmehr das opake Gel auf dem linken mittleren Schneidezahn, das den Zahn heller aussehen ließ als den Antagonisten.

In Okklusion war die Transparenz der Schneidekanten deutlich zu sehen (Abb. 20).[16] An den zervikalen Rändern war keine abrupte Übergangslinie sichtbar. Die Verfärbung am zervikalen Rand des linken seitlichen Schneidezahns war erfolgreich maskiert. Die Veneers waren so ausgeführt, dass sie für eine Frau mittleren Alters natürlicher waren. Auch eine natürliche Lachlinie war wieder vorhanden. Die Transluzenz an den Schneidekanten verlieh den Lippen ein natürliches Aussehen. Die Farbe der Veneers passte zu Gesicht, Alter und Beruf (Abb. 21 bis 27).[15]

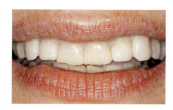
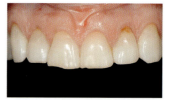

Abb. 15 und 16 Fall 2: Die Ausgangssituation.

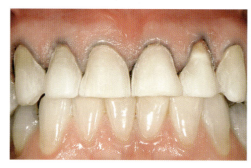
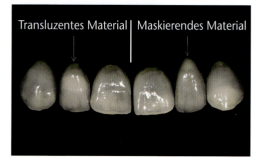

Abb. 17 Die Zähne nach schonender Präparation.

Abb. 18 Die Anwendung von Pressveneers in Schichttechnik.

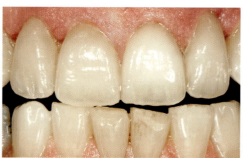
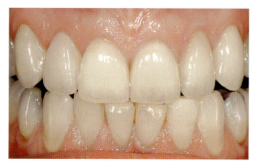

Abb. 19 Diverse Try-in Gels zur Farbangleichung der Veneers wurden ausprobiert.

Abb. 20 Transluzente Schneidekanten sind für die Angleichung der oberen an die unteren Zähne notwendig.

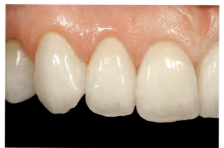
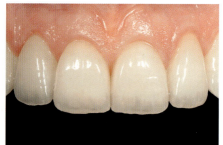
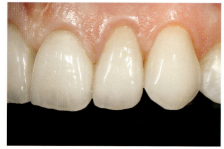

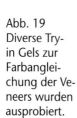
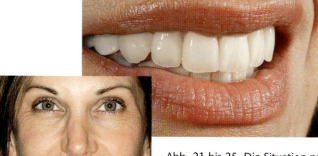
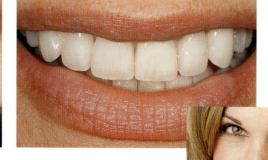

Abb. 21 bis 25 Die Situation nach der Behandlung.

Abb. 26 und 27 Porträtaufnahmen vor und nach der Behandlung (links und rechts). Das Aussehen der Patientin konnte stark verbessert werden.

Lee
Das kalifornische Lächeln

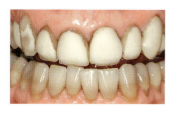

Abb. 28 Fall 3: Die Ausgangssituation.

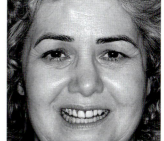 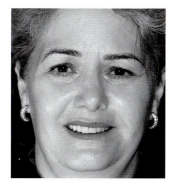

Abb. 29a und 29b *(rechts)* und 30a und 30b *(unten)* Diese Schwarzweißporträts vor und nach der Behandlung illustrieren die hohe Bedeutung von korrekt ausgerichteten und homogenisierten Zähnen.

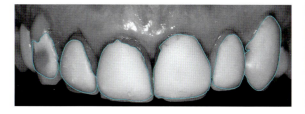 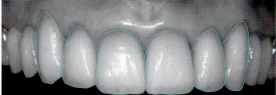

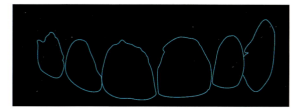 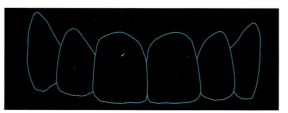

Abb. 31a und 31b Skizzierte Situationsdarstellung vor und nach der Behandlung zur Illustration der durchgeführten Formveränderungen.

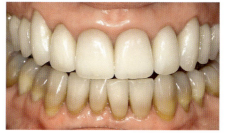 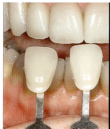 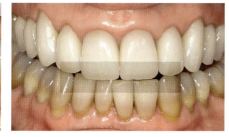

Abb. 32 Die Situation nach der Behandlung. An den zervikalen Rändern waren immer noch sichtbare Verfärbungen.

Abb. 33 Farbangleichung zwischen der oberen und unteren Zahnreihe.

Abb. 34 Bei großen Farbunterschieden zwischen der oberen und unteren Zahnreihe ist die Gestaltung der Übergangszone besonders wichtig.

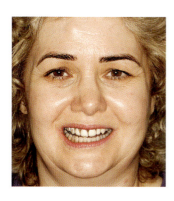 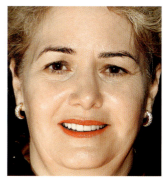

Abb. 35 und 36 Porträtaufnahmen vor und nach der Behandlung (links und rechts). Die Situation hatte sich enorm verbessert.

Fall 3: Homogenität

Diese Patientin trug alte Veneers aus Komposit. Sie schämte sich ihres Lächelns und bat um Veneers zur Aufhellung des Erscheinungsbildes. An der unteren Zahnreihe wünschte sie keine Veränderungen (Abb. 28).

Schwarzweißfotos machen die Bedeutung von korrekt angeglichenen und homogenisierten Zähnen deutlich (Abb. 29 und 30). Bestimmend für die Form der Zähne waren die hellen Bereiche der Veneers. Abbildung 31 illustriert die Form der schlecht ausgerichteten Frontzähne. Zwischen den alten Kompositveneers und den verfärbten Zähnen darunter herrschte ein eklatanter Kontrast. Zahntechniker müssen imstande sein, die Form von Zähnen über vier Faktoren zu steuern: Helligkeit (Weiß/Schwarz), Sättigung (Intensität), Erhöhung (Lichtreflexion) und Vertiefung (Schatten).[13]

Nach der Behandlung waren Veneers und untere Zahnreihe vernünftig homogenisiert. Die Veneers hatten eine Gesamtstärke von 1,0 bis 1,5 mm. Auch wenn dies für Veneers keine unbeträchtliche Stärke ist, zeigten die zervikalen Ränder immer noch eine gräulichgelbe Restverfärbung. Den Gelbton kann man noch mit Komplementärfarben ausgleichen. Die graue Farbe jedoch lässt sich nicht vollständig maskieren (Abb. 32).

Zwischen der Farbe der Veneers (1M1 und 2M1, Farbring Vita 3D, Vita Zahnfabrik, Bad Säckingen) und der Farbe der unteren Zähne (5M1) bestand ein großer Unterschied (Abb. 33). Homogenität muss nicht nur von einer Seite zur anderen, sondern auch von oben nach unten geschaffen werden. Wichtig beim Homogenisieren großer Farbunterschiede ist, dass man besonderes Augenmerk auf die Übergangszone legt. Durch Angleichen der Transluzenz an den Schneidekanten lassen sich die unterschiedlichen Farben miteinander verknüpfen (Abb. 34).

Das Lächeln der Patientin war nach der Behandlung enorm verändert. Im vorliegenden Fall tendierten die ästhetischen Wünsche mehr zum Ideal als zur Natürlichkeit (Abb. 35 und 36).

Fall 4: berechenbare Ästhetik

Diese junge Dentalassistentin war unzufrieden mit der Symmetrie ihrer Gingiva und den fleckigen Verfärbungen auf den Zähnen. Ferner mussten die bukkalen Korridore verbreitert werden. Der ästhetische Behandlungsplan sah einen parodontalchirurgischen Eingriff zur Kronenverlängerung und die Behebung des leichten „Zahnfleischlächelns" vor (Abb. 37).[6]

Acht Wochen nach erfolgreicher Durchführung des parodontalchirurgischen Eingriffs wurde als Vorbereitung auf die Veneers der Gingivalsaum ausgerichtet (Abb. 38).

Besser berechenbar wird das ästhetische Resultat über ein Wax-up. Außerdem können die Patienten so den Behandlungsplan beurteilen und eventuelle Änderungswünsche äußern. Diese Patientin war mit der Wax-up zufrieden (Abb. 39).[11,17]

Die definitiven Veneers hatten ein einwandfreies und farblich homogenes Erscheinungsbild. Gingivalsaum und Zahnproportionen waren erfolgreich optimiert. Zwischen Wax-up und definitiven Veneers war kein Unterschied zu erkennen. Der breitere bukkale Korridor zur Behebung des Zahnfleischlächelns bewirkte ein volleres Lächeln (Abb. 40 bis 44).

Fall 5: Gesundheit und Schönheit

Eine junge Frau aus der Musikbranche war unzufrieden mit den Veneers auf ihren oberen mittleren Schneidezähnen, die sie im Jahr zuvor bei einem anderen Zahnarzt hatte anfertigen lassen. Nun wünschte sie Veneers mit einem natürlicheren Erscheinungsbild. Die bestehenden Veneers waren aufgrund ihrer eindimensionalen weißen Farbe und großen quadratischen Form nicht optimal (Abb. 45).

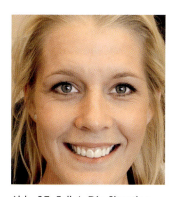
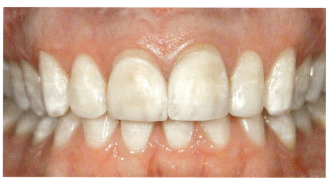
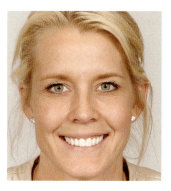

Abb. 37 Fall 4: Die Situation vor der Behandlung.

Abb. 38 Die Okklusion acht Wochen nach dem parodontalchirurgischen Eingriff.

Abb. 39 Durch ein diagnostisches Wax-up konnte die geplante Versorgung im Vorfeld überprüft werden.

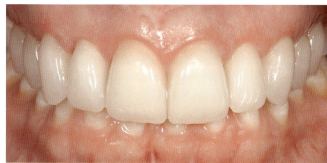
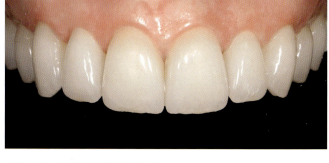
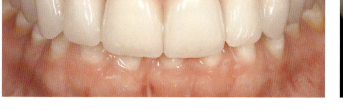
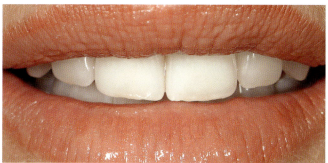

Abb. 40 bis 44 Das Endresultat.

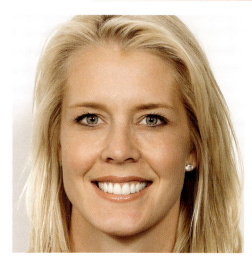
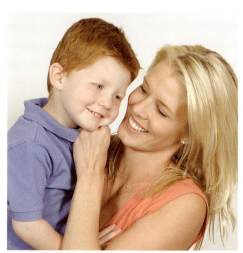

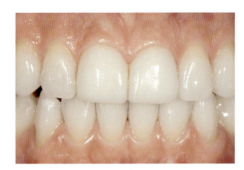
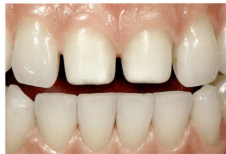

Abb. 45 Fall 5: Die Ausgangssituation.

Abb. 46 Die präparierten Zähne.

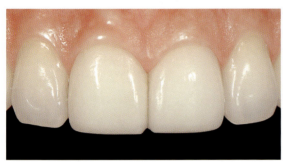
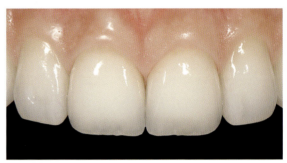

Abb. 47 und 48 Die Oberkieferfront vor und nach der Behandlung (links und rechts). Die Unterschiede in Farbe und Transluzenz sind deutlich zu sehen.

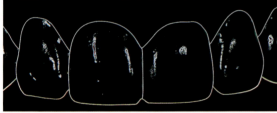
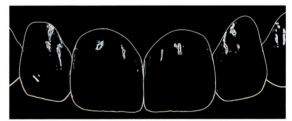

Abb. 49a und 49b Die skizzierte Situationsdarstellung vor und nach der Behandlung. Die definitiven Zahnformen sind geschwungener und wirken dadurch natürlicher.

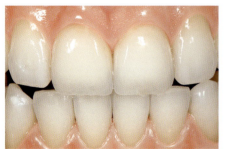
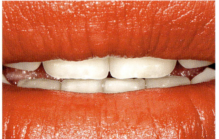
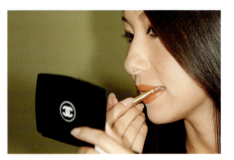

Abb. 50 bis 54 Die Abschlusssituation.

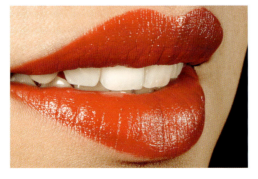
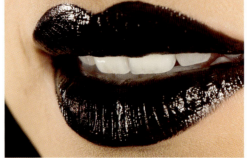

Die Farbe der Präparationen passte gut zu den Nachbarzähnen (Abb. 46). Die neuen Veneers erforderten größere Helligkeit in der mittleren Schmelzregion und größere Transluzenz an den Schneidekanten. Drei Wochen nach Abschluss der häuslichen Bleichbehandlung erfolgten Zahnpräparation und Farbnahme. Nach dem Bleichen war die Farbe der Zähne heller als 0M2.

Abbildungen 47 und 48 zeigen die oberen Schneidezähne der Patientin vor und nach der Behandlung. Sie illustrieren die bessere Helligkeit und Transluzenz in den zervikalen, mittleren und inzisalen Zahndritteln gegenüber dem eindimensionalen Weißton und opaken Aussehen vor der Behandlung.[10] Zur natürlicheren Aufhellung ist wichtig, dass effektiv die Helligkeit erhöht und nicht bloß weiße Farbe zugesetzt wird. Mit ihren distal abgerundeten Schneidekanten haben die Veneers außerdem eine femininere Ausstrahlung.

Das Problem mit den alten Veneers lag vor allem in zu langen interdentalen Kontaktflächen und zu geraden Umrissen, wodurch sie ein künstliches Aussehen bekamen. Für eine natürlichere Wirkung waren geschwungene Zahnkonturen erforderlich (Abb. 49).[5]

Die Veneers (0,4 bis 0,6 mm) erzeugten die richtige Transluzenz und fügten sich auf diese Weise homogen in die sie umgebenden gebleichten Zahnreihen ein. An supergeraden oder superweißen Zähnen war der Patientin nicht gelegen (Abb. 50 bis 54).

Schlussfolgerung

Mit dem Konzept des „kalifornischen Lächelns" wollen wir ideale Schönheit schaffen, indem wir unsere Patientinnen und Patienten ermutigen, zu ihren eigenen Vorstellungen eines schönen Lächelns zu stehen.

Danksagung

Die präsentierten Fälle wurden von den folgenden Zahnärzten durchgeführt: Dr. Shahdad Arami (Fälle 1 und 3), Dr. Edward A. McLaren (Fall 2), Dr. Emil Hawary (Fall 4) und Dr. Hiroyuki Hatano (Fall 5). Den folgenden Personen danke ich für ihre Unterstützung: Dr. Ed McLaren, Dr. Jimmy Eubank und Klaus Müterthies für das Einbringen ihrer ästhetischen Kenntnisse sowie für ihre Ermutigung und Unterstützung bei meinem beruflichen Werdegang. Ich danke meinen Kollegen und Freunden bei Art Oral, mit denen ich Ideen und Wissen austausche. Mein spezieller Dank geht an alle Patienten und Kliniker, die das Engagement hinter dem einzigartigen Verfahren zur Schaffung idealer Schönheit verstehen.

Literatur

1. Brix O. Tooth form. In: Cornell DF, Suckert R (Hrsg.). Fundamentals of Esthetics. Fuchstal: Teamwork Media, 2003:15-26.
2. Chiche G, Pinault A. Esthetics of Anterior Fixed Prosthodontics. Chicago: Quintessence, 1994:13-31.
3. Edwards B. Perceiving the Shape of a Space: The Positive Aspects of Negative Space. The New Drawing on the Right Side of the Brain. New York: Tarcher/Putnam, 1999:116-136.
4. Fradeani M, Barducci G. Esthetic Analysis: A Systematic Approach to Prosthetic Treatment, vol. 1. Chicago: Quintessence, 2004:137-243.
5. Gebhard W. A comprehensive approach for restoring esthetics and function in fixed prosthodontics. Quintessence Dent Technol 2003;26:21-44.
6. Goldstein RE. Change Your Smile. Chicago: Quintessence,1997:1-36.
7. Gürel G. Smile Design: The Science and Art of Porcelain Laminate Veneers. Chicago: Quintessence, 2003;61-109.
8. Kataoka S, Nishimura Y. Contouring ceramic restorations. In: Kataoka S, Nishimura Y, Sadan A (Hrsg.). Nature's Morphology: An Atlas of Tooth Shape and Form. Chicago: Quintessence, 2002:56-73.
9. Magne P, Belser U. Bonded Porcelain Restorations in the Anterior Dentition: A Biomimetic Approach. Chicago: Quintessence, 2003:57-98.
10. McLean JW. The Science and Art of Dental Ceramics, vol 2: Bridge Design and Laboratory Procedures in Dental Ceramics. Chicago: Quintessence, 1992:21-24.
11. Morr T, Heindl H. A systematic approach to predictable esthetics using porcelain laminate veneers. Quintessence Dent Technol 2004;27:43-52.

12. Nishimura Y. Reconstruction of coronal anatomy in ceramic restorations of the anterior teeth. Quintessence Dent Technol 1994;17:67-94.
13. Rinn LA. The Polychromatic Layering Technique: A Practical Manual for Ceramics and Acrylic Resins. Chicago: Quintessence, 1990:11-34.
14. Rufenacht CR. Fundamentals of Esthetics. Chicago: Quintessence, 1990:11-32.
15. Ubassy G. Shape and Color: The Key to Successful Ceramic Restorations. Chicago: Quintessence, 1993;17-30.
16. Yamamoto M. Metal-Ceramics: Principles and Methods of Makoto Yamamoto. Chicago: Quintessence, 1985:221-267.
17. Zuhr O, Schoberer U, Wachtel H, Bolz W, Hürzeler MB. Diagnostic principles in light of modern treatment strategies. Dent Dialogue 2004;4:6-29.

Adresse des Verfassers

Samuel C. Lee, CDT, MDC
13210 Estrella Avenue, Suite H, I, Gardena, CA 90248, USA
E-Mail: sam@californiasmile.us

Udo Plaster
**Fotografische Übersicht
der ästhetischen Gesichtsanalyse –
Funktioneller Befundbogen nach Plaster**

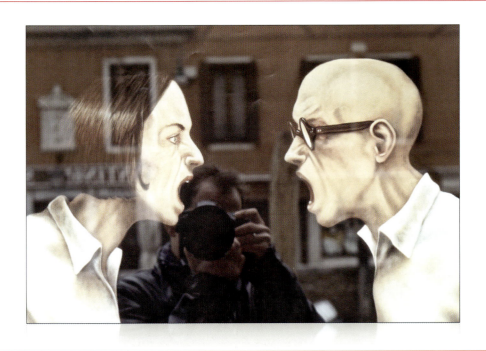

Fotografische Übersicht der ästhetischen Gesichtsanalyse

Funktioneller Befundbogen nach Plaster

Udo Plaster

Zusammenfassung

Die Kommunikation zwischen Zahnarzt und Zahntechniker muss auch das Problem überbrücken, dass das Gipsmodell dem Zahntechniker nur einen statischen Eindruck vermittelt. Will der Techniker die Zahnbögen so gestalten, dass sie auch mit der beweglichen Mimik des Patienten harmonieren, können standardisierte Bildserien eine große Hilfe sein. So kann sich der Techniker jederzeit den Ist-Zustand der mimischen Gegebenheiten vor Augen führen und erhält gleichzeitig eine Vergleichbarkeit zwischen Ausgangs- und Abschlusssituation. Der Autor erläutert anhand seines Vorgehens die Grundlagen der Porträtfotografie, welche Aufnahmen benötigt werden und stellt eine von ihm entwickelte Software zur Visualisierung und funktionellen Analyse der Bewegungsabläufe in die habituelle Okklusion vor, das auch in der Patientenberatung genutzt werden kann.

Indizes

Ästhetische Analyse, standardisierte Bildserien, mimische Bilddokumentation, Blickwinkel, Kamerawinkel, Bildhintergrund, Beleuchtung, Objektiv, Gleichschaltung, Kommunikation, Patientenberatung, Visual-Function

Einleitung

Wie in einem früheren Beitrag dargelegt,[13] geht es bei der Kommunikation zwischen Patient, Zahnarzt und Zahntechniker darum, das Problem der räumlichen Trennung zwischen Zahnarztpraxis und Labor zu überbrücken. Es gibt aber auch eine zeitliche Trennung, denn im Gegensatz zu einem Maler, der ein Porträt von seinem Kunden anfertigt, hat der Zahntechniker den Patienten nicht ständig vor Augen. Will er jedoch Zahnbögen so gestalten, dass sie nicht nur statisch bei einer bestimmten Kieferposition gut aussehen, sondern dynamisch mit der beweglichen Mimik harmonieren, diese bei geschlossenem Mund unterstützen und sich bei leicht geöffnetem Mund oder beim Lächeln in das Gesamtbild einfügen, so übermittelt ein Gipsmodell einfach zu wenige Informationen, selbst wenn es schädelbezüglich montiert ist (Abb. 1).

Hier können standardisierte Bildserien (Abb. 2) eine große Hilfe sein, anhand derer sich der Techniker zu jeder Zeit den Ist-Zustand bei verschiedenen mimischen Gegebenheiten vor Augen führen kann. Standardisiert sein sollte sie deswegen, damit auch eine Vergleichbarkeit zwischen den Situationen vor und nach der Versorgung entsteht.

Plaster
Fotografische Übersicht der ästhetischen Gesichtsanalyse – Funktioneller Befundbogen nach Plaster

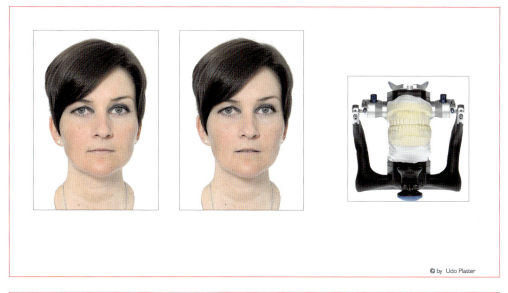

Abb. 1 Ohne ein Porträt ist die Arbeit am Modell nicht sicher, da zu wenige Informationen über die Mimik vorliegen.

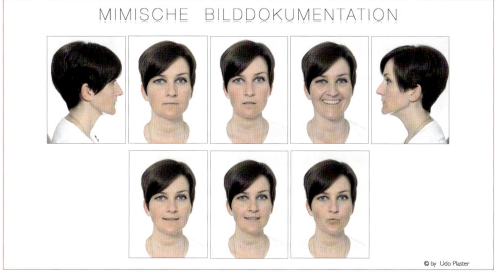

Abb. 2 Die mimische Bilddokumentation: Bild von schräg seitlich (links/rechts) mit geschlossenem und geöffnetem Mund; von vorne: mit geschlossenem Mund, in Ruhe-Schwebe-Lage, 2 bis 3 Fotos mit Lächeln, Sprechabstand und Kauebene, Lippen und Sprache mit „i"-, „e"-, „f"-Laut.

Um brauchbare Resultate zu erzielen, muss man sich ein wenig mit der Porträtfotografie beschäftigen (Abb. 3).

Blickwinkel und Kamerawinkel

Die Bilder sollen das widerspiegeln, was der Mensch bei der Begegnung mit anderen sieht, bzw. wie sich der Mensch selbst sieht, wenn er in den Spiegel schaut (Abb. 4). Es ist daher wichtig, auf die Ausrichtung der Kamera zu achten. Günstig ist die Ausrichtung der Kamera in Höhe der Kauebene und im rechten Winkel zum Hintergrund. Wenn die Gesichtssymmetrie bewertet werden soll, sollte die Enface-Aufnahme sorgfältig von vorne ausgerichtet sein (Abb. 5 bis 7).

Im Bild sollten auch die verschiedenen Gesichtspartien (Nase, Kinn etc.) in der Proportion abgebildet sein, in der uns andere Menschen oder wir uns selbst im Spiegel sehen (Abb. 8). Hierfür ist der richtige Kamera-Abstand vom Subjekt ausschlaggebend, und dieser wiederum wird von der Brennweite des verwendeten Objektivs bestimmt (Abb. 9 bis 11). Ein Weitwinkelobjektiv erfasst einen größeren Bildwinkel. Man kann

Plaster
Fotografische Übersicht der ästhetischen Gesichtsanalyse – Funktioneller Befundbogen nach Plaster

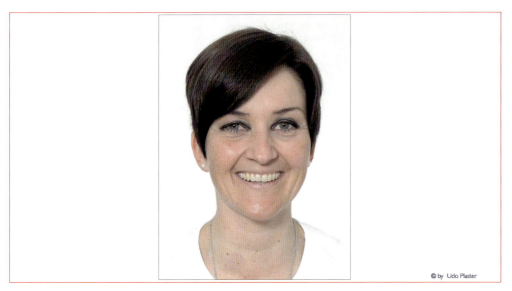

Abb. 3 Eine Porträtaufnahme.

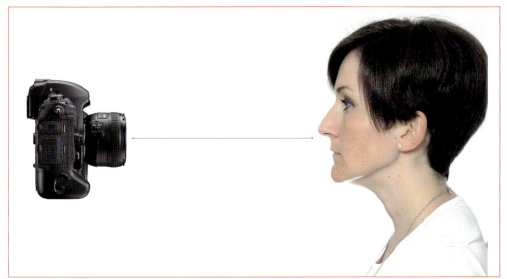

Abb. 4 Die Fotoebene entspricht der Artikulatorebene.

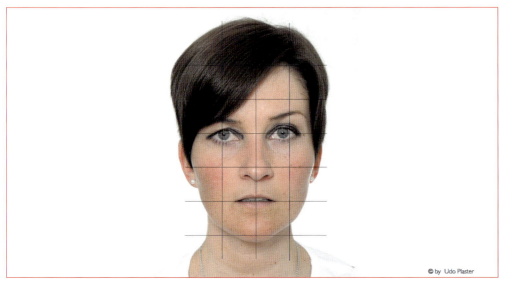

Abb. 5 Die Kameraeinstellungen „Hilfslinien" oder „Gitter".

Plaster
Fotografische Übersicht der ästhetischen Gesichtsanalyse –
Funktioneller Befundbogen nach Plaster

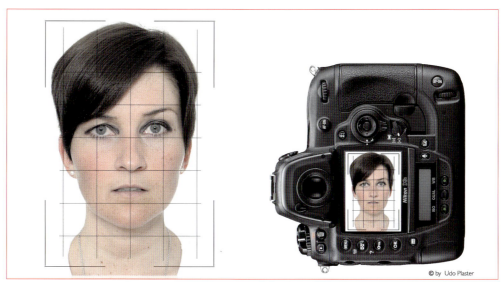

Abb. 6 Die Gitterfunktion.

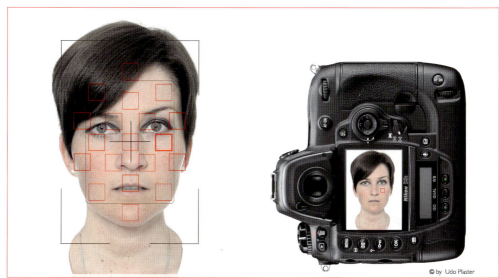

Abb. 7 Die Schärfentiefe (Punkt oder Fläche).

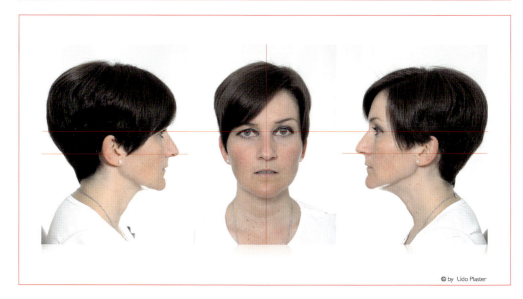

Abb. 8 Die Betrachtungsrichtung und der Blickwinkel der Ebenen und der skelettalen Mitte.

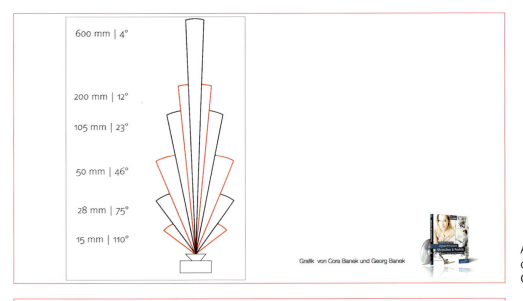

Abb. 9 Bildwinkel bei verschiedenen Brennweiten (Foto: © Cora Banek und Georg Banek).

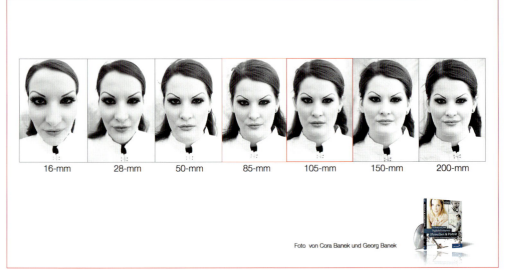

Abb. 10 Perspektivische Verzerrung (Foto: © Cora Banek und Georg Banek).

daher die Kamera viel näher am Subjekt platzieren und es doch vollständig abbilden. Dies geschieht jedoch um den Preis von perspektivischen Verzerrungen, denn alles, was sich näher am Objektiv befindet, z. B. die Nase, wird nun übernatürlich groß abgebildet (siehe Abb. 10 und 11). Bei einer Brennweite (bezogen auf das Kleinbildformat 24 x 36 mm) von 86 bis 105 mm erhält man ein ausgewogenes Abbildungsverhältnis des Gesichts. Allerdings muss man hier die Kamera etwas weiter entfernt vom Patienten positionieren, um diesen noch ins Bild zu bekommen, ohne Teile dabei abzuschneiden. Geht man weiter in den Telebereich, so wird nicht nur der erforderliche Abstand zum Patienten unpraktisch, sondern Gesichter verlieren an Plastizität und wirken zusammengedrückt.

Das Auge soll sich auf das Motiv konzentrieren können und nicht durch den Hintergrund ständig davon abgelenkt werden. Am günstigsten ist hier ein Hintergrund, der

Hintergrund, Beleuchtung, Objektiv

Plaster
Fotografische Übersicht der ästhetischen Gesichtsanalyse – Funktioneller Befundbogen nach Plaster

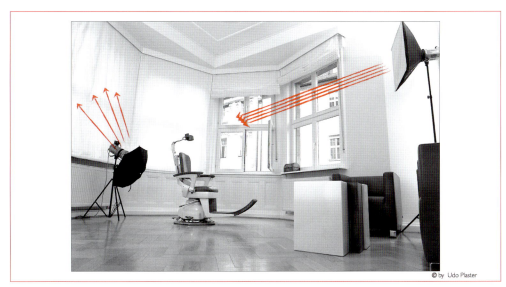

Abb. 11 Motivposition und Lichtverteilung.

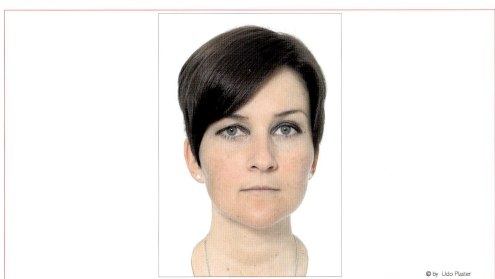

Abb. 12 Weiches Streulicht „direkt oder indirekt".

überhaupt nicht erkennbar ist. Man erreicht dies durch einen weißen Hintergrund, den man so beleuchtet, dass Motivschatten so weit aufgehellt werden, dass sie nicht mehr erkennbar sind. Also benötigt man eine Lichtquelle zwischen dem Patienten und dem Hintergrund, mit der der Hintergrund aufgehellt wird.

Eine zweite Lichtquelle befindet sich vor dem Patienten. Sie sollte am besten ein weiches Streulicht abgeben, das den Patienten direkt beleuchtet, aber auch indirekt über die Decke. Das Vorderlicht kann zu diesem Zweck mit einer Streuscheibe oder auch mit einem Schirm gestreut werden (Abb. 11 und 12). Man kann hierfür Studioleuchten nehmen, jedoch eignen sich Blitzleuchten besser, denn mit ihnen kann mehr Licht abgegeben werden. Und Licht ist wichtig, denn wir wollen mit einer kleinen Blendenöffnung arbeiten – ca. Blende 11 –, um genügend Tiefenschärfe zu haben, ohne zu langen Belichtungszeiten gezwungen zu sein, welche die Gefahr des Verwackelns vergrößern. Bei mehr Licht muss das Signal aus dem Sensorchip der Digitalkamera auch weniger

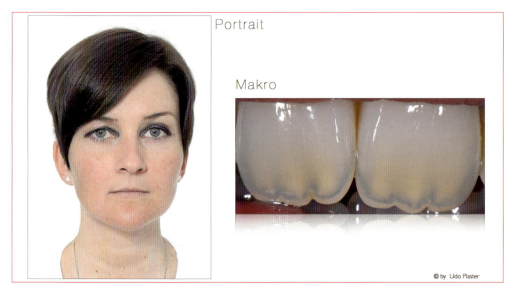

Abb. 13 Aufnahmen mit den Kameraeinstellungen Porträt und Makro.

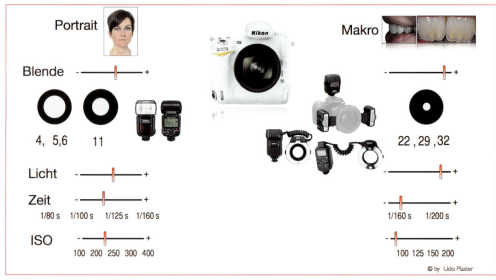

Abb. 14 Die Kameraeinstellungen bei Porträt- und Makroaufnahmen.

verstärkt werden (einstellbar an der Kamera über die ISO-Zahl), wodurch es zu weniger Artefakten („Bildrauschen") kommt (Abb. 13 und 14).

Für die Porträtaufnahmen wird die Kamera am besten auf einem Stativ fixiert und auf die Höhe der Kauebene eingestellt. Die Nahaufnahmen werden der Einfachheit halber aus der Hand gemacht (Abb. 15 bis 17).

Es mag notwendig sein, später bei der Bildbetrachtung einen Ausschnitt des Bildes stark vergrößert zu betrachten. Will man am Bildschirm auch kleinere Ausschnitte bei starker Vergrößerung noch scharf darstellen können, so empfiehlt sich eine Bildauflösung von 6 bis 8 Megapixeln oder mehr.

Plaster
Fotografische Übersicht der ästhetischen Gesichtsanalyse –
Funktioneller Befundbogen nach Plaster

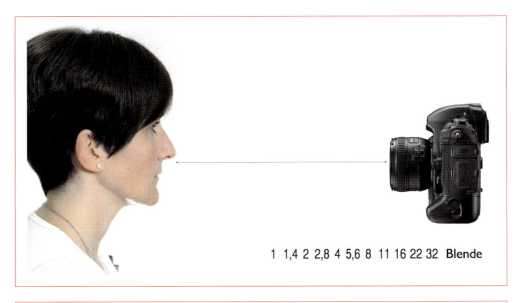

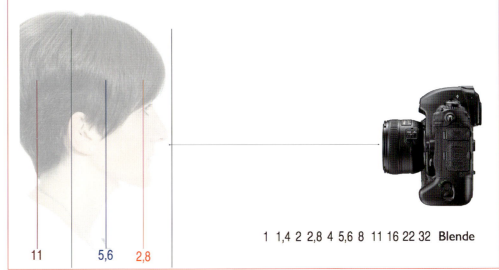

Abb. 15 und 16 Porträt-Aufnahmen mit der Kameraeinstellung für Schärfentiefe-Blende.

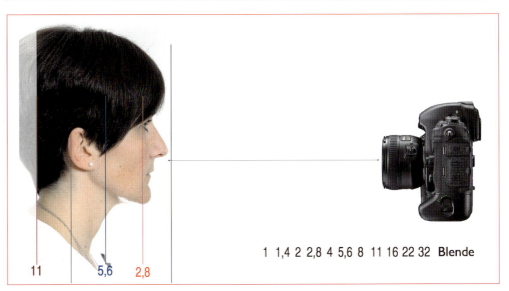

Abb. 17 Die Porträt-Aufnahme mit der Kameraeinstellung „Schärfentiefe-Blende 2,8 bis 11".

Plaster
Fotografische Übersicht der ästhetischen Gesichtsanalyse – Funktioneller Befundbogen nach Plaster

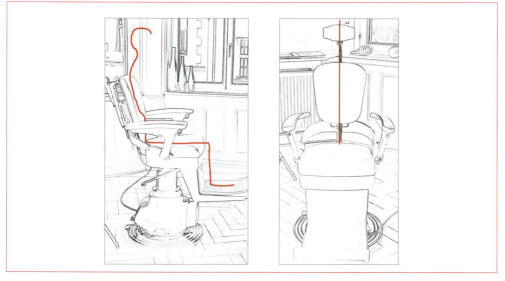

Abb. 18 Die Sitzposition des zu Fotografierenden mit und ohne Kopfstütze.

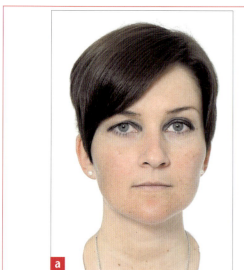
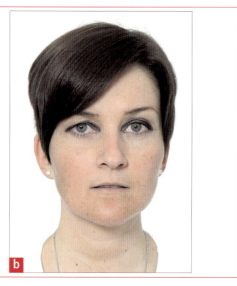

Abb. 19 Aufnahme mit geschlossener (a) und geöffneter (b) Ruhe-Schwebe-Lage.

Der Patient sitzt während der Fotografie aufrecht in einem Stuhl, mit dem Rücken an die Lehne angelehnt (Abb. 18, vgl. Abb. 11).

Eine sinnvolle Bilderserie besteht aus den folgenden Aufnahmen:

Bildserien

A Ruhe-Schwebe-Lage: Der Patient atmet tief durch die Nase ein und durch den leicht geöffneten Mund wieder aus, dann die Lippen leicht schließen (Abb. 19a)
B Geschlossen: Unmittelbar nach dem ersten Bild beißt er/sie zu und das zweite wird fotografiert (Abb. 19b)
C Leicht geöffnet: Nun lässt er den Mund leicht auffallen und das dritte Bild wird gemacht
D Sprechabstand: Der Patient sagt laut „i" (Abb. 20a)
E Sprechabstand und Kauebene: Der Patient sagt laut „e". Dabei werden die Mundwinkel weiter zurückgezogen und die Zähne sind erkennbar (Abb. 20b)
F Lippe und Sprache: Der Patient sagt laut „Fünfundfünfzig" oder „f", die Aufnahme wird aus der Nähe gemacht, sodass die Lippenaktivität deutlich erkennbar ist (Abb. 21a)

Plaster
Fotografische Übersicht der ästhetischen Gesichtsanalyse –
Funktioneller Befundbogen nach Plaster

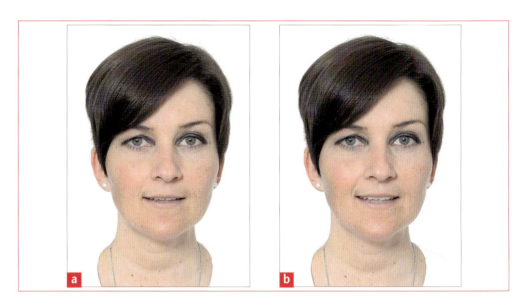

Abb. 20 Der Sprechabstand der Lippen beim „iii"- (**a**) und „eee"-Laut (**b**).

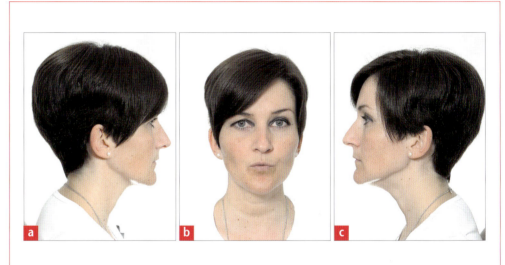

Abb. 21 Aufnahmen von schräg seitlich (**b** und **c**) und bei Frikativlaut (**a**) „f, v, w"

G Bild schräg seitlich geschlossen und geöffnet: Die Kopfhaltung wird bei geschlossenem Mund erkennbar (Abb. 21b und 21c)

Gleichschaltung   Um die „mimische Bilddokumentation" besser analysieren zu können, benötigt man ein ideal artikuliertes Modellpaar. Optimal wäre es, wie im vorherigen Artikel[13] erläutert wurde, wenn der Artikulator mit dem Patienten gleichgeschaltet ist[1,3,4,5,12] (Abb. 22 bis 25), sodass die Artikulatormitte, die Patientenmitte, die Schädelebene, die Artikulatorebene und der Schließwinkel des Patienten mit der Artikulatorachse übereinstimmen (Abb. 26 bis 30) (Plaster-Set, Plaster Dental-Technik, Nürnberg; Vertrieb auch über Jensen-Dental, Metzingen). Sind Patient und Artikulator gleichgeschaltet, kann die Analyse mit „Visual-Function" erstellt werden (Abb. 31 und 32).

Plaster
Fotografische Übersicht der ästhetischen Gesichtsanalyse – Funktioneller Befundbogen nach Plaster

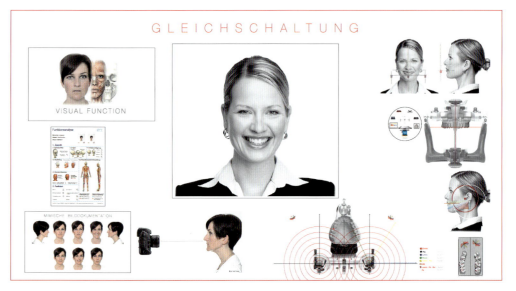

Abb. 22 Das Arbeitskonzept „Gleichschaltung".

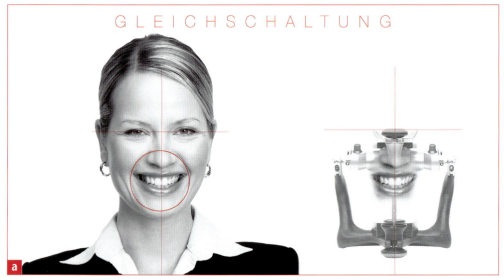

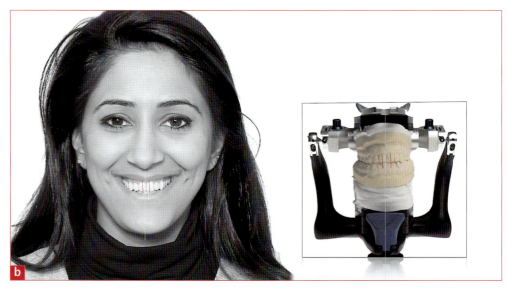

Abb. 23a und 23b Die skelettale Mitte/„Gesichtsmitte" des Patienten entspricht der Artikulatormitte.

Plaster
Fotografische Übersicht der ästhetischen Gesichtsanalyse – Funktioneller Befundbogen nach Plaster

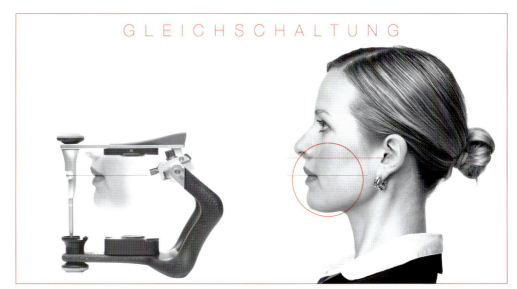

Abb. 24 Die Schädelebene entspricht der Artikulatorebene.

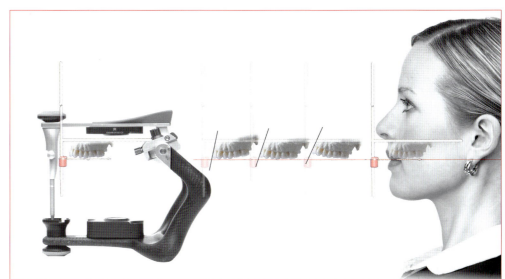

Abb. 25 Die Ausrichtung der Kauebene und der Zahnachsen von der Seite.

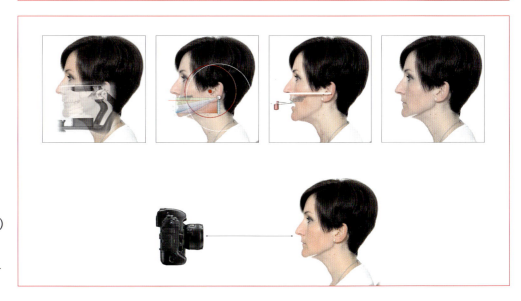

Abb. 26 Die Gleichschaltung, über das Patientenfoto dargestellt: Übertragung (Oberkiefer) mit HeadLines, Schließwinkel (Reproduktion der erwünschten Vektoren 6 bis 9, Überlagerung Patient/Artikulator.

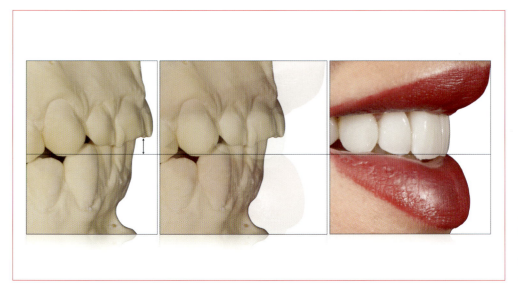

Abb. 27 Die Ausrichtung der Kauebene und der einzelnen Zahnachsen von der Seite mit Weichgewebeverlauf, Lippenabstützung und Lippenverlauf.

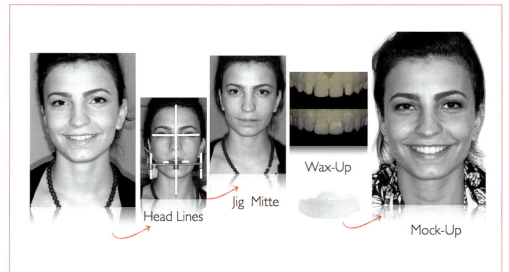

Abb. 28 Die Registrierung der Oberkiefer- und der Unterkiefermitte, das Wax-up und das Mock-up in situ.

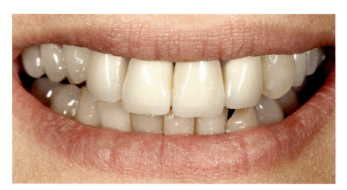

Abb. 29 Die Ausgangssituation: Nichtanlage von Zahn 12, die dentale Mitte ist von der skelettalen Mitte nach rechts verschoben.

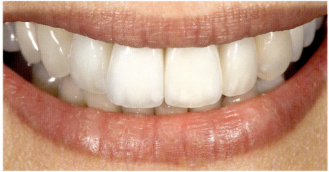

Abb. 30 Die dentale Mitte wurde über Keramikkronen auf 14-22 korrigiert.

Plaster
Fotografische Übersicht der ästhetischen Gesichtsanalyse – Funktioneller Befundbogen nach Plaster

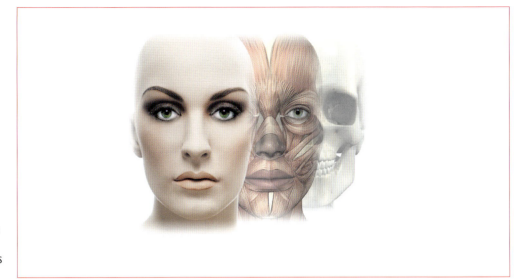

Abb. 31 „Visual-Function" ist eine Software zur Visualisierung und funktionellen Analyse der Bewegungsabläufe in die habituelle Okklusion im Zusammenhang mit der daraus resultierenden Körperstatik.

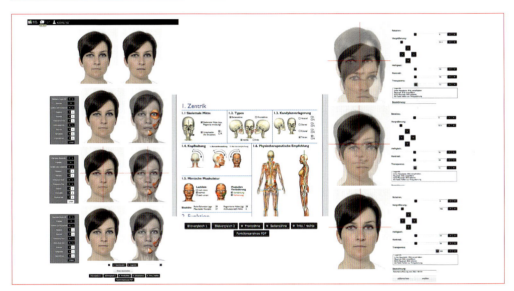

Abb. 32 Die Funktionsanalyse in den Visualisierungstools.

Analyse mit „Visual-Function"

Visual-Function[10] ist eine Software (Plaster Dental-Technik) zur Visualisierung und funktionellen Analyse der Bewegungsabläufe in die habituelle Okklusion im Zusammenhang mit der daraus resultierenden Körperstatik und dient darüber hinaus zur Patientenberatung.

Die Abbildungen 33 bis 35 zeigen die Ausgangssituation der Patientin und den montierten Oberkiefer im HIP Mount, Abbildung 36 zeigt die mimische Bilddokumentation. Anhand der Bilddokumentation wird der Ist-Zustand der Patientin bei verschiedenen mimischen Gegebenheiten dokumentiert. Eine feste Checkliste hilft, alle notwendigen Grundlagen dabei zu berücksichtigen.

Plaster
Fotografische Übersicht der ästhetischen Gesichtsanalyse – Funktioneller Befundbogen nach Plaster

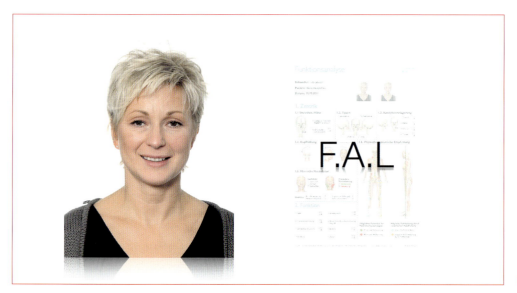

Abb. 33 Die Funktionsanalyse bei einem Patientenfall.

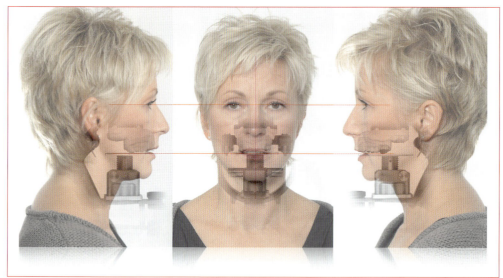

Abb. 34 Die Gleichschaltung der Ebenen und der Mitte.

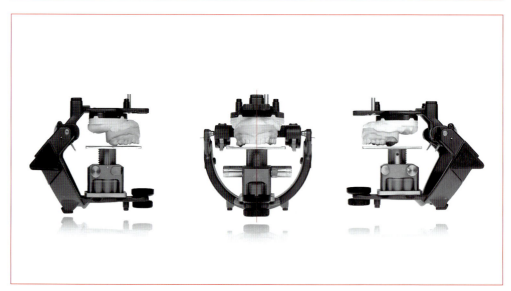

Abb. 35 Der HIP Mount mit montiertem Oberkiefer (Darstellung der Ebenen).

Plaster
Fotografische Übersicht der ästhetischen Gesichtsanalyse – Funktioneller Befundbogen nach Plaster

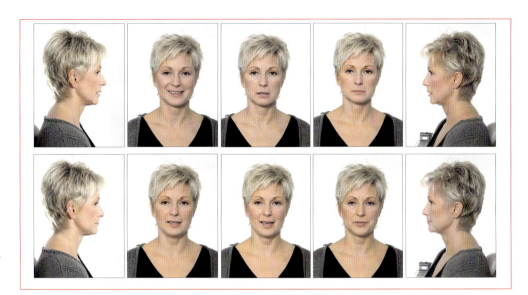

Abb. 36 Die mimische Bilddokumentation bei dem Patientenfall.

Mögliche Checkliste

- Weist der Patient irgendwelche Kompensationen in seiner Gestik, Mimik, Haltung auf?
- Auf welcher „Ebene" befindet sich diese Kompensation (muskulär, skelettal)?
- Ist dem Patienten diese Kompensation bewusst (d. h. sind Beschwerden oder Symptome vorhanden)?
- Gibt es sichtbare Ursachen (Bisshöhenverlust, Zahnverlust, Bisspositionsverlust und so weiter)?
- Welche Folgen können entstehen (Überbelastung einzelner Zähne oder statische Probleme im muskulären oder skelettalen Bereich)?
- Sind die Kompensationen spürbar, sichtbar, reversibel?

Hat man anhand dieser Checkliste die Grundlagen erarbeitet, kann man beginnen, die nötigen Informationen zu sammeln und zu dokumentieren:

- Zusammenstellen der Unterlagen (Fotos, Zahnfarbe, Zahnform, Zahnstellung, artikulierte Modelle, Funktionsanalyse, Bisslage),
- Veränderungen, die das Gesicht und die mimische Muskulatur betreffen,
- Zusammenhänge zum Gesichtsausdruck,
- Einteilung der Bisslagen, dadurch bedingte Veränderungen des Skeletts und der Mimik.

Warum mimische Bilddokumentation?

Es geht immer um Kommunikation zwischen Patient, Zahnarzt und Zahntechniker. Unser Patient steht im Mittelpunkt und möchte selbst verstehen, um was es geht. Es hilft, ähnliche Fälle zu demonstrieren, aber es ist immer besser, den eigenen Fall zu sehen und zu verstehen.

Da jede Kommunikation bei der Behandlung unserer Patienten immer dem Phänomen ungleichen Kenntnisstands unterliegt, schafft die Darstellung der Bewegungsabläufe und der daran beteiligten Muskeln und Muskelgruppen durch „Visual-Function" eine Plattform als analytische Basis, um allen Beteiligten wie Zahnarzt, Zahntechniker, Physiotherapeut, Osteopath und anderen Körpertherapeuten und vor allem dem Patienten die jeweils nötigen Informationen zu liefern. Egal ob als Funktionsanalyse oder als

Patientenaufklärung, wenn der Patient sieht, was vor sich geht und wie alles zusammenhängt, entwickelt er auch das Verständnis für das, was er bisher nur als „Fehlfunktion" von verschiedenen Seiten zu hören bekam. Er sieht die Abläufe und kann sie dann an sich selbst nachvollziehen und spüren.

Patientenfall

Die Patientin hatte Rückenverspannungen. Es stellte sich heraus, dass durch den Verlust des Zahns 36 der Zahn 37 nach mesial kippte. Dies führte zum Höhenverlust im dritten Quadranten (Seitenzahnbereich). Durch die fehlende Abstützung verlagerte sich der Unterkiefer nach transversal-links, dorsal-kranial und distal-kranial (Abb. 37). Durch die fehlende Abstützung veränderte sich auch die Kauebene, die Zähne 25 und 26 elongierten und die Zungenaktivität nahm zu (quasi als weichbleibende Schiene). Somit erhöhte sich der Druck von innen und die Patientin versuchte von vestibulär den Druck abzufangen, indem sie unbewusst mit der mimischen Muskulatur (M. orbicularis oris, M. masseter usw.) dagegen arbeitete. Schon dadurch veränderten sich die Position des Unterkiefers zur Gesichtsmitte (skelettale Mitte), der Gesichtsausdruck und damit die Kopf- und Körperhaltung.

Die Kronen und Brücken der Patientin waren des Öfteren erneuert worden, ohne dass aber dabei die verlorengegangene skelettale Mitte und Höhe berücksichtigt wurde. Die körperlichen Kompensationsmöglichkeiten waren dadurch ziemlich in Mitleidenschaft gezogen worden.

Die Kunst des Behandelnden liegt in diesen Fällen darin, die Kompensationen zu erkennen und Rückschlüsse zu ziehen, also die natürlichen Zusammenhänge zu erkennen und zu nutzen und zu wissen, warum die jetzige Situation so entstanden ist.

Bei diesem Patientenfall ist die veränderte Position des Unterkiefers sehr gut sichtbar: Solange die Patientin den Unterkiefer nicht schließt, bleibt die skelettale Mitte erhalten. Beim Schließen nimmt der Unterkiefer nur die Position ein, die ihm der Oberkiefer vorgibt, auch wenn die Mitte (skelettale Mitte)/ Ebene (Kauebene) nicht in Ordnung ist (Abb. 38). Der Rest wird muskulär und skelettal kompensiert (Kopfhaltung, Körperhaltung).

Bei einer Funktionsanalyse am Modell ist es wichtig, die Situation mit den Fotos zu vergleichen, diese muss ja identisch sein – Patient/Modell oder Modell/Patient. Um die optische Wahrnehmung zu verbessern, vergleicht man die Fotos (Mund geöffnet, Mund geschlossen, „i"-Laut, „e"-Laut usw.) miteinander.

Mit dem Programm „Visual-Function" können die Fotos durch eine programmierte Funktion auch überblendet werden (Morphen), was die Visualisierung – insbesondere auch für den Patienten – noch deutlicher macht (Abb. 39 bis 44).

Fazit

Standardisierte Bildserien sind eine große Hilfe, um sich den Ist-Zustand der Ausgangssituation vor Augen zu führen und eine Vergleichbarkeit zwischen der Ausgangs- und der Abschlusssituation zu erhalten.

Durch ein Programm wie Visual-Function wird mithilfe der Bildserien eine Darstellung der Bewegungsabläufe und der daran beteiligten Muskeln und Muskelgruppen ermöglicht, mit deren Hilfe eine Plattform als analytische Basis entsteht, um allen Beteiligten die Situation mit den jeweils nötigen Informationen nachvollziehbar und visuell erfassbar zu liefern.

Plaster
Fotografische Übersicht der ästhetischen Gesichtsanalyse – Funktioneller Befundbogen nach Plaster

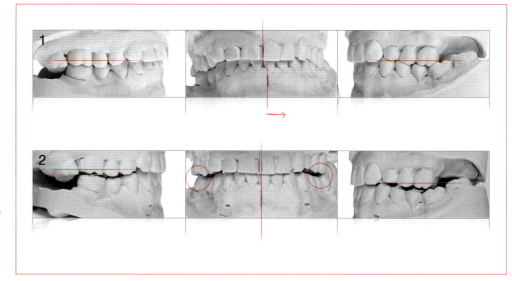

Abb. 37 Modellsituation **1**: Die Unterkieferposition wird durch den Oberkiefer bestimmt; die Modellsituation **2**: die Unterkieferposition, nach entsprechender Registriertechnik (skelettale Mitte Ober- und Unterkiefer), stimmt.

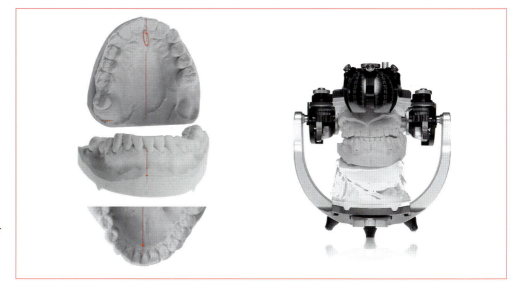

Abb. 38 Die Modelle des Ober- und Unterkiefers mit entsprechender Markierung zur Artikulation: Die skelettale Mitte des Ober- und Unterkiefers ist auch Artikulatormitte.

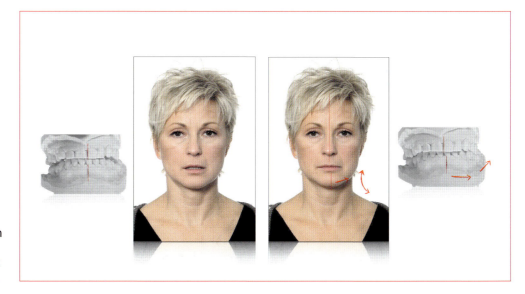

Abb. 39 Man erkennt, welche Schließbewegung die Patientin durchführt, deutlich sichtbar ist die muskuläre Adaption mit Veränderung der Kopfhaltung.

Plaster
Fotografische Übersicht der ästhetischen Gesichtsanalyse – Funktioneller Befundbogen nach Plaster

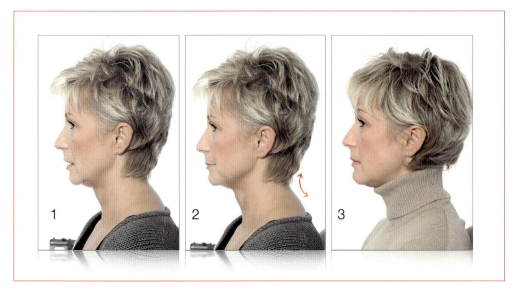

Abb. 40 Die Kopfhaltung von seitlich betrachtet. Durch den Höhenverlust im Seitenzahnbereich nimmt die Patientin eine Kopfvorhaltung ein: (**1**) Mund geöffnet, (**2**) Mund geschossen und (**3**) nach Höhenausgleich (Besserung der Kopfvorhaltung).

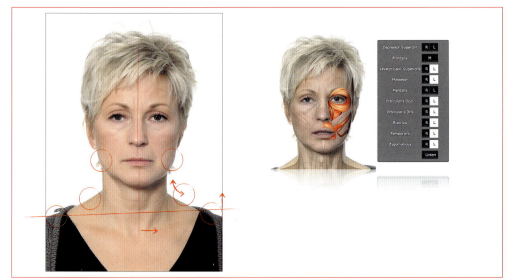

Abb. 41 Die Visualisierung der verkürzten Muskulatur.

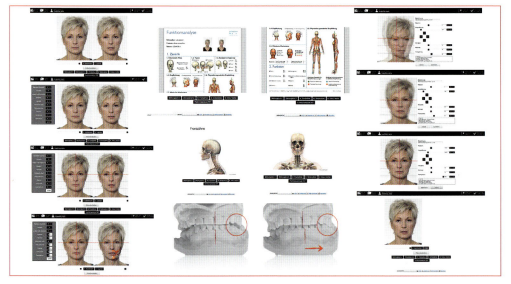

Abb. 42 Die Visualisierung mit „Visual-Function".

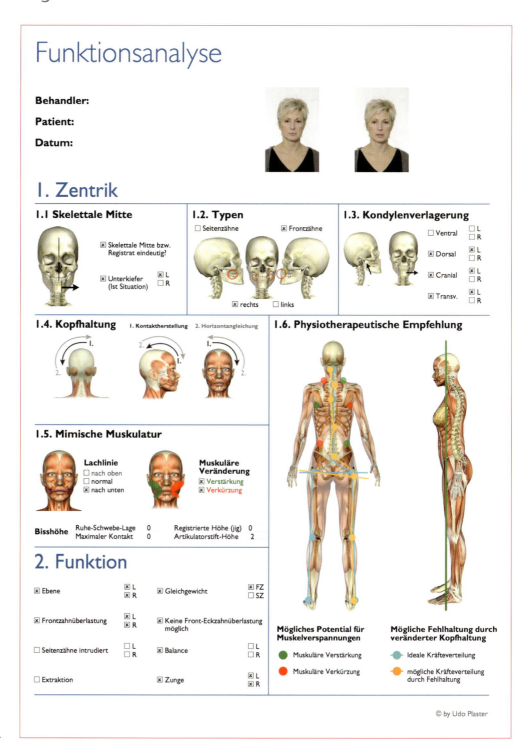

Abb. 43 Die Funktionsanalyse.

Plaster
Fotografische Übersicht der ästhetischen Gesichtsanalyse – Funktioneller Befundbogen nach Plaster

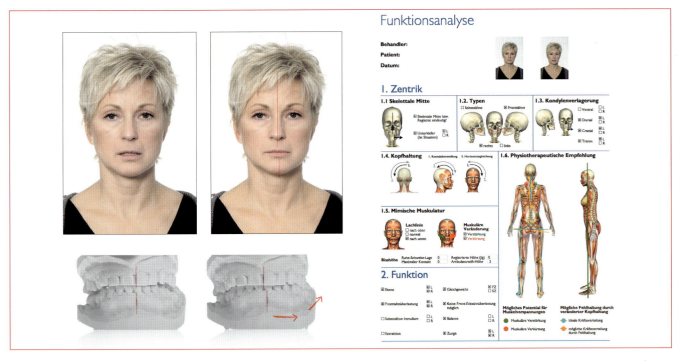

Abb. 44 Der Vergleich der Porträtaufnahme, der Modelle und der Funktionsanalyse: (**1.1**) skelettale Mitte (links); (**1.2**) Typen: vorzeitiger Kontakt in der Front rechts; (**1.3**) Kondylenverlagerung nach dorsal-links, kranial-links und transversal-links; (**1.4**) die Kopfhaltung; (**1.5**) die mimische Muskulatur (Verkürzung/Aufbau), Lachlinie; (**1.6**) physiotherapeutische Empfehlung (Kopfvorhaltung/Ausgleichskette); (**2**) Funktion: Ebene, Zungenaktivität links/rechts, Frontzahnüberlastung.

Literatur

1. Bennett NG. A contribution to the study of the movement of the mandible. Proceedings of the Royal Society of Medicine. London: Royal Society of Medicine, 1908.
2. Digitale Fotopraxis: Menschen & Porträt. Inklusive Nachbearbeitung mit Photoshop. 2. Auflage. Bonn: Galileo Design, 2008.
3. Lauritzen A. Atlas of occlusal Analysis. Colorado Springs: HAH Publications, 1974.
4. McCollum BB, Evans RL. The gnathological concepts of Charles E. Stuart, Beverly B. McCollum and Harvey Stallard. Georgetown Dent J 1970;36:12-20.
5. McCollum BB, Stuart CE. A research report. South Pasadena, California: Scientific Press, 1955.
6. Ogawa T, Koyano K, Suetsugu T. Characteristics of masticatory movement in relation to inclination of occlusal plane. J Oral Rehabil 1997;24:652-657.
7. Ogawa T, Koyano K, Suetsugu T. Correlation between inclination of occlusal plane and masticatory movement. J Dent 1998;26:105-112.
8. Ogawa T, Koyano K, Suetsugu T. The relationship between inclination of the occlusal plane and jaw closing path. J Prosthet Dent 1996;76:576-580.
9. Ogawa T, Koyano K, Umemoto G. Inclination of the occlusal plane and occlusal guidance as contributing factors in mastication. J Dent 1998;26:641-647.
10. Plaster U. (www.visual-function.com).
11. Posselt U. Physiology of occlusion and rehabilitation, ed 2nd. Oxford: Blackwell, 1968
12. Schöttl R. Scharnierachse ade! Myobyte 2008;2:7-14; MediPlus, 2008.
13. Schöttl R, Plaster U. Modellübertragung und Kommunikation zwischen Zahnarzt und Zahntechniker. Quintessenz Zahntech 2010;36:528-543.

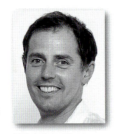

ZTM Udo Plaster
Plaster Dental-Technik
Emilienstraße 1
90489 Nürnberg
E-Mail: info@plasterdental.de

Markus Leukhardt
Übertragung ästhetisch relevanter Bezugslinien des Gesichts in den Artikulator

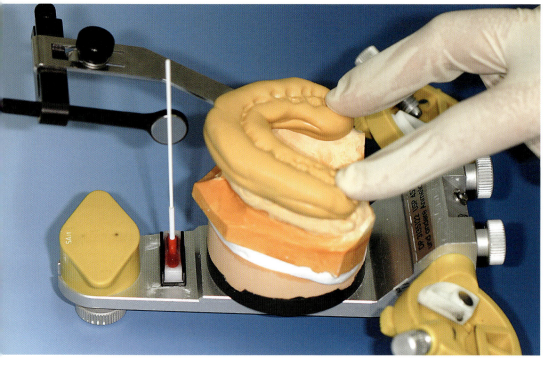

Übertragung ästhetisch relevanter Bezugslinien des Gesichts in den Artikulator

Markus Leukhardt

Zusammenfassung

Während für die Übertragung funktioneller Parameter vom Patienten in den Artikulator seit Jahrzehnten immer neue, zum Teil sehr aufwendige Techniken und Geräte entwickelt wurden, fehlt es an allgemein akzeptierten Übertragungsmöglichkeiten für die korrekte Platzierung und Ausrichtung der Frontzähne im Artikulator unter ästhetischen Gesichtspunkten.[2] Das Spektrum der Möglichkeiten reicht hier von einfachen Methoden wie der Anbringung von Orientierungslinien auf den Modellen, der Abformung von im Mund optimierten Provisorien oder der Anpassung von Registrierwällen beispielsweise mit der Candulor-Registriergabel bis zu technisch anspruchsvolleren apparativen Lösungen. Letztere sollen im Rahmen dieses Beitrags beschrieben und hinsichtlich ihrer Praxistauglichkeit bewertet werden.

Indizes

Gesichtsasymmetrie, Okklusionsebene, Artikulator, Frontzahnästhetik, Gesichtsbogen, Linefinder

Wahrnehmung der dentalen Ästhetik

Ästhetische Aspekte spielen für den Erfolg einer restaurativen Therapie, insbesondere der Frontzähne, in den Augen unserer Patienten eine entscheidende Rolle. Die ästhetische Wirkung dieser Restaurationen hängt in erheblichem Maß auch davon ab, wie gut es gelingt, sie harmonisch in das Gesicht des Patienten einzufügen. Das menschliche Auge zeichnet sich durch eine besondere Sensitivität gegenüber Abweichungen in der Horizontalen und Vertikalen gegen einen umgebenden Rahmen aus.[2] Ein klassisches Beispiel für diese Sensitivität ist das sofortige Wahrnehmen eines schief hängenden Bildes an einer geraden Wand. In gleicher Weise wird auch die Schrägstellung der frontalen Okklusionsebene oder die Dysparallelität der Zahnachsen zur Längsachse des Gesichts schon bei geringen Abweichungen wahrgenommen. Zur Frage, welche Abweichungen dabei tolerabel sind, weil sie dem Auge des Betrachters noch nicht auffallen, gibt es in der wissenschaftlichen Literatur kaum Angaben. Aufgrund der wenigen vorliegenden Daten[2,18,20,26] muss vorerst davon ausgegangen werden, dass Abweichungen ab etwa 1,3/1,4 Winkelgrad kritisch sind, weil sie von der Mehrheit der Betrachter wahrgenommen werden.

Abb. 1 Die Mittellinie als entscheidende vertikale Referenz.

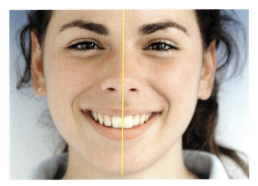

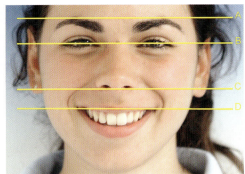

Abb. 2 Die horizontalen Referenzlinien.

Voraussetzungen für dentale Ästhetik

Zahnersatz wird in der Regel auf Kiefermodellen im zahntechnischen Labor hergestellt. Die Frage des Behandlungserfolgs (oder Misserfolgs) ist somit eng mit einer funktionierenden Informationsübermittlung aus der Praxis ins Labor verbunden, da der Patient dem Zahntechniker in der Regel nur in Form eines Gipsmodells zur Verfügung steht. Zur Übermittlung von Informationen über das Gesicht des Patienten kann man sich verschiedener Referenzlinien bedienen.

- Die entscheidende vertikale Referenz ist die Mittellinie des Gesichts, die in der Literatur zumeist durch die Philtrummmitte allein[21,23,34] oder in Kombination mit der Mitte der Bipupillarlinie[24,25] oder auch durch die Punkte Glabella, Nasenspitze und Kinnspitze[10] definiert wird (Abb. 1).
- Die gebräuchlichsten horizontalen Referenzlinien sind die Bipupillarlinie (Verbindungslinie der Pupillenmittelpunkte am geradeaus blickenden Patienten) und die Kommissurenlinie (Verbindungslinie der Mundwinkel beim Lächeln), während die Augenbrauenlinie (ophiach line) und die Nasenflügellinie (interalar line) eine untergeordnete Rolle spielen (Abb. 2).

All diese Linien können Orientierungshilfe bei der Platzierung und Ausrichtung der Frontzahnrestauration bieten, ohne dass in der Literatur auch nur eine annähernde Übereinstimmung darüber besteht, wie dies im Einzelfall geschehen sollte.[1,7,10-12,14,17,19,21,27,28,30,32]

Gesichtsbogenübertragung und dentale Ästhetik

Konventionelle Gesichtsbögen dienen der schädelbezüglichen Montage von Kiefermodellen in Artikulatoren. Die Zähne der Modelle sollen sich zur Scharnierachse des Artikulators idealerweise in der gleichen räumlichen Position befinden wie die Zähne des Patienten zur zentrischen Scharnierachse der Kiefergelenke, da dies zum einen Änderungen der Vertikaldimension im Artikulator zulässt und zum anderen eine patientenbezogene Bewegungssimulation der Zahnreihen im Artikulator ermöglichen soll. Diese Übereinstimmung wird hergestellt, indem mittels Gesichtsbogen am Patienten eine Bezugsebene aus rechtem und linkem Scharnierachsenpunkt sowie einem anterioren Referenzpunkt (beispielsweise Orbitalpunkt) definiert und über eine Registriergabel mit der Oberkieferzahnreihe starr verbunden wird.

Dabei ist es eine Frage der klinischen Relevanz der sinnvollerweise anzustrebenden Übertragungsgenauigkeit, ob die Scharnierachsenpunkte individuell bestimmt und übertragen, zuvor markierte arbiträre Scharnierachsenpunkte verwendet werden oder

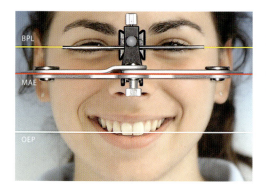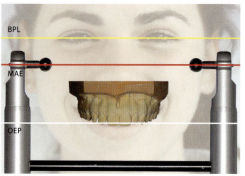

Abb. 3a und 3b Bei Ausrichtung des Gesichtsbogens (MAE) parallel zur Bipupillarlinie (BPL) entspricht die Orientierung des Modells (OEP = Okklusionsebene Patient) im Artikulator der Situation am Patienten.

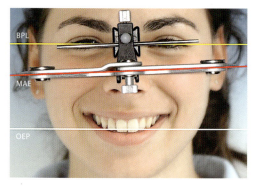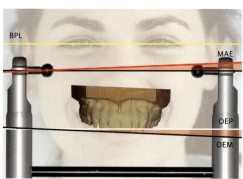

Abb. 4a und 4b Liegt der Gesichtsbogen (MAE) am Patienten nicht horizontal und parallel zur Bipupillarlinie (BPL), resultiert im Artikulator eine seitlich geneigte Orientierung des Oberkiefermodells (OEM), die nicht der Ausrichtung des Oberkiefers am Patienten (OEP = Okklusionsebene Patient) entspricht, da der Gesichtsbogen bei der Modellmontage mit der Horizontalebene des Artikulators parallelisiert wird. In der Abbildung beträgt die Neigung des Bogens 2,3 Winkelgrad.

ob ein Ohr-Gesichts-Bogen mit fester Distanz vom äußeren Gehörgang zum angenommenen Scharnierachsenpunkt Anwendung findet. Das Gesichtsbogenregistrat wird unter Verwendung einer zum System gehörenden Übertragungshilfe oder durch das direkte Anlegen des Gesichtsbogens an den Artikulator in diesen übertragen. Das Oberkiefermodell wird in die Impressionen der Registriergabel eingesetzt und mit dem Artikulatoroberteil, in der Regel mittels Montagegips, fest verbunden.

Die Anwendung eines Gesichtsbogens dient also der Übertragung rein funktioneller Parameter. Gleichzeitig wird durch die Orientierung des Oberkiefermodells mittels Gesichtsbogenregistrat im Artikulator auch der Verlauf der anterioren Okklusionsebene der Modelle, bezogen auf die Horizontale des Artikulators, festgelegt. Dies ist solange kein Problem, wie die Ausrichtung des Gesichtsbogens am Patienten parallel zur angestrebten ästhetischen horizontalen Bezugsebene – in der Regel also zur Bipupillarlinie – erfolgt (Abb. 3a und 3b).

Preston[29] stellte schon 1979 fest, dass die Verwendung eines Gesichtsbogens zu einer ästhetischen Fehlausrichtung der Oberkieferzahnreihe im Artikulator führen kann, wenn sich die posterioren Referenzpunkte nicht auf gleicher Höhe befinden, was häufig vorkommt.[22,29]

Liegen die äußeren Gehörgänge oder Scharnierachsenpunkte eines Patienten nicht auf gleicher Höhe, verläuft die Linie, die sie untereinander verbindet – und damit auch der Gesichtsbogen – nicht horizontal und im Regelfall auch nicht parallel zur Bipupillarlinie. Da bei der Montage des Oberkiefermodells der Gesichtsbogen mit der Horizontalebene des Artikulators in Übereinstimmung gebracht wird, resultiert daraus eine seitlich geneigte Orientierung des Modells, die nicht der Beziehung der frontalen Okklusionsebene zur Horizontalen am Patienten entspricht (Abb. 4).

Orientiert sich der Zahntechniker bei der Herstellung des Frontzahnersatzes nun an der (horizontalen) Tischebene des Artikulators, wird daraus eine frontale Okklusionsebene resultieren, die im Artikulator horizontal erscheint, am Patienten aber um den Betrag der Abweichung zwischen der Horizontalen und der Verbindungslinie der posterioren Referenzpunkte geneigt ist und damit ästhetisch nachteilig wirkt. Preston[29] wies darauf hin, dass ein vergleichbares Phänomen auch bei anteroposteriorer Asymmetrie der Scharnierachsenpunkte auftritt. Liegt ein posteriorer Referenzpunkt weiter posterior als der andere, wird der Gesichtsbogen aus der Frontalebene zu dieser Seite geschwenkt. Bei der Modellmontage wird der Bogen mit der Kondylarachse des Artikulators parallelisiert, das Modell also in entgegengesetzter Richtung orientiert. Richtet sich der Zahntechniker für die Platzierung der dentalen Mittellinie nun nach der Mitte des Artikulators, wird am Patienten eine Verschiebung zur Seite des weiter posterior liegenden Referenzpunkts auftreten.

Übertragung mit korrigiertem Gesichtsbogen

Für dieses in der Literatur häufig diskutierte Problem[2,3,6,15,25,28,29,33] werden verschiedene Lösungsvorschläge angeboten.

Eine Möglichkeit besteht in der Markierung der Mittellinie und einer Parallelen zur Bipupillarlinie direkt auf dem Modell, hat aber für den Zahntechniker den Nachteil, dass er seinen gewohnten Bezugsrahmen – den horizontal zur Arbeitsfläche ausgerichteten Artikulator – nicht zur Orientierung nutzen kann.[15]

Von Dawson[8,9] wurde vorgeschlagen, bei der Übertragung mit einem Ohr-Gesichts-Bogen die Neigung zu korrigieren, indem man den Bogen zur horizontalen Referenzlinie manuell parallelisiert, bevor er mit der Registriergabel verbunden wird. Bei Modellen, die mit einem derart korrigierten Bogen einartikuliert wurden, können im Artikulator die horizontalen Parameter direkt in Bezug zur Tischebene analysiert werden.[15] Um die Korrektur des Bogens zu erleichtern, gibt es Gesichtsbögen mit einem zusätzlichen Referenzzeiger zur Parallelisierung mit der Bipupillarlinie (Abb. 5).

Für den Fall, dass Bipupillarlinie und Kommissurenlinie nicht parallel verlaufen, schlägt Paul[28] die Ausrichtung des Bogens parallel zur Winkelhalbierenden zwischen beiden Linien vor. Der Zahntechniker, dem in diesem Fall zusätzlich aussagekräftige frontal aufgenommene Fotos übermittelt werden, nutzt nun ebenfalls die Tischebene als Referenz.

Lee[19,32], der nicht die Bipupillarlinie, sondern die tatsächliche Horizontale als Referenzlinie favorisiert, schlägt die Ausrichtung des Bogens am aufrecht sitzenden Patienten mittels einer Wasserwaage (Bioesthetic Level Gauge, Panadent Co., Grand Terrace, USA) vor (Abb. 6 und 7).

Der Zahntechniker nutzt auch hier die Tischebene des Artikulators zur Orientierung.

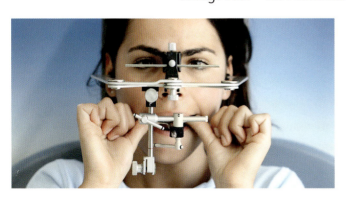

Abb. 5 SAM-Gesichtsbogen mit Referenzzeiger zur Parallelisierung mit der Bipupillarlinie.

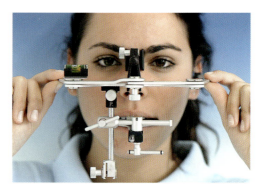 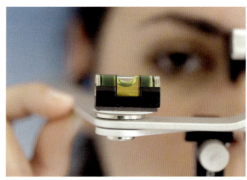

Abb. 6 und 7 Gesichtsbogen mit Wasserwaage zur horizontalen Ausrichtung.

Übertragung ästhetischer Parameter mit speziellen Hilfsmitteln
Dento-Facial Analyzer nach Kois

Der Dento-Facial Analyzer (Panadent Co.) ist ein Gesichtsbogen, der am Patienten bei aufrechter Kopfhaltung nur nach Horizontalebene und Gesichtsmittellinie ausgerichtet wird. Ausgehend von der These, dass die Scharnierachse im Mittel 100 mm vom Inzisalpunkt entfernt sei, verzichtet das System auf die Nutzung arbiträrer oder individuell bestimmter Scharnierachsenpunkte und nutzt ausschließlich den Inzisalpunkt als anatomische Referenz. Der Hersteller gibt an, dass bei rund 80 % der untersuchten Probanden die Abweichung von der mit 100 mm angegebenen durchschnittlichen Distanz von der Scharnierachse zum Inzisalpunkt weniger als 5 mm betrug, was etwa den in der Literatur angegebenen Werten für arbiträre Gesichtsbögen entsprechen würde.[4,27] Der Dento-Facial Analyzer besteht aus einem Gesichtsbogen mit Mittellinienindikator, Wasserwaage und Indextray (Abb. 8) sowie einem Montagetisch für die Montage des Oberkiefermodells in den Artikulator. Das in der Originalversion nur im Panadent-Artikulator verwendbare System wird vom deutschen Importeur (Loser & Co., GmbH, Leverkusen) so modifiziert, dass es auch für andere Artikulatorsysteme verwendet werden kann.

Praktisches Vorgehen. Das Indextray wird beidseits im Molarenbereich mit einem thermoplastischen Registriermaterial (beispielsweise 2 Bite Tabs, Panadent) versehen, im Wasserbad erwärmt und in den Gesichtsbogen eingefügt. Der Patient steht oder sitzt aufrecht und nimmt eine aufrechte gerade Kopfhaltung ein. Der Gesichtsbogen wird nun so am Oberkiefer des Patienten adaptiert, dass

- die mittleren Schneidezähne die entsprechende Referenz des Indextrays berühren,
- Impressionen im Registriermaterial entstehen, die später eine sichere Modellzuordnung ermöglichen,
- sich der Mittellinienindikator in Übereinstimmung mit der Mittellinie des Gesichts befindet,
- der Gesichtsbogen in sagittaler und transversaler Richtung mittels Wasserwaage horizontal ausgerichtet ist (Abb. 9 und 10).

Da die Ausrichtung des Bogens erfolgen muss, solange das Registriermaterial noch eine plastische Konsistenz aufweist, ist die Handhabung recht schwierig und erfordert etwas Übung. Nach dem Aushärten des Registriermaterials wird der Gesichtsbogen abgenommen.

Das Indextray wird vom Gesichtsbogen gelöst und auf den Montagetisch platziert, der dann in das Artikulatorunterteil eingesetzt wird. Das Oberkiefermodell wird in die Impressionen des Indextrays gesetzt und einartikuliert (Abb. 11).

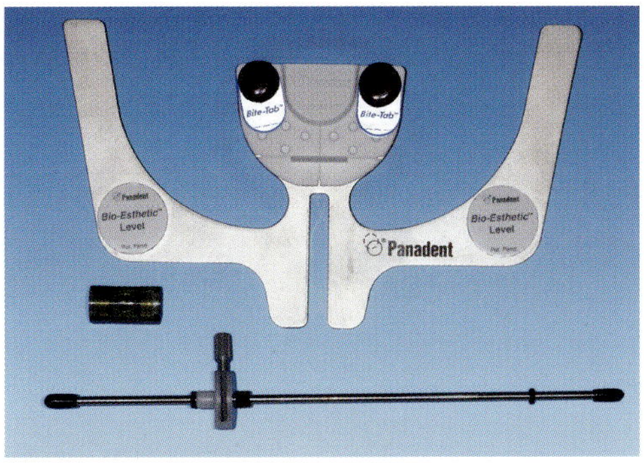

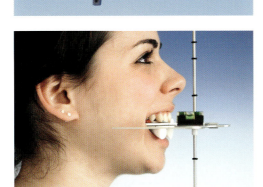
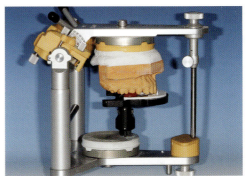

Abb. 8 Dento-Facial Analyzer.

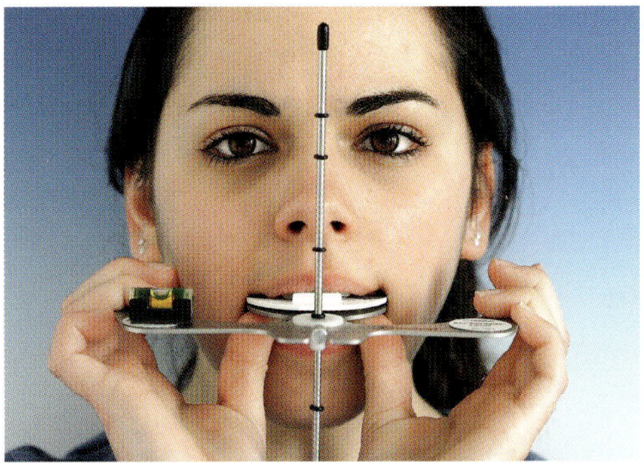

Abb. 9 Vertikal korrekte Ausrichtung des Dento-Facial Analyzer.

Abb. 10 Sagittal korrekte Ausrichtung des Dento-Facial Analyzer.

Abb. 11 Modellmontage mit Montagetisch und Indextray.

Die Montage des Unterkiefermodells erfolgt anschließend in der üblichen Art und Weise. Da bei einer beabsichtigten Frontzahnrestauration diese Zähne möglicherweise fehlen oder präpariert sind, also kein Inzisalpunkt sicher definierbar ist, muss erst ein Situationsmodell des unpräparierten Oberkiefers oder der Provisorien einartikuliert und nach Montage des Unterkiefers gegen das Oberkiefermodell der präparierten Zähne ausgetauscht werden. Für die Einstellung der Kondylenbahnneigung im Artikulator ist zu berücksichtigen, dass die üblichen Mittelwerte hier nicht verwendet werden können, da der Modellmontage keine der üblichen Bezugsebenen wie Scharnierachsen-Orbital-Ebene oder Campersche Ebene zugrunde liegen und individuelle funktionelle Parameter unberücksichtigt bleiben.

Clinometer nach Behrend

2003 wurde das Clinometer als Ergänzung zum Artex- Artikulatorsystem (Amman Girrbach, Pforzheim) auch auf dem deutschen Dentalmarkt eingeführt (Abb. 12).

Praktisches Vorgehen[3,13,31]. Das Praxis-Clinometer wird am Artex-Gesichtsbogen fixiert und dieser in die äußeren Gehörgänge des Patienten eingeführt. Da die Glabellastütze keine Anwendung findet, ist es zum einen erforderlich, dass der Behandler den Bogen mit einem Finger mittig abstützt, um ihn in der richtigen Höhe zu halten und ein transversales Kippen des Bogens zu verhindern. Zum anderen muss der Gesichtsbogen eng in den Gehörgängen fixiert werden, um das Spiel des Bogens möglichst gering zu halten.

Für die Anwendung des Clinometers ist es von Vorteil, wenn sich Patient und Behandler gegenüberstehen, da im Behandlungsstuhl die frontale Betrachtung des Gesichts nur eingeschränkt möglich ist. Der Gesichtsbogen wird so ausgerichtet, dass sich die obere

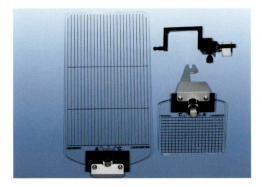
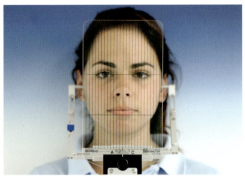

Abb. 12 Das Clinometer-System.

Abb. 13 Praxis-Clinometer am Artex-Gesichtsbogen.

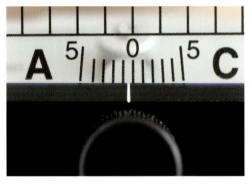
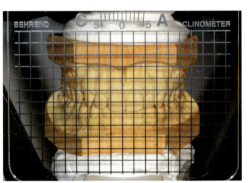

Abb. 14 Am Clinometer ablesbarer Ästhetikwinkel.

Abb. 15 Beurteilung der Modellsituation durch das Labor-Clinometer.

horizontale Linie des Clinometers auf Höhe der Pupillen befindet (Abb. 13). Durch Drehen an der Rändelschraube wird der Winkel des Clinometers so verändert, dass die vertikalen und horizontalen Linien des Schilds mit dem Gesicht des Patienten harmonieren.

Dabei hat es sich aus Sicht des Autors bewährt, das Clinometer zuerst mit der Bipupillarlinie zu parallelisieren und anschließend zu überprüfen, ob diese Einstellung auch mit den anderen Charakteristika des Gesichts, wie Gesichtsmittellinie, äußerer Form des Gesichts und Kommissurenlinie, harmoniert. Ist dies nicht gegeben, wird die Einstellung des Clinometers so verändert, dass sie dem Gesamteindruck des Gesichts entspricht. Am Clinometer kann nun der sogenannte Ästhetikwinkel abgelesen werden, wobei C (= clockwise) einer Abweichung von der Nullposition im Uhrzeigersinn und A (= anticlockwise) einer Abweichung entgegen dem Uhrzeigersinn entspricht (Abb. 14). Für eine anschließende Gesichtsbogenregistrierung wird das Clinometer vom Bogen gelöst und die Glabellastütze befestigt. Für die Anwendung des Clinometers im Artikulator ist eine Gesichtsbogenübertragung zwingend erforderlich, weil sich der mit dem Clinometer ermittelte Winkelwert auf die individuelle Lage des Gesichtsbogens am Patienten bezieht. Das Labor-Clinometer wird mittels Fixierschraube des Frontzahnführungsstifts im Artikulator befestigt und der am Patienten bestimmte Ästhetikwinkel am Clinometer eingestellt. Indem er die Modelle durch das Clinometer hindurch betrachtet, kann der Techniker nun die Zahnachsen der Frontzähne und den Verlauf der frontalen Okklusionsebene zu den am Patienten bestimmten fazialen Referenzlinien in Beziehung setzen (Abb. 15).

Eigene Untersuchungen[20] ergaben, dass mit dem Clinometer eine Messgenauigkeit von etwa 1,2 Winkelgrad erreichbar war, was den klinischen Erfordernissen der Praxis vermutlich gerade genügen wird. Es ist anzumerken, dass der Artex-Gesichtsbogen durch

Abb. 16 An die Zahnreihen adaptierter Midliner.

Abb. 17 Ausrichtung der Wasserwaage in der Horizontalen.

Abb. 18 Midliner nach der Entnahme aus dem Mund.

Abb. 19 Modellmontage mit Midliner.

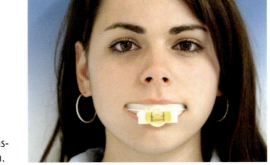
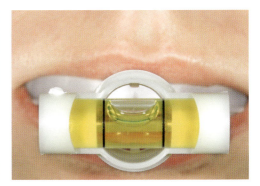
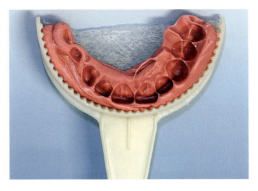
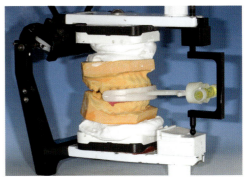

den Verzicht auf die Glabellastütze besonders bei zierlichen Personen mit eher engen äußeren Gehörgängen, in welche die Ohroliven dann nicht oder nur in geringem Maße eingeführt werden können, sehr locker sitzt und einer streng mittigen Abstützung durch den Behandler große Bedeutung zukommt, da bei einseitiger Abstützung Kippphänomene auftreten, die den Messwert um mehrere Winkelgrade verfälschen können. Durch die bei dieser Methode zwingend erforderliche arbiträre Gesichtsbogenübertragung ist die Berücksichtigung individueller funktioneller Parameter grundsätzlich möglich.

Midliner Ein weiteres, in der Literatur[6,16] angegebenes Verfahren zur Übertragung einer ästhetisch korrekt ausgerichteten Okklusionsebene stellt die Verwendung einer Wasserwaage dar, die mit einer Registriergabel verbunden ist.

Praktisches Vorgehen. Der Midliner (Vic Pollard Dental Products, Westlake Village, USA) wird mit einem schnell abbindenden Abform- oder Registriermaterial auf Silikonbasis zwischen die Zahnreihen des Patienten gebracht und so ausgerichtet, dass sich die Luftblase der Wasserwaage zwischen den beiden vertikalen Markierungen befindet. Dabei soll sich der Kopf des Patienten in einer geraden, aufrechten Position befinden (Abb. 16 und 17). Nach Aushärten des Fixiermaterials wird die Wasserwaage in ihrer Position fixiert, der Midliner aus dem Mund des Patienten entnommen (Abb. 18) und im Labor zwischen die Modelle gefügt, die dann so einartikuliert werden, dass sich die Wasserwaage wieder in der Waagerechten befindet. Da sich die Wasserwaage dabei regelmäßig im Bereich des Inzisalstifts des Artikulators befindet, muss ein abgewinkelter Inzisalstift verwendet, auf andere Hilfskonstruktionen zurückgegriffen oder ein Okkludator ohne Inzisalstift angewandt werden (Abb. 19).

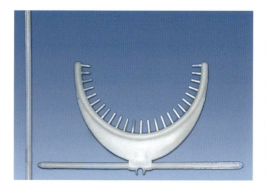 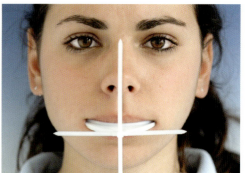

Abb. 20 Der Facial Plane Relator.

Abb. 21 An die Zahnreihen adaptierter Facial Plane Relator.

Die auf diese Weise erfolgte Übertragung der Okklusionsebene stellt sicherlich einen Vorteil gegenüber einem Verzicht auf jegliche Informationsübermittlung dar. Allerdings ist diese Technik abhängig von der Einnahme der richtigen Kopfhaltung, da andernfalls eine fehlerhafte Orientierung übermittelt wird. Es wäre zu diskutieren, ob bei Personen, die gewohnheitsmäßig den Kopf etwas seitlich geneigt halten – was der Autor häufig beobachtet hat – eine gerade und aufrechte Kopfhaltung für die Anwendung des Midliners überhaupt zweckmäßig ist. Außerdem wird hier eine reine Horizontale übertragen, die auch bei aufrechter gerader Kopfhaltung nicht zwangsläufig eine Parallele zur Bipupillarlinie bildet. Die Bezeichnung „Midliner" ist etwas unglücklich gewählt, da lediglich die Beziehung der Zähne zu einer horizontalen Referenzebene, nicht aber zur Mittellinie übertragen wird. Funktionelle Parameter finden bei der Anwendung des Midliners keinerlei Berücksichtigung.

Facial Plane Relator

Dieses von Greenberg und Ho[16] angegebene Hilfsmittel (Ho Dental Products, Santa Barbara, USA) besteht aus einem vertikalen und einem horizontalen Referenzzeiger, die rechtwinklig zueinander angeordnet und mit einem paraokklusalen Löffel („bite fork") verbunden sind (Abb. 20).

Praktisches Vorgehen. Die Relationsbestimmung erfolgt hier mittels eines Durchbissregistrats aus Silikon. Dabei wird der paraokklusale Löffel an das noch plastische, vestibulär der Zahnreihen überschüssige Silikonmaterial adaptiert und so ausgerichtet, das sich:

- der Kreuzungspunkt der zwei Referenzzeiger in der Gesichtsmitte befindet,
- der vertikale Referenzzeiger mit der fazialen Mittellinie und/oder
- der horizontale Referenzzeiger mit der gewählten horizontalen Bezugsebene des Gesichts übereinstimmt (Abb. 21).

Der Relator wird in situ gehalten, bis das Registriermaterial ausgehärtet ist und dient dann zur Orientierung der Modelle bei der freihändigen Montage im Artikulator.
Der Vorteil dieses Verfahrens liegt darin, dass es einfach, schnell und preisgünstig ist und dennoch eine Übertragung der entscheidenden Bezugsgrößen ermöglicht. Nachteilig ist, dass wegen der starren rechtwinkligen Verbindung von vertikalem und horizontalem Anzeiger diese Relationen nicht separat übertragen werden können. Zudem ist das Verfahren nicht sinnvoll mit einer Gesichtsbogenübertragung kombinierbar, sodass keine individuellen funktionellen Bezüge in den Artikulator übertragen werden können.

Abb. 22 Der Linefinder.

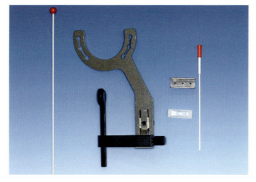 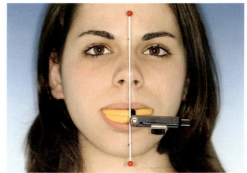

Abb. 23 Linefinder mit korrekt ausgerichtetem Mittellinienindikator.

Linefinder nach Langner Der von Jan Langner entwickelte und seit 1996 vertriebene Linefinder (Jan Langner GmbH, Schwäbisch Gmünd) ist ein Gerät zur Bestimmung der fazialen Mittellinie und ihrer Übertragung in den Artikulator. Es besteht aus einer Registriergabel mit individuell justierbarem Mittellinienindikator (Abb. 22, Mitte und links) sowie einem im Artikulator zu fixierenden Mittenanzeiger (Abb. 22 rechts) und ist für alle Artikulatorsysteme anwendbar.

Praktisches Vorgehen. Vom Hersteller wird empfohlen, zuerst die Mittellinie des Gesichts durch Markierung zweier Punkte (z. B. Mitte der Nasenwurzel und Kinnspitze) zu definieren, dann die mit Silikon ummantelte Registriergabel des Linefinders mittig am Oberkiefer zu adaptieren und durch ein Zusammenbeißen zu fixieren.[5] Nach dem Abbinden des Silikons wird durch Verschieben und Drehen einer in jeder Ebene verstellbaren Magnetplatte der daran haftende Mittellinienindikator mit den markierten Punkten in Übereinstimmung gebracht, die Magnetplatte in dieser Position fixiert und die Registriergabel aus dem Mund des Patient entnommen (Abb. 23).

In der Praxis des Autors hat sich ein etwas abweichendes Vorgehen bewährt, bei dem die Mittellinie nicht vor dem Anlegen der Registriergabel durch das Markieren zweier Punkte festgelegt, sondern durch das Justieren des Mittellinienindikators definiert wird. Hierzu wird nach dem Anlegen des Mittellinienindikators das Gesicht aus etwa 1 m Abstand gerade von vorn betrachtet und der Mittellinienindikator – gegebenenfalls mehrmals – nachjustiert, bis seine Ausrichtung der für die Orientierung der Frontzähne geeigneten individuellen Mittellinie entspricht. Dies scheint bei Patienten mit ausgeprägten Asymmetrien und Dysparallelitäten – und gerade bei diesen ist die individuelle Übertragung der Mittellinie erforderlich – sinnvoller zu sein als die Orientierung an zwei Messpunkten.

Die Modellmontage in den Artikulator erfolgt unabhängig von der Verwendung des Linefinders in der gewünschten Weise. Dann wird die Registriergabel mittels der Silikonimpressionen auf das im Artikulatoroberteil befindliche Modell aufgesetzt. Der Mittenanzeiger wird an der Magnetplatte befestigt und unter Verwendung einer aufschiebbaren Kunststoffhülse in einer am Artikulatoroberteil befindlichen Fixierwanne mit kaltpolymerisierendem Kunststoff verklebt (Abb. 24). Nach dem Entfernen der Registriergabel können nun bei Betrachtung der Modelle von vorn die dentale Mittellinie und die Interinzisallinie, bezogen auf die faziale Mittellinie, analysiert oder definiert werden (Abb. 25).

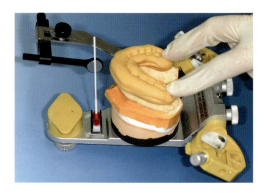
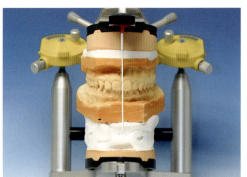

Abb. 24 Fixieren des Mittellinienindikators im Artikulator.

Abb. 25 Beurteilung der Mittellinie im Artikulator.

Während der Arbeit an den einartikulierten Modellen ist es jederzeit möglich, den Mittenanzeiger aus der fixierten Hülse zu entfernen und anschließend in identischer Position zu reponieren.

Ein gewisser Nachteil liegt darin, dass nur die Übertragung einer vertikalen, nicht aber einer horizontalen Referenz erfolgt. Ein Vorteil besteht darin, dass das Verfahren gut mit einer Gesichtsbogenübertragung kombinierbar ist. Daher ist die Übertragung individueller funktioneller Parameter in den Artikulator durch eine schädelbezügliche Montage des Oberkiefermodells und ein zentrisches Registrat möglich. Der Linefinder ist in seiner Anwendbarkeit zudem nicht auf ein bestimmtes Artikulatorsystem beschränkt.

Resümee für die Praxis

Zur Übermittlung von Informationen über den Verlauf der ästhetisch relevanten Linien des Patientengesichts wurden über die Jahrzehnte verschiedene Verfahren und Hilfsmittel entwickelt, die in der vorliegenden Arbeit zusammenfassend beschrieben wurden. Abgesehen von den zum Teil unterschiedlichen „Philosophien", die diesen Verfahren zugrunde liegen (beispielsweise wirkliche Horizontale versus Bipupillarlinie), erschwert auch die fehlende Kenntnis über die klinisch notwendige Übertragungsgenauigkeit den Vergleich.

Zur Frage, welche Divergenzen der Zahnachsen oder der frontalen Okklusionsebene von den Referenzlinien des Gesichts klinisch relevant sind, konnten in der Literatur kaum Angaben gefunden werden. Hier besteht weiterer Untersuchungsbedarf.

Eine einfache und sehr wirkungsvolle Maßnahme ist die Überprüfung der Lage des Gesichtsbogens am Patienten und gegebenenfalls eine Parallelisierung zur Bipupillarlinie.

Bei Patienten mit ausgeprägten Asymmetrien ist nach Ansicht des Autors die Kombination von einem parallel zur Bipupillarlinie ausgerichteten Gesichtsbogen mit dem Linefinder-System aktuell die leistungsfähigste Lösung, da hier die Informationen über horizontale und vertikale Referenzen, die eben häufig nicht rechtwinklig zueinander stehen, unabhängig voneinander übertragen werden und keine Abhängigkeit von einem bestimmten Artikulatorsystem besteht. Außerdem existiert die Möglichkeit, individuelle funktionelle Parameter bei der Einstellung des Artikulators zu berücksichtigen, die neben den ästhetischen Gesichtspunkten eine wesentliche Rolle für die erfolgreiche Rekonstruktion von Frontzähnen spielen.

Literatur

1. Ahmad I. Geometric considerations in anterior dental aesthetics: restorative principles. Pract Periodont Aesthet Dent 1998;10:813-822.
2. Behrend DA. An esthetic control system for fixed and removable prosthodontics. J Prosthet Dent 1985;54:488-496.
3. Behrend DA. An improved esthetic control system. Int J Prosthodont 1988;1:80-86.
4. Bücking W. Die horizontalen Gesichtsebenen. Quintessenz 2003;54:1191-1200.
5. Bücking W. Die Mittellinie – vertikale Symmetrieachse des Gesichts. Quintessenz 2003;54:1081-1085.
6. Chiche GJ, Aoshima H. Functional versus aesthetic articulation of maxillary anterior restaurations. Pract Periodontics Aesthet Dent 1997;9:335-342.
7. Chiche GJ, Pinault A. Ästhetische Gestaltung festsitzenden Frontzahnersatzes. Berlin: Quintessenz, 1994.
8. Dawson P. Evaluation, Diagnosis, and Treatment of Occlusal Problems, ed. 2. St Louis: Mosby, 1989.
9. Dawson PE. Grundzüge der Okklusion. Auswertung, Diagnose und Behandlung okklusaler Problemfälle. München: Zahnärztlich-medizinisches Schrifttum, 1978.
10. Fradeani M. Ästhetische Sanierungen mit festsitzender Prothetik. Band 1: Ästhetische Analyse. Berlin: Quintessenz, 2005.
11. Frush J. Swissdent Technique and Procedure Manual. Los Angeles: Swissdent Corp., 1971.
12. Gerber A. Proportionen und Stellung der Frontzähne im natürlichen und künstlichen Zahnbogen. Quintessenz 1965;16:33-42.
13. Girrbach Dental GmbH. Gebrauchsanleitung Clinometer. Girrbach Dental GmbH, Pforzheim 05/2003.
14. Golub J. Entire smile pivotal to teeth design. Clin Dent 1988; 33.
15. Gracis S. Klinische Betrachtungen und rationale Überlegungen zur vereinfachten Instrumentierung bei der okklusalen Rehabilitation. Teil I: Einbringen der Modelle in den Artikulator. Int J Par Rest Zahnheilkd 2003;23:57-67.
16. Greenberg JR, Ho PP. Communicating facial plane information to the dental laboratory: Introducing the facial plane relator device. J Prosthet Dent 2001;86:173-176.
17. Gürel G. Keramikveneers als Wissenschaft und Kunst. Berlin: Quintessenz, 2004.
18. Kokich VO, Kiyak HA, Shapiro PA. Comparing the perception of dentists and lay people to altered dental esthetics. J Esthet Dent 1999;11:311-324.
19. Lee RL. Standardized head position and reference planes for dento-facial aesthetics. Dent Today 2000;19:1-5.
20. Leukhardt M. Zur Frage der Reproduzierbarkeit der Übertragung ästhetischer Referenzlinien des Gesichtes in den Artikulator. Donau-Universität Krems, Masterthese, 2006.
21. Levine JB. Esthetic diagnosis. Curr Opin Cosm Dent 1995;3:9-17.
22. McCollum BB, Stuart CE. Gnathology: A Research Report. South Passadena, California, USA: Scientific Press, 1955.
23. Miller EL, Bodden WR, Jamison HC. A Study of the relationship of the dental midline to the facial median line. J Prosthet Dent 1979;41:657-660.
24. Moskowitz ME, Nayyar A. Determinants of dental esthetics: a rationale for smile analysis and treatment. Compend Contin Educ Dent 1995;16:1164-1186.
25. Namano S, Behrend DA, Harcourt JK, Wilson PR. Angular Asymmetries of the human face. Int J Prosthodont 2000;13:41-46.
26. Padwa BL, Kaiser MO, Kaban LB. Occlusal cant in the frontal plane as a reflection of facial asymmetry. J Oral Maxillofac Surg 1997;55:811-816.
27. Panadent. Introducing the new screwless face-bow Kois dento-facial analyzer. Grand Terrrace: Panadent o. J.;8.
28. Paul SJ. Smile analysis and face-bow transfer: enhancing aesthetic restorative treatment. Pract Proced Aesthet Dent 2001;13:217-222.
29. Preston JD. A reassessment of the mandibular transverse horizontal axis theory. J Prosthet Dent 1979;41:605-613.
30. Rufenacht CR. Ästhetik in der Zahnheilkunde. Grundlagen und Realisierung. Berlin: Quintessenz, 1990.
31. Shannon JL, Rogers WA. Communicating patients´esthetic needs to the dental laboratory. J Prosthet Dent 1991;65:526-528.

32. Small BW. The importance and use of articulators in esthetic dentistry. Gen Dent 1999;47:256-259.
33. Stade EH, Hanson JG, Baker CL. Esthetic considerations in the use of facs-bows. J Prosthet Dent 1982;48:253-256.
34. Tjan AHL, Miller NN. Some esthetic factors in a smile. J Prosthet Dent 1984;51:24-28.

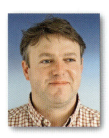

Dr. med. dent. Markus Leukhardt
Kirchstraße 8
16225 Eberswalde
E-Mail: markus.leukhardt@t-online.de

Originalbeitrag erschienen in
J CranioMand Func 2010;2:311-328.

Rainer Schöttl, Udo Plaster
Modellübertragung und Kommunikation zwischen Zahnarzt und Zahntechniker

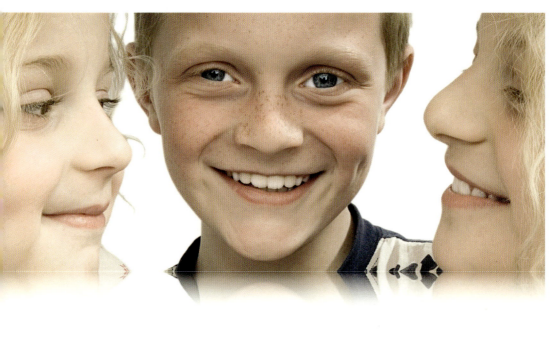

Modellübertragung und Kommunikation zwischen Zahnarzt und Zahntechniker

Rainer Schöttl, Udo Plaster

Zusammenfassung

Der Beitrag widmet sich dem Thema der korrekten Positionierung der Modelle im Artikulator, denn oft sind Verschiebungen, Verdrehungen und Verlagerungen der Modellposition im Artikulator Ursachen für Fehler bei der Gesichtsbogenübertragung. Des Weiteren wird auf die Wichtigkeit der korrekten Übermittlung von Daten wie Angaben zur Schädelmitte, der Horizontalen, der Vertikalen usw. an den Zahntechniker eingegangen, welche durch die Modelleinstellung im Artikulator kommuniziert werden können. Hierfür wird eine noch wenig bekannte Alternative zu den bisher üblichen Modellübertragungsmethoden vorgestellt, mit der die Autoren seit über 10 Jahren gute klinische Erfahrungen gemacht haben.

Indizes

Zahntechnik interdisziplinär, Kommunikation, Modellübertragung, Funktion, Artikulatorgleichschaltung, Übertragungsfehler

Einleitung

Bei der Kommunikation zwischen Zahnarzt und Zahntechniker denkt man vielleicht als erstes an die Zahnfarbe. Das Problem ist hier die räumliche Trennung zwischen Labor und Praxis: Während der Zahnarzt den Patienten vor sich hat, das Farbenspiel bei wechselndem Lichteinfall und in der natürlichen Umgebung im Mund des Patienten sehen kann, hat der Zahntechniker buchstäblich nur einen Abklatsch der Zähne des Patienten in Form eines Gipsmodells vor sich. Die Folgen einer ungenügenden Kommunikation zwischen Zahnarzt und Zahntechniker bei der Zahnfarbe dürfte jeder schon einmal erlebt haben, sie springen einem quasi ins Auge!

Es gibt aber auch Elemente bei dieser Kommunikation, die viel subtiler sind. Vielleicht erscheinen Zähne, die im Artikulator perfekt aussahen, im Mund des Patienten etwas schief (Abb. 1). Vielleicht stimmen die Mitte oder die Okklusion nicht ganz und der Patient erreicht Störkontakte, die es im Artikulator nicht gab.

Viele haben darauf geachtet, dass der Artikulator des Zahnarztes mit dem des Zahntechnikers gleichgeschaltet ist (Abb. 2). Was aber, wenn zwar die Modellsituation in beiden Artikulatoren übereinstimmt, aber beide nicht mit der Situation der Zahnbögen im Mund des Patienten? Ausgerechnet für diesen wichtigen Schritt haben wir keine

Schöttl, Plaster
Modellübertragung und Kommunikation zwischen Zanarzt und Zahntechniker

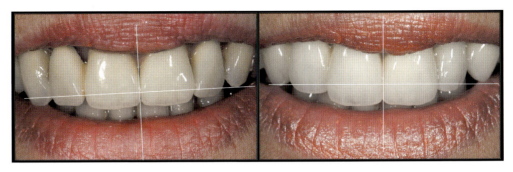

Abb. 1 Eine unliebsame Überraschung (links): Mitte und Zahnachsen stimmten zwar im Artikulator, nicht aber im Mund des Patienten! Rechts nach der Neuanfertigung auf korrekt übertragenen Modellen.

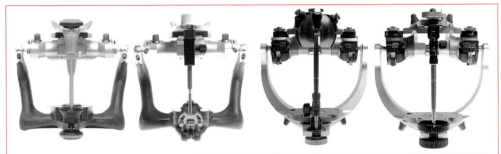

Abb. 2 Die Gleichschaltung der Artikulatoren.

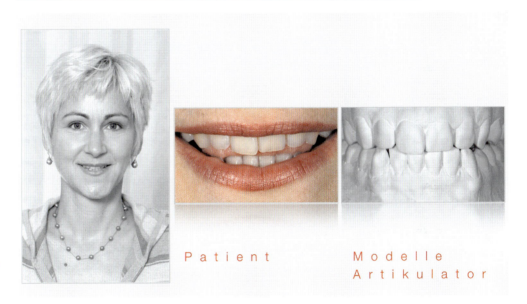

Patient Modelle Artikulator

Abb. 3 Das Abstrakt, mit dem der Techniker arbeitet, sollte der Realität entsprechen.

Kontrollmöglichkeiten. Im zahntechnischen Labor, wo aus vergleichsweise spärlichen Unterlagen so viel entstehen soll, wird einer der wichtigsten Faktoren oft stiefmütterlich behandelt: Die Modelleinstellung in den Artikulator, also die Gleichschaltung des Artikulators mit dem Patienten (Abb. 3).

Diese Gleichschaltung wird von der Übertragung des ersten Modells in den Artikulator in einem größeren Maße beeinflusst, als vielen bewusst ist. Vielfach findet diese Übertragung mit einem Gesichtsbogen statt und man verschwendet kaum einen Gedanken an Fehlermöglichkeiten bei diesem Schritt. Auch hat sich die Gnathologie seit ihren Ursprüngen deutlich gewandelt und weiterentwickelt, jedoch ist die Zielsetzung der Gesichtsbogenübertragung von Modellen heute die gleiche wie vor 60 Jahren: Man

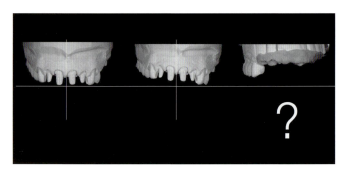
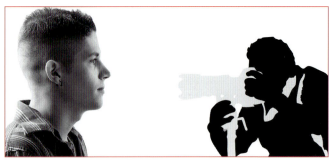

Abb. 4 Modelle alleine erlauben nur eine limitierte Interpretation der Situation.

Abb. 5 Die Foto-Dokumentationen sollten aus einer ähnlichen Blickrichtung erstellt werden wie der des Patienten.

möchte das Oberkiefermodell passend zur terminalen Scharnierachse in den Artikulator übertragen.

Aus diesem Grund haben sich die Autoren auch dafür entschieden, in diesem Zusammenhang die ursprünglich gebräuchliche Terminologie, also teilweise abweichend von den Empfehlungen der Deutschen Gesellschaft für Funktionsdiagnostik und Therapie, beizubehalten. Die im Folgenden vorgestellte Modellübertragungsmethode ist eine wenig bekannte, aber nach Überzeugung der Autoren gut funktionierende Alternative zu den bisher üblichen von der DGFT empfohlenen Methoden, mit der sie seit über 10 Jahren gute klinische Erfahrungen gemacht haben.

Wie etwas im Artikulator funktioniert oder auf dem Labortisch aussieht ist zweitrangig, denn der Patient ist letzten Endes der „Prüfstein" für Funktion und Ästhetik (Abb. 4). Der Zahnarzt hat das Original vor sich, kann Formen und Farben aus unterschiedlichen Blickwinkeln und bei unterschiedlichem Lichteinfall sehen. Er sieht nicht nur die Zähne, sondern auch deren Umfeld und das in der Dynamik der Bewegungen und der Mimik des Patienten. Zwangsläufig arbeitet der Zahntechniker an einem Abstrakt des Ganzen. Umso wichtiger ist es daher, dass dieses ein möglichst fehlerfreier Auszug aus dem Original ist. Ideal ist es, wenn der Zahntechniker den Patienten selbst kennenlernen kann. Selbst dann ist er aber gezwungen, aus dem Gedächtnis zu arbeiten, sodass eine mimische Bilddokumentation wünschenswert ist. Hilfreich ist bei einer solchen Bilddokumentation (Abb. 5) eine standardisierte Portraitabfolge (Abb. 6a und 6b), welche die mimischen Veränderungen bei bestimmten Bewegungen festhält. Diese halten den Ist- (oft kompensierten) Zustand des Patienten fest, der nicht unbedingt dem Idealzustand entspricht. Gerade im Verbund mit einer zuverlässigen Modellorientierung (Abb. 7) erlaubt eine solche Bilddokumentation vielfältige Rückschlüsse auf die Natur der vorliegenden Kompensationen und die Zusammenhänge zwischen möglichen Komponenten wie Zahnverlust, Zahnwanderung, Bisshöhenverlust, funktioneller Asymmetrien etc. (Abb. 8a bis 8d).

Die Modellorientierung wird aber nicht etwa, wie man annehmen könnte, vom Bissregistrat dominiert. Dieses ist ohne Zweifel wichtig, aber es ordnet lediglich die untere Zahnreihe der oberen zu (Abb. 17). Die Einstellung des ersten Modells – dies ist nach gnathologischer Gepflogenheit[4] das des Oberkiefers – ist aber das, was die Zuordnung der Modelle zu den Steuerelementen des Artikulators bestimmt. Die Wichtigkeit dieses Schritts wird nach Erfahrung der Autoren oft eklatant unterschätzt. Man vertraut auf die

Was sieht der Techniker im Vergleich zum Zahnarzt?

Schöttl, Plaster
Modellübertragung und Kommunikation
zwischen Zanarzt und Zahntechniker

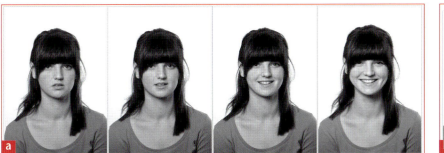 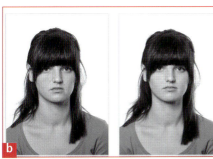

Abb. 6a und 6b Eine mimische Bilddokumentation, bei der man auch die Dynamik erahnen kann (Abb. 6a, v.l.n.r): im Schlussbiss, bei leichtem Lippenschluss, mit leicht geöffneten Lippen und beim Lächeln.

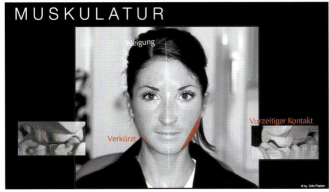

Abb. 7 Die insuffiziente Abstützung rechts führt zur Kompensation im Schlussbiss, welche sich im Bild durch Asymmetrien ausdrückt.

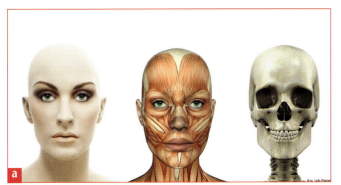 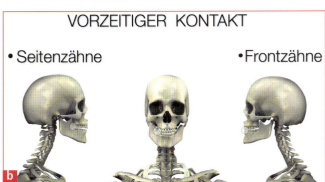

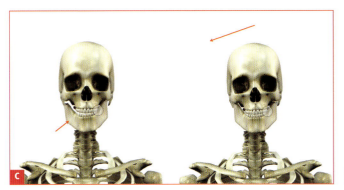 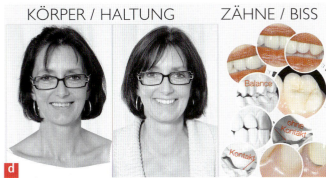

Abb. 8 **a** Auf dem Bild sieht man die Oberfläche, die Haut. Kompensiert wird auch in den Schichten darunter. **b** Verschiedene Kompensationsmöglichkeiten. **c** Kompensationen von Vorkontakten durch Veränderung der Kopfhaltung. **d** Wechselspiele von Körperhaltung und Biss.

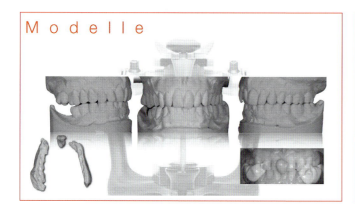

Abb. 9 Die Modellorientierung.

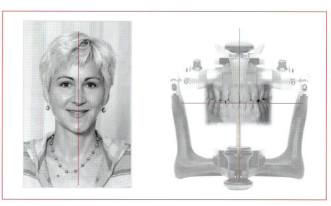

Abb. 10 Die Gesichtsmitte entspricht der Artikulatormitte.

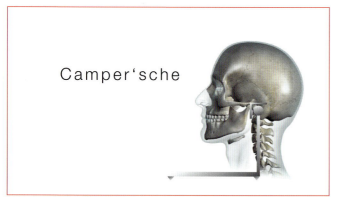

Abb. 11 Die Camper'sche Ebene.

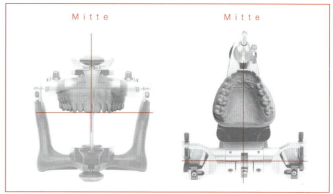

Abb. 12 Die Mitte des Artikulators kann sagittal die Schädel- und die Kiefermitte repräsentieren.

Routine der Übertragung mit einem Gesichtsbogen. Das Resultat wird selten hinterfragt und so gut wie nie überprüft. Egal ob die Übertragung des oberen Modells mittelwertig nach den Ohren ausgerichtet wird, nach einer kinematisch bestimmten terminalen Scharnierachse oder auf andere Weise, die Anordnung der Modelle im Artikulator hat das Potenzial, dem Techniker folgende Informationen zur Verfügung zu stellen, die, wenn sie verlässlich sind, seine Arbeit kolossal erleichtern und das Resultat vorhersehbarer gestalten können:

- Die Zahnbogenmitten können sich im Artikulator ebenso darstellen wie im Gesichtsschädel des Patienten. Die Artikulatormitte entspricht der Gesichtsmitte (Abb. 10).
- Die Bezugsebene kann ästhetisch und funktionell relevante Bezüge widerspiegeln, wie in der Frontalen die Parallelität zur Bipupillarlinie und in der Sagittalen die zur Camper'schen Ebene. Dies ermöglicht dem Techniker ohne Weiteres die Gestaltung einer funktionell und ästhetisch optimierten Kauebene, die zuverlässige Ausrichtung der Zahnachsen im Artikulator ohne Überraschungen bei der Einprobe etc. (Abb. 11).
- Die Mitte des Artikulators kann sagittal die Schädel- und Kiefermitte repräsentieren. Hierfür dürfen die Modelle nicht verdreht im Artikulator stehen, sodass z. B. eine Protrusionsbewegung im Artikulator die gleiche Richtung nimmt wie eine solche im Mund des Patienten. Auch stellt sich bei der mittigen Ausrichtung der Raphe-Me-

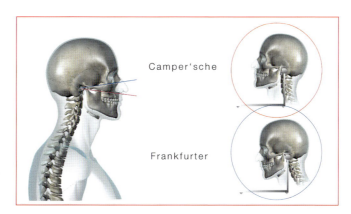

Abb. 13 Die Camper'sche Ebene im Vergleich zur Frankfurter Horizontalen.

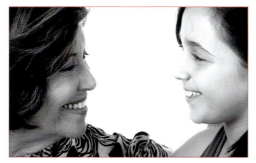 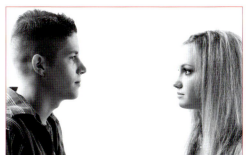

Abb. 14 und 15 Die Betrachtungsrichtung und der Blickwinkel.

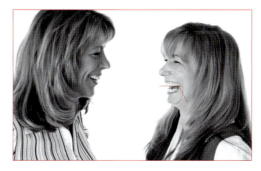 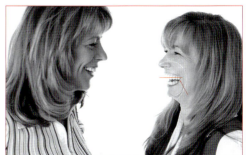

Abb. 16a und 16b Ein Problem bei der Orientierung nach der Frankfurter Horizontalen: eine künstliche Neigung der Zahnreihen.

dianlinie im Artikulator ein asymmetrisch geformter Zahnbogen wirklichkeitsgetreu dar und wird nicht etwa künstlich unter Verlust der Mitte symmetrisiert (Abb. 12).

Übliche Übertragungssysteme verwenden meist eine theoretische Bezugsebene, die diese Informationen nicht enthalten oder sie maskieren, weil die Modelle im Artikulator nicht so ausgerichtet sind, wie wir den Patienten sehen, bzw. wie er sich selbst sieht (Abb. 13). Es wäre wünschenswert, wenn der Techniker aus dem gleichen Blickwinkel auf die Zahnreihen der Modelle sehen kann, wie es der Patient tut (Abb. 14), wenn er sich im Spiegel betrachtet (Abb. 15), statt eine künstliche Neigung der Zahnreihen im Artikulator zu erzeugen, wie es bei der Orientierung nach der Frankfurter Horizontalen geschieht. Ist dagegen die idealisierte Kauebene die Bezugsebene, so fallen nach Erfahrung der Autoren zu lange oder zu kurze Zähne sofort auf (Abb. 16a und 16b) und deren ästhetischer und funktioneller Ausgleich geschieht bei der Herstellung einer prothetischen Versorgung fast von selbst. Der Techniker braucht lediglich im Artikulator gerade und symmetrisch zu arbeiten und hat die Gewissheit, dass sich die Restauration dann bei der Einprobe im Mund genauso darstellt (Abb. 17).

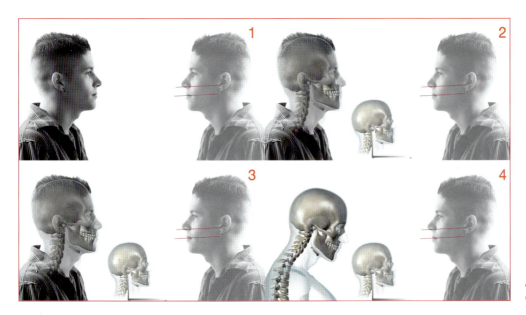

Abb. 17 Die Schädelebene entspricht der Artikulatorebene.

So wichtig eine naturgetreue Modelleinstellung für die ästhetische Qualität einer Restauration ist, so unverzichtbar ist sie für deren funktionelle Qualität. Es gilt hier, die Notwendigkeit zum nachträglichen Einschleifen im Mund so weit wie nur möglich zu reduzieren, denn dieser Arbeitsgang erfolgt immer mit schlechterer (Über-)Sicht im Mund, als im Artikulator. Nicht selten wird bei diesem Schritt eine sorgfältig gestaltete Okklusion wieder zerstört. Fehler bei der Übertragung der Modelle in den Artikulator können funktionelle Auswirkungen haben, die nicht nur mit der aufwändigsten Artikulator-Programmierung nicht mehr ausgeglichen werden können, sondern diese sogar zunichte machen können!

Die Modellübertragung mit einem mittelwertigen Gesichtsbogen gilt allgemein als hinreichend genau. Lohnt es sich überhaupt, hier nach möglichen Fehlern zu suchen?

Eine unveröffentlichte Studie der Autoren am Anatomischen Institut der Universität Erlangen, bei der 20 menschliche Schädel aus der kaudalen Perspektive fotometrisch vermessen wurden, ergab, dass in der Regel eine midsagittale Ausrichtung der Gaumennaht im Schädel zu erwarten steht (Abb. 18a bis 18c). Diese Dimension lässt sich im Artikulator leicht überprüfen, indem man die Gaumennaht am Modell anzeichnet, sie sollte in der Midsagittalen des Artikulators liegen, also weder verdreht noch seitlich verschoben. Schon bei der Kontrolle relativ weniger Oberkiefer-Modellpositionen im Artikulator wird man wahrscheinlich Abweichungen finden. Wie ist so etwas möglich (Abb. 19a und 19b)?

Mit einem mittelwertigen Gesichtsbogen positioniert man das Oberkiefer-Modell unter Berücksichtigung der externen Gehörgänge und einem anterioren Referenzpunkt, meist der Glabella. Diese Punkte sind im Schädel aber nicht unbedingt symmetrisch angeordnet. Liegt ein Porion weiter anterior als das andere, so wird das Oberkiefer-Modell verdreht übertragen. Ein Fehler um die Hochachse entsteht. Liegt eines weiter superior als das andere, so entsteht ein Fehler um die Längsachse (Abb. 20). Weicht der anteriore Referenzpunkt vom Mittelwert ab, so entsteht ein Fehler um die Querachse. Im Einzelnen entstehen daraus nach Erfahrung der Autoren folgende Konsequenzen:

Übertragungsfehler und funktionelle Auswirkungen

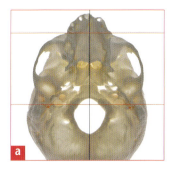 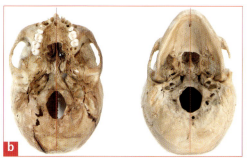 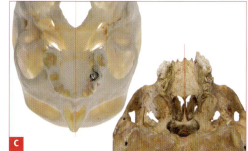

Abb. 18a bis 18c Schädel aus kaudaler Perspektive mit midsagittaler Ausrichtung der Gaumennaht im Schädel.

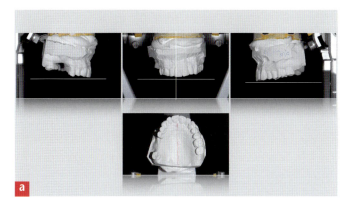 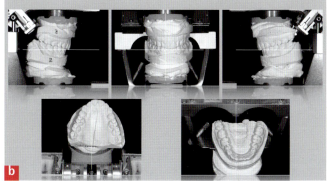

Abb. 19 **a** Ein Übertragungsfehler: die Modellneigung (Modelllage). **b** Ein Übertragungsfehler: Modelllage und Modellneigung.

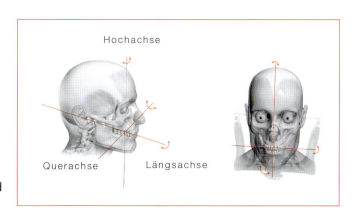

Abb. 20 Es gibt drei zu berücksichtigende Achsen: die Querachse, die Längsachse und die Hochachse.

- Übertragungsfehler um die Modellquerachse (Abb. 21a) wirken sich auf den Schließwinkel aus, mit dem der Artikulator die Zahnreihen von der Seite gesehen zusammenführt. Gleichzeitig stimmt auch die Ausrichtung der Kauebene und der einzelnen Zahnachsen von der Seite gesehen nicht, was zu Artefakten bei der Simulation der Horizontalbewegungen im Artikulator führt.
- Durch Übertragungsfehler um die Modelllängsachse (Abb. 21b bis 21d) geht die horizontale Referenz von vorne betrachtet verloren. Die Artikulatorachse hat nun einen anderen horizontalen Bezug zu den Zahnreihen, als es die Kiefergelenke in vivo haben und es kommt zu lateralen Zuordnungsfehlern bei vertikalen Änderungen im

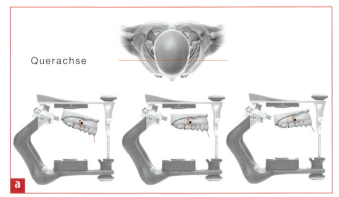
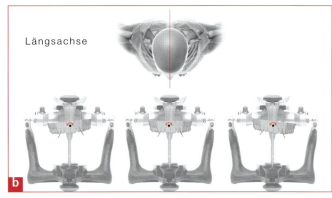
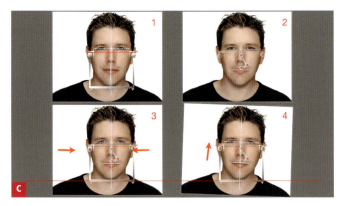
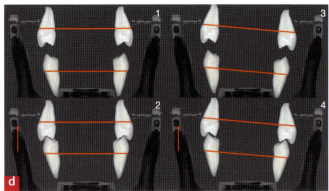

Abb. 21 **a** Die Querachse. **b** Die Längsachse. **c** Ein Übertragungsfehler um die Modelllängsachse durch asymmetrisch angeordnete Gehörgänge. **d** Bei der vertikalen Änderung im Artikulator kommt es zu lateralen Zuordnungsfehlern.

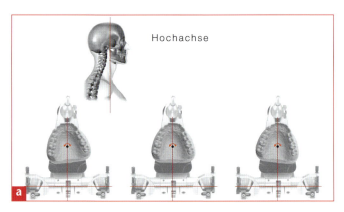
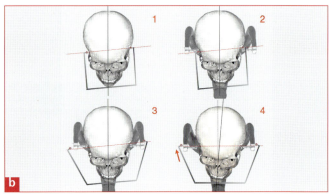
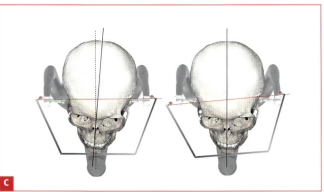

Abb. 22 **a** Die Hochachse (Oberkiefer). **b** Ein Übertragungsfehler um die Modellhochachse: Die Gehörgänge sind antero-posterior asymmetrisch angeordnet. **c** Ein Übertragungsfehler um die Hochachse.

Artikulator. Auch wird die Gestaltung symmetrischer Kauflächen durch die lateral falsche Zahnachsenstellung so gut wie unmöglich.

- Übertragungsfehler um die Modellhochachse (Abb. 22a bis 22c) können zu einer Verlagerung der Schneidezahnmitte führen oder zu einer asymmetrischen Anordnung der Seitenzähne im Artikulator. Dies verändert alle Vektoren des okklusalen Kompasses im Artikulator gegenüber der Situation im Mund.

Das HeadLines-Übertragungsregistrat

Die hier vorgestellte Systematik zur Modellübertragung mit HeadLines[5] und HIP-Mount[5] erfordert zwei Umdenkprozesse:

- Das Verlassen einer zur Kommunikation mit dem Techniker nutzlosen Referenzebene und stattdessen der Bezug zur Camper'schen Ebene und der Bipupillarlinie bzw., falls diese schief zum Gesichtsschädel steht, zum rechten Winkel auf dessen frontaler Symmetrieachse.
- Das Verlassen des Bezugs zur terminalen Scharnierachse und stattdessen die Positionierung der Modelle zu den posterioren Steuerelementen des Artikulators in einer Weise, welche die Reproduktion der erwünschten vertikalen und horizontalen Bewegungsvektoren ermöglicht (Abb. 23).

Bei der Erstellung eines HeadLines-Übertragungsregistrats muss zunächst nur auf die Bezugsebenen von frontal und lateral geachtet werden. Hierdurch ist die Modelllage um die Längs- und Querachse unter Kontrolle. Die Kontrolle der Hochachse erfolgt mit einer Übertragungsplatte, welche die midsagittale Ausrichtung der Gaumennaht sicherstellt. Die erwünschten Vektoren ergeben sich sowohl aus der vertikalen und sagittalen Zuordnung der Modelle zur Artikulatorachse als auch aus der posterioren und anterioren Steuerung im Artikulator.

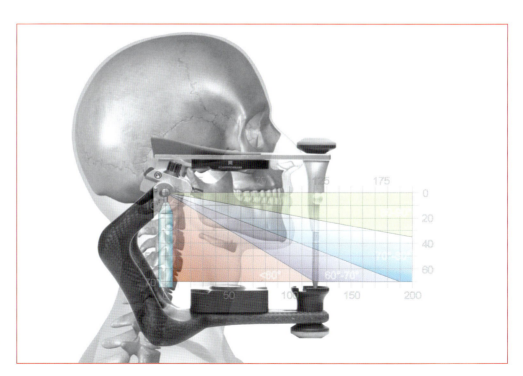

Abb. 23 Die Reproduktion der erwünschten Vektoren.

Die Bissgabel des HeadLines wird probehalber auf die obere Zahnreihe aufgelegt. Es wird ermittelt, ob und wo die Bissgabel von der oberen Zahnreihe abgehoben werden muss, damit der Querbalken des Messkreuzes in Fluchtung mit der Bipupillarlinie kommt bzw. der vertikale Balken mit der Symmetrieachse des Gesichtsschädels. Ebenso wird geprüft, ob und welche Korrekturen erforderlich sind, damit die seitlichen Messschenkel mit der Camper'schen Ebene fluchten. Somit ist bekannt, wo die Bissgabel auf der oberen Zahnreihe aufliegen darf und wo nicht, wenn das HeadLines korrekt zur Bezugsebene ausgerichtet ist.

Nun belegt man die Bissgabel des HeadLines mit Knetsilikon und führt sie erneut in den Mund des Patienten ein. An der Stelle des zuvor ermittelten Kontakts kann die Bissgabel freizügig auf die obere Zahnreihe gedrückt werden, der Rest wird nur so weit in das Knetsilikon eingeformt, bis das HeadLines wieder korrekt zur Bezugsebene ausgerichtet ist.

Die Referenzebene kontrollieren

Sobald das Silikon abgehärtet ist, wird es von der Bissgabel entfernt. Alles was über die Bissgabel gequollen ist, wird mit einem Skalpell beschnitten, sodass die Unterseite des Übertragungsregistrats plan auf der Übertragungsplatte aufliegt. Nun wird das Oberkiefer-Modell in die Impressionen des Registrats eingesetzt. Das Modell samt Registrat wird so auf der Übertragungsplatte zurechtgeschoben, dass die Gaumennaht mittig im Peilschlitz zu liegen kommt. Wird die Übertragungsplatte nun mit den Fräsungen in den Tisch des HIP-Mount eingesetzt, so ist automatisch auch die mittige Ausrichtung der Gaumennaht sichergestellt (Abb. 24a bis 25b).

Montage mit Übertragungsplatte: Mitte und Hochachse kontrollieren

Seit Christensen versucht man, die Vektoren bei der Bewegung der Modelle im Artikulator den Bewegungen anzugleichen, die in vivo auftreten. Eine der Prämissen in der Gnathologie war und ist, dass dies am besten durch die Vermessung der kondylären Grenzbewegungen geschieht. Auch wenn diese Prämisse heute noch in einigen Ländern kaum hinterfragt wird und entsprechende Techniken unverändert zur Anwendung kommen, bleibt sie doch unbewiesen. In der Tat zeigen Studien, dass der habituelle vertikale Bewegungsvektor näher an den Verlauf der Okklusalebene gekoppelt ist als an die Zuordnung der Zahnreihen zu den Gelenkkondylen und deren retraler Grenzbewegung (um die terminale Scharnierachse).[6–9] Dies ist positiv, denn die Okklusalebene obliegt, im Gegensatz zu den Kiefergelenken, der Gestaltungsfreiheit, die der Zahntechniker bei der Herstellung von Zahnersatz hat. Mit anderen Worten: Würde die Kieferbewegung durch die Kiefergelenke definiert, so wäre sie kaum zu therapieren. Orientiert sie sich

Die Programmierung der erwünschten Vektoren

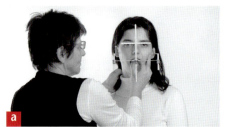 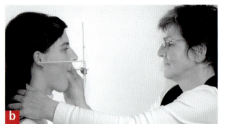 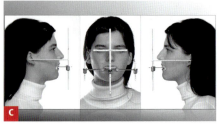

Abb. 24 **a** Das Anlegen des HeadLines von anterior. **b** Das Anlegen des HeadLines von lateral. **c** Die HeadLines.

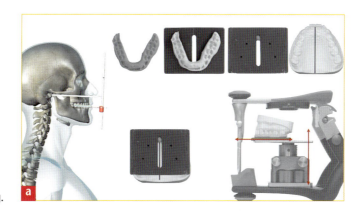

Abb. 25 **a** Die Übertragungsplatte mit der Kontrolle der Hochachse. **b** Die Übertragung.

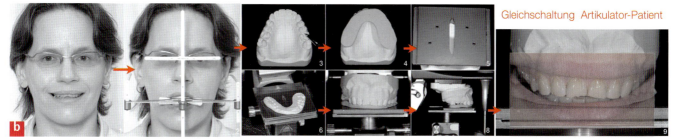

Gleichschaltung Artikulator-Patient

hingegen an der Beschaffenheit der Zahnreihen, so kann deren Form symmetrisiert und ausgeglichen werden, die (Dys-)Funktion ist therapierbar.

Ogawa et al. zeigten in mehreren Studien, dass die nicht manipulierte Schließbewegung in der Sagittalen einen mittleren Winkel von 86,4° zur Kauebene aufweist, unabhängig davon, wie diese zur Frankfurter Horizontalen bzw. zur Achsen-Orbita-Ebene liegt.[6,7,8,9] Bei 60 Probanden war dabei die maximale Abweichung von diesem Wert geringer als 6°. Somit ist der Vektor, mit dem wir den Kiefer schließen, relativ konstant, aber nur mit Respekt zur Okklusalebene, nicht im Verhältnis zur Frankfurter Horizontalen (Abb. 26a bis 26c).

Dies bietet einen gangbaren Ausweg aus einer Misere: Einerseits haben wir erkannt, dass es die eine unveränderliche Scharnierachse beim Menschen nicht gibt, zumindest bei seinen voluntären Bewegungen, und dass die Achsen hier fluktuieren. Andererseits ordnen wir aber die Modelle unverändert im Artikulator einer solchen starren Achse zu. Soll im Artikulator daher gehoben oder abgesenkt werden können, ohne das habituelle Bewegungsmuster nach retral oder anterior zu verlassen, ist es nach Erfahrung der Autoren sinnvoll, die Modelle der Drehachse des Artikulators so zuzuordnen, dass dieser in

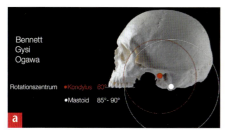 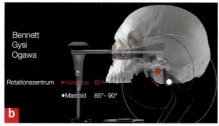 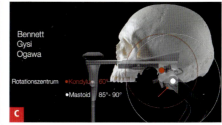

Abb. 26a bis 26c Rotationszentren und Vektoren.

vivo ermittelte mittlere Vektor zur Kauebene in der Sagittalen erzeugt wird, statt an der widersprüchlichen Theorie einer terminalen Scharnierachse festzuhalten.

In der Frontalen sollten vertikale Bewegungen nach Möglichkeit nichts verändern, damit die korrekte Zuordnung der Mitten erhalten bleibt. Gerade hier ist das Verständnis der Rolle der Modellübertragung von erheblicher Bedeutung, denn welche Richtung im Artikulator genau „oben" ist und welche „unten", hängt von der horizontalen Bezugsebene ab, zu der die Modelle eingestellt werden. Ein Artikulator wird immer lotrecht zu seiner Drehachse öffnen und schließen. Ist jedoch bei der Modellübertragung ein Fehler entstanden, der die horizontale Referenz betrifft, so stimmt auch die Vertikale nicht mehr: Beim Heben und Senken im Artikulator weicht die Zuordnung der Zahnbögen nach lateral ab. Man sieht, die Problematik beginnt nicht erst bei der Zuordnung des zweiten Modells, also beim Bissregistrat, sondern die Bezugskoordinaten zum Artikulator werden bereits mit der Einstellung des ersten Modells bestimmt.

Bei den horizontalen Bewegungsvektoren muss vor allem vermieden werden, dass diese im Artikulator schmaler ausfallen als beim Patienten. Die Okklusion soll ja so gestaltet sein, dass sie die in vivo auftretenden Funktionsbewegungen nicht stört. Es ist daher wichtig, darauf zu achten, dass der im Artikulator erreichbare okklusale Kompass nicht enger ausfällt als er es im Mund des Patienten tut. Verbreiternd auf den im Artikulator nachvollziehbaren Kompass wirkt sich aus:
- ein größerer Abstand der Modelle zur Drehachse des Artikulators
- die Einstellung eines größeren Bennetwinkels am Artikulator
- die Verwendung von Immediate-Sideshift-Einsätzen

Man sollte meinen, dass die Verwendung eines Einsatzes, der die Durchführung einer Immediate-Sideshift-Bewegung im Artikulator gestattet, den okklusalen Kompass (Abb. 27a) in jedem Fall breit genug, vielleicht eher zu breit, ausfallen lässt. Jedoch muss bedacht werden, dass der ursprüngliche Bezug in der Gnathologie immer die retrale Grenzstellung der Kondylen[3] war. Aus dieser Bezugsposition heraus ist eine Lateralbewegung des Unterkiefers nur mit einer Translation der Balancekondyle zu bewerkstelligen, im Verbund mit einer mehr oder weniger geringfügigen Bennetbewegung der Arbeitskondyle. Ist die Startposition jedoch eine Bisslage, die vor der retralen Grenzstellung der Kiefergelenke (RKP) liegt, so wird eine Lateralbewegung zwar ebenso von einer Transla-

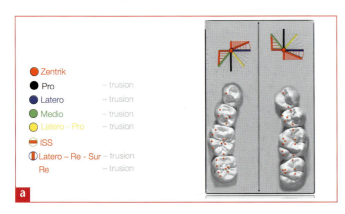
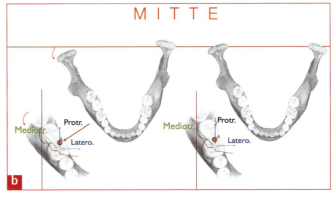

Abb. 27a und 27b Der Okklusale Kompass (nach M. H. Polz).

tion der Balancekondyle erzeugt, jetzt aber im Verbund mit einer Retrusion der Arbeitskondyle. Hierdurch wird der im Mund erreichbare okklusale Kompass weiter verbreitet, über die 90° des Immediate-Sideshifts hinaus! Dies betrifft vor allem die Gestaltung der Fissuren und Abgänge zwischen den arbeisseitigen Funktions- und Scherhöckern (Abb. 27b).

Positionierung der Modelle in der Vertikalen und Sagittalen

Der von Ogawa gefundene Auftreffwinkel der Schließbewegung zur Okklusalebene beweist bereits, dass der Mensch bei aufrechter Körperhaltung ungeführt seinen Unterkiefer in der Vertikalen, nicht in einer isolierten Rotation um die terminale Scharnierachse bewegt. Selbst Lauritzen war sich dessen offensichtlich bewusst, als er im Vorwort seines Buches darauf hinwies, dass eine solche isolierte Rotation vom Patienten entweder eingeübt oder von Zahnarzt manipuliert werden müsse.[2] Posselt hatte zuvor bereits darauf verwiesen, dass beim Menschen die Zielposition der maximalen Interkuspidation die Richtung der Schließbewegung bestimmt und diese nicht der retralen Bewegungsgrenze folgt,[10] welche einer isolierten Rotation entspricht. Selbst Bennett hat vor über einem Jahrhundert dargelegt, dass auch bei der kleinen Bewegung des Unterkiefers zwischen IKP und der Ruhe-Schwebe ein Rotationszentrum nicht im Bereich der Gelenkkondylen, sondern im Bereich des Mastoids zu suchen sei.[1] All diese Aussagen weisen letzten Endes darauf hin, dass man bei der ungeführten menschlichen Unterkieferbewegung bei aufrechter Körperhaltung von einer Kombination aus Rotation und Translation ausgehen sollte und eine isolierte Bewegung im unteren Gelenkspalt nicht zu erwarten ist. Eine solche Bewegung würde zu einem Auftreffwinkel zur Okklusalebene von etwa 60° führen,[11] also einem Vektor, der deutlich außerhalb der von Ogawa ermittelten Streuung liegt (vgl. Abb. 26a bis 26c).

Die oben erwähnten zwei Umdenkprozesse haben in Bezug auf den Vektor bei vertikalen Bewegungen im Artikulator folgende Konsequenzen:

- Selbst wenn man den Bezug zur terminalen Scharnierachse beibehält, aber die Camper'sche Ebene im Artikulator horizontal einstellt, entsteht eine Anordnung der Zahnbögen im Artikulator, welche superior und anterior zu einer Übertragung der Modelle mit Bezug zur Frankfurter Horizontalen liegt. Noch ist aber der Bezug zur terminalen Scharnierachse erhalten, d. h. ein Auftreffwinkel zur Okklusalebene von etwa 60°.
- Möchte man stattdessen einen Auftreffwinkel von ca. 86° erzeugen, so muss man die Modellzuordnung vom Bezug zur terminalen Scharnierachse lösen.

Stellt man die Okklusalebene horizontal im Artikulator ein, so wird der Auftreffwinkel zu einer einfachen geometrischen Funktion: Auf der Höhe der Drehachse des Artikulators wird ein Winkel von 90° erzeugt, egal wie weit anterior oder posterior man die Zahnreihen positioniert. Der Winkel wird immer spitzer, je tiefer und weiter posterior man die Zahnreihen im Artikulator positioniert.

Der limitierende Faktor bei den handelsüblichen Artikulatoren ist die Bauhöhe (Abb. 28) des Artikulatoroberteils. Meist ist man gezwungen, die Zahnreihen tiefer anzuordnen, als dies ideal wäre, um Sägesockel und Splitcasts unterbringen zu können. Anhand einer einfachen Grafik, bzw. mittels einer Schablone (Abb. 29), kann man entscheiden, wie weit man bei einer gegebenen Höhe mit der Modellposition nach anterior aus-

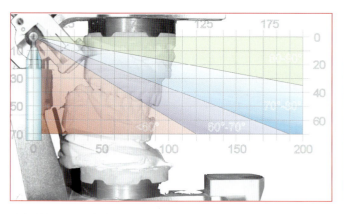

Abb. 28 Die Bauhöhe.

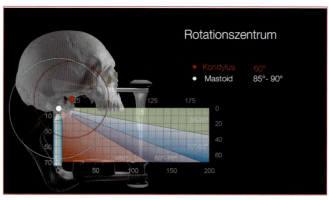

Abb. 29 Anhand einer einfachen Grafik bzw. Schablone kann man entscheiden, wie weit man mit der Modellposition nach anterior ausweichen sollte.

weichen sollte, um den erwünschten Auftreffwinkel bestmöglich zu approximieren. Je mehr die Gegebenheiten dazu zwingen, sich von dem erwünschten Auftreffwinkel zu entfernen, desto mehr sollte man vertikale Veränderungen im Artikulator vermeiden (Abb. 30a bis 30f).

Synopsis

Dieser Beitrag soll für die hohe Bedeutung der korrekten Orientierung der Modelle im Artikulator sensibilisieren. Immer wieder begegnen die Autoren auf ihren Fortbildungsveranstaltungen Kollegen, welche einartikulierte Modelle als Arbeitsunterlage mitbringen. Der sensibilisierte Blick erkennt allzu häufig Verschiebungen, Verdrehungen und Verlagerungen der Modellposition im Artikulator, und bei der näheren Kontrolle stellt sich dann nicht selten heraus, dass diese nicht den Gegebenheiten des Schädels entsprechen, sondern Artefakte darstellen. Wie bei jedem Arbeitsschritt sind auch bei der Gesichtsbogenübertragung Fehler möglich. Daher sollte man sich auf das Resultat nicht blind verlassen, sondern auch diesen Schritt kritisch kontrollieren.

Des Weiteren wurde auf die Wichtigkeit der korrekten Übermittlung solcher Informationen wie der Schädelmitte, der Horizontalen, der Vertikalen usw. an den Zahntechniker eingegangen, welche durch die Modelleinstellung im Artikulator kommuniziert werden können. Hierfür wurde eine noch wenig bekannte Alternative zu den bisher üblichen Modellübertragungsmethoden vorgestellt, mit der die Autoren seit über 10 Jahren gute klinische Erfahrungen gemacht haben.

Literatur

1. Bennett NG (1908). A contribution to the study of the movements of the mandible. J Prosthet Dent 8:41–54 (reprinted 1958).
2. Lauritzen A. Atlas of occlusal Analysis. Colorado Springs: HAH Publications, 1974.
3. McCollum BB, Evans RL. The gnathological concepts of Charles E. Stuart, Beverly B. McCollum and Harvey Stallard. Georgetown Dent J 1970;36:12-20.
4. McCollum BB, Stuart CE. A research report. South Pasadena, Calif.: Scientific Press, 1955.
5. MediPlus-Verlagsgesellschaft: http://www.mediplus-shop.de, in Kolmhof 2, D-91364 Unterleinleiter.
6. Ogawa T, Koyano K, Suetsugu T. Characteristics of masticatory movement in relation to inclination of occlusal plane. J Oral Rehabil 1997;24:652-657.
7. Ogawa T, Koyano K, Suetsugu T. Correlation between inclination of occlusal plane and masticatory movement. J Dent 1998;26:105-112.

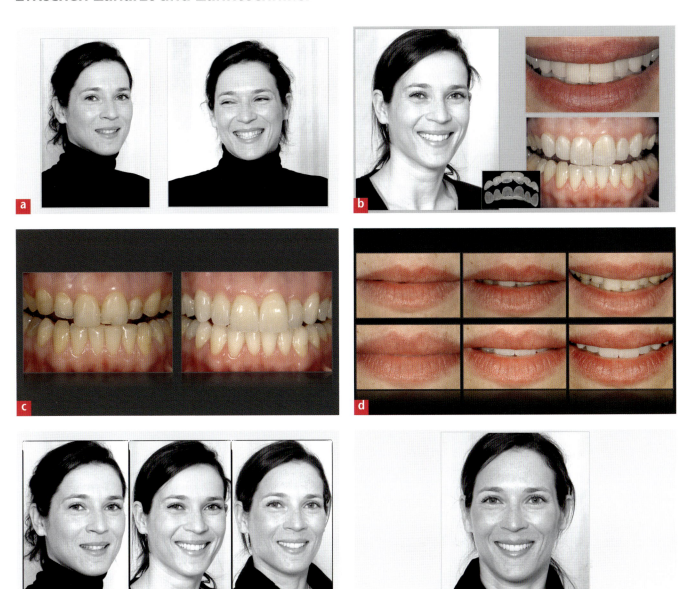

Abb. 30 **a** Die Ausgangssituation. **b** Die ästhetische Einprobe. **c bis f** Das ästhetische Endergebnis.

8. Ogawa T, Koyano K, Suetsugu T. The relationship between inclination of the occlusal plane and jaw closing path. J Prosthet Dent 1996;76:576-780.
9. Ogawa T, Koyano K, Umemoto G. Inclination of the occlusal plane and occlusal guidance as contributing factors in mastication. J Dent 1998;26:641-647.
10. Posselt U. Physiology of occlusion and rehabilitation, ed 2nd. Oxford: Blackwell, 1968.
11. Schöttl R. Scharnierachse ade! Myobyte 2008;2:7-14.

Adressen der Verfasser Rainer Schöttl, D.D.S. (USA), Institut für Temporo-Mandibuläre Regulation
Schuhstraße 35, 91052 Erlangen
E-Mail: rs@itmr.info

ZTM Udo Plaster, Plaster Dental-Technik, Emilienstraße 1, 90489 Nürnberg
E-Mail: info@plasterdental.de

125

Stefan Schunke
**Die Gesichtsbogenübertragung –
Eine persönliche Betrachtung der Problematik**

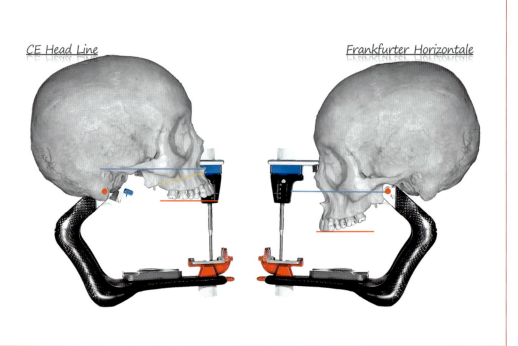

Zusammenfassung
Die Gesichtsbogenübertragung sollte ein routinemäßiger Prozess im zahntechnischen Labor sein, um die Modelle so im Artikulator zu positionieren, dass sie die Kieferstellung, die Kieferbewegungen aber auch die Kauebene des Patienten möglichst naturnah und in korrekter Funktion wiedergeben. Der Autor stellt in seinem Beitrag verschiedene Möglichkeiten der Gesichtsbogenübertragung vor, diskutiert Neuentwicklungen und erläutert seine eigenen Erfahrungen mit dem Thema Funktion und Gesichtsbogenübertragung.

Indizes
Funktion, Gesichtsbogenübertragung, arbiträre Gesichtsbogenübertragung, elektronische Registrierung, HeadLine

Die Gesichtsbogenübertragung

Eine persönliche Betrachtung der Problematik

Stefan Schunke

Eine Frage, die immer wieder aufkommt, ist die Frage, ob es überhaupt notwendig ist, mittels Gesichtsbogen die Modelle in den Artikulator zu bringen. Schließlich funktionieren auch viele Arbeiten, ohne dass sie mittels Gesichtsbogen im Artikulator montiert wurden. Also sollte die erste Frage zunächst einmal lauten: Was bedeutet hier in diesem Zusammenhang funktionieren und was heißt eigentlich Funktion?

Einleitung

Die wissenschaftliche Definition der dentalen Funktionen lautet:

Funktion [engl.: *function*]; physiologisches Zusammenspiel der Determinanten (Zähne, Muskulatur, Kiefergelenk) des kraniomandibulären Systems.[12]

Für uns Zahntechniker bedeutet Funktion hingegen meistens, dass der Zahnarzt keine Probleme am Behandlungsstuhl haben will, also dass eine Arbeit sofort und ohne größeres Nacharbeiten funktioniert. Im Klartext: Man macht die Krone eher zu flach, mit weniger Kauflächenprofil, ohne Störungen bei Seitwärtsbewegungen. Je näher wir dem Ziel kommen, keine Probleme am Behandlungsstuhl zu verursachen, desto besser bzw. erfolgreicher meinen wir zu sein. Für diejenigen von uns, die sich tiefer in die Thematik einarbeiten und nicht den leichten Weg abgeflachter Kauflächen gehen wollen, gibt es zahlreiche Studien

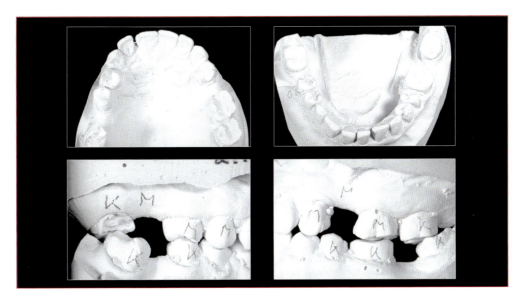

Abb. 1 Früher hat man die Modelle einfach in der Hand zusammengehalten und damit festgelegt, was restaurativ zu machen ist.

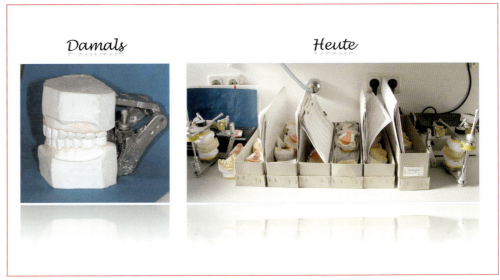

Abb. 2 Heute dagegen wird wesentlichen mehr Aufmerksamkeit der Diagnostik gewidmet. Man muss jedoch hinterfragen, ob auch jeder Aufwand gerechtfertigt ist oder ob man mitunter über das Ziel hinausschießt und der Aufwand zum Selbstzweck wird.

mit zahlreichen Meinungen. Aber für unsere tägliche Arbeit nutzen uns wissenschaftliche Studien[2,3,10,11] zu diesem Thema herzlich wenig, wenn wir sie nicht anwenden können oder wenn sie widersprüchlich sind. Wir sind Dienstleister und müssen auf den Unterlagen, die wir erhalten haben, das Bestmögliche abliefern oder die Arbeit ablehnen. Als ich 1976 meine Lehre begann, war es üblich, einfach die Modelle zusammenzuhalten, um dann zu sagen, was Krone, was Brückenglied oder Ähnliches werden soll (Abb. 1). Heute dagegen wird viel mehr für die Analyse getan, um Fehler zu vermeiden bzw. Problemstellungen zu erkennen und zu beheben. Es geht dabei nicht nur um das Zuklappen eines Modellpaars, sondern es geht darum, möglichst genau Okklusionsstörungen und die Pathologie des Kaumusters des Patienten zu erkennen und wiederzugeben. Aufgrund dessen können dann die entsprechenden therapeutischen Rückschlüsse gezogen werden (Abb. 2). Welchen Sinn oder Unsinn hat dabei die Gesichtsbogenübertragung? Die Beantwortung dieser Frage will der Autor für sich am Ende dieses Beitrags erreichen.

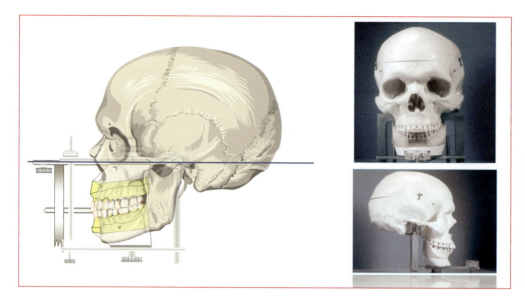

Abb. 3 Ziel einer schädelbezüglichen Montage ist, bei den Modellen möglichst die gleiche Relation wie im Schädel zu erreichen. Damit ist die Relation der Zahnreihen zum Gelenk und einer Bezugsebene gemeint (die Fotos sind von Stuart und waren ein Geschenk von M. H. Polz an den Autor).

Es ist eine Tatsache, dass die Herstellung von Zahnersatz ohne jedwede Gesichtsbogenübertragung häufig stattfindet und dass dieser Zahnersatz im weitesten Sinne „funktioniert", also „vermeintlich" keine Problem verursacht – diese aber auch nicht behebt. Ahlers definiert den Gesichtsbogen wie folgt:

Der Gesichtsbogen

> „Jeder Gesichtsbogen stellt per Definition eine räumliche Beziehung zwischen der Oberkieferzahnreihe und einer Achs- oder Bezugsebene her (welche aus der Scharnierachse des Patienten und einem anterioren Referenzpunkt gebildet wird)."[1]

Ich habe den zweiten Part dieses Zitats bewusst in Klammern gesetzt, da nicht jedes System die Scharnierachse als Referenzpunkt nimmt. Das Ziel ist also, die Modelle nach Möglichkeit so räumlich dreidimensional zu den jeweiligen Bezugsebenen in den Artikulator zu positionieren, dass wir der Schädelsituation möglichst nahe kommen (Abb. 3). Ursprünglich wurden hierfür höchst komplexe Aufzeichnungen auf einen Vollwert-Artikulator übertragen. Dies waren die Anfänge, begründet durch die Gnathologie.

Nicht jeder war davon überzeugt, dass diese Methodik richtig war. Im Laufe der Jahre gab es verschiedene Abwandlungen. Die wohl am häufigsten verwendete Form der Gesichtsbogenübertragung, wenn denn überhaupt ein Gesichtsbogen Anwendung findet, ist die arbiträre.

Die arbiträre Gesichtsbogenübertragung

Die arbiträre (willkürliche) Achse, ist, wie der Name schon sagt, eine willkürliche, zufällig gewählte Achse. Dabei gibt es verschiedene Methoden, die Achse zu wählen. Die häufigste dürfte die sein, bei der der arbiträre Gesichtsbogen in die Ohren des Patienten gesteckt wird und anschließend die oberen Zahnreihen durch die entsprechende Bissgabel abgegriffen werden. Interessant ist auch, wie sehr sich die Methoden der arbiträren Gesichtsbogenübertragung voneinander unterscheiden und zwar im Aufwand und dem Ergebnis der Genauigkeit der Übertragung.

Shillingburg et al.[9] veröffentlichten 1986 eine Tabelle über die Genauigkeit arbiträrer Interkondylarachspunkte (Abb. 4). Anhand dieser Tabelle ist erkennbar, dass ca. 25 %

Genauigkeit arbiträrer Interkondylarachspunkte

Messungen und Markierungspunkte für arbiträre Interkondylarachspunkte	Arbiträre Punkte innerhalb 6mm der kinematischen Scharnierachspunkte (%)	Autor
13mm auf Linie vom hinteren Tragusrand zum Kanthus (Augenwinkel)	98,0 92,1 58,3	Schallhorn Beyron Beck
13mm gegenüber dem vorderen Meatusrand	16,7 40,0	Beck Lauritzen und Bodner
13mm auf Linie vom Fußpunkt des Tragus zum Kanthus	33,0	Teteruck und Lundeen
10mm anterior des Mittelpunkts des äußeren Gehörgangs und 7mm unterhalb der Frankfurter Ebene	83,0	Beck
Ohrachse	75,5	Teteruck und Lundeen

Shillingburg/ Hobo/ Whitsett
Grundlagen der Kronen- und Brückentechnik
Quintessenz 1986

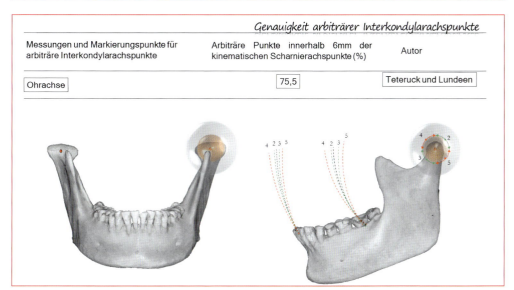

Abb. 4 Tabelle zur Genauigkeit arbiträrer Interkondylarachspunkte.[9]

Genauigkeit arbiträrer Interkondylarachspunkte

Messungen und Markierungspunkte für arbiträre Interkondylarachspunkte	Arbiträre Punkte innerhalb 6mm der kinematischen Scharnierachspunkte (%)	Autor
Ohrachse	75,5	Teteruck und Lundeen

Abb. 5 Indem man mit dem Zirkel um die Scharnierachse sowie um die kondylären Achspunkte Radien schlägt, erkennt man, wie diese differieren.

der arbiträren Achspunkte außerhalb eines Radius von 6 mm um die tatsächliche Scharnierachse liegen, was noch als tolerabel gilt. Schlägt man mit dem Zirkel Kreisradien um die tatsächlichen sowie um die arbiträren Achspunkte, so erkennt man, wie sehr diese Radien differieren. Anders ausgedrückt: Man hätte, je nachdem, welchen Achspunkt man wählt, eine Bisserhöhung oder aber eine Bisserniedrigung (Abb. 5 und 6). Ein Viertel der gefundenen Achsen liegen sowieso weit außerhalb der Scharnierachse und sind daher nicht mehr von Bedeutung.

Immer wieder hört man, dass der Artikulator beispielsweise auf die Campersche Ebene, auf die Frankfurter Horizontale oder aber auf die Patienten-Horizontale nach Guichet ausgelegt ist. Bleibt die Frage, wo liegt der Unterschied? Kann ich denn in einem Artikulator, welcher auf die Frankfurter Horizontale ausgelegt ist, nicht dennoch nach der Camperschen Ebene einartikulieren?

Dies ist nicht möglich, denn der systemische Unterschied liegt hierbei in der Höhe des Nasensteges zur Bezugsebene (Abb. 7). Diese Höhe ist vorgegeben und ergibt mittel-

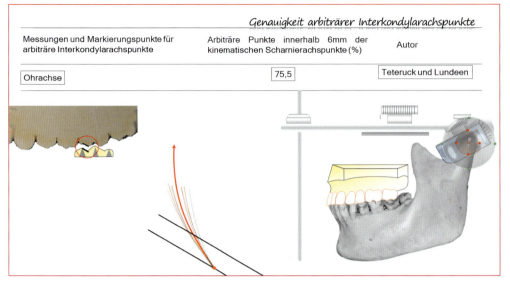

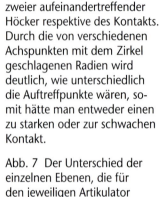

Abb. 6 Die Vergrößerung zweier aufeinandertreffender Höcker respektive des Kontakts. Durch die von verschiedenen Achspunkten mit dem Zirkel geschlagenen Radien wird deutlich, wie unterschiedlich die Auftreffpunkte wären, somit hätte man entweder einen zu starken oder zur schwachen Kontakt.

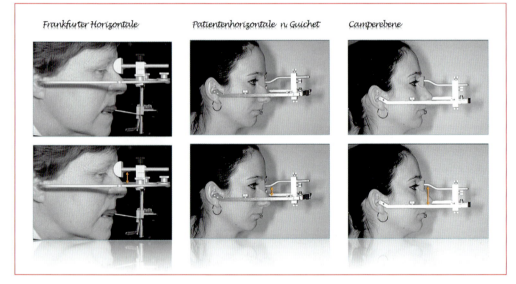

Abb. 7 Der Unterschied der einzelnen Ebenen, die für den jeweiligen Artikulator relevant sind, begründet sich im Verhältnis des Nasenstegs zum Gesichtsbogen und der damit meist festgeschriebenen Höhe. Es gibt Systeme, die die Höhe des Nasenstegs variabel halten, um so den individuellen Gesichtern gerecht zu werden. Problematisch kann auch die Anpresskraft sein, welche auf die Stütze ausgeübt wird. Dies kann mit einem teleskopierenden Nasensteg umgangen werden. Ebenso ergeben sich andere Bezugsebenen, wenn der Nasensteg gedreht und somit anders verwendet wird als vorgeschrieben.

wertige Kondylenbahnneigungen (Abb. 8). Das kann z. B. dann ein Problem sein, wenn der Patient nicht im Mittelwert liegt, also nicht in das Schema des jeweiligen Verhältnisses Nasensteg/Bezugsebene passt. Das ist z. B. dann der Fall, wenn der Patient ein sehr hohes Mittel- bzw. Untergesicht hat. Dann stimmen alle diese Werte nicht mehr.

Der für am deutlichsten erkennbare Unterschied zwischen den Bezugsebenen liegt in der Neigung der Kondylenbahn des Artikulators. Diese Werte können aber weiter variiert werden, wenn der Zahnarzt gar keinen Nasensteg verwendet.

Heutzutage ist es modern, nur noch eine Bissgabel geliefert zu bekommen, diese in das Artikulator-Unterteil zu stecken und dann das Oberkiefermodell entsprechend einzuartikulieren. Einmal ist es mir dabei passiert, dass sich die Bissgabel nicht wirklich platzieren ließ (Abb. 9). Daraufhin hatte ich die Idee, das System zu überprüfen. Die meisten Systeme müssen aufgrund der arbiträren Vorgehensweise in ihrer Kondylenbahn auf 30° eingestellt werden. Nachdem ich das gemacht hatte, habe ich den Gesichtsbogen auf die untere Bissgabel gesteckt und diesen dann geschlossen. Die in den Abbildungen 10

Schunke
Die Gesichtsbogenübertragung – Eine persönliche Betrachtung der Problematik

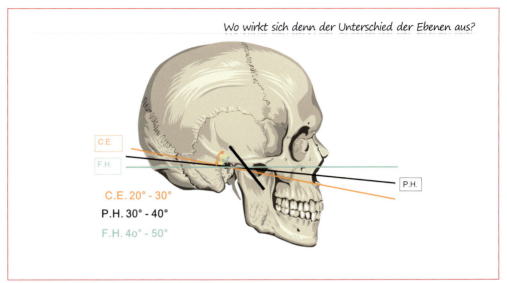

Abb. 8 Sofern mit Nasensteg gearbeitet wird, ergeben sich mit mittelwertigen Kondylenbahnneigungen im Durchschnitt 30 bis 50 Grad je nach Ebene. Dazwischen sind aber viele weitere Varianten möglich.

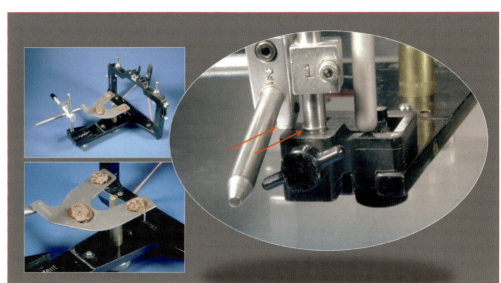

Abb. 9 Hier ließ sich die Bissgabel nicht hundertprozentig platzieren, da eine Halterung störte.

bis 12 gezeigten Ergebnisse sprechen für sich. Im Ergebnis konnte ich bei keinem der von mir geprüften Artikulatoren eine Übereinstimmung zwischen der Bissgabel und der arbiträren Achse feststellen. Es sei hier noch einmal erwähnt, dass ich diese Prüfung lediglich einmalig bei den von mir verwendeten Artikulatoren ausgeführt habe. Von daher ist die Aussagekraft vielleicht nicht allzu hoch, aber es steht jedem offen, dies bei seinem Artikulator einmal selbst auszuprobieren.

Noch gravierender fällt die ganze Situation aus, wenn man versucht, systemfremde Gesichtsbögen über eine solche Bissgabel zu übertragen (Abb. 13 bis 15). In dem einen oder anderen Fall mag zwar die Achse korrekt sein, aber dafür stimmen dann die Bezugsebenen nicht mehr. Die einzige Möglichkeit, diesem Dilemma zu entkommen, besteht darin, wieder die Einheit Gesichtsbogen und Bissgabel herzustellen (Abb. 16). Korrekterweise sollte dieser Arbeitsschritt in der zahnärztlichen Praxis stattfinden, was jedoch meiner Erfahrung nach eher in Ausnahmefällen geschieht.

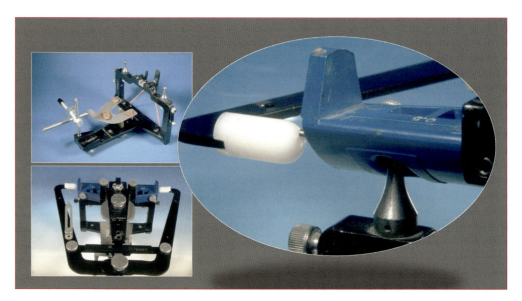

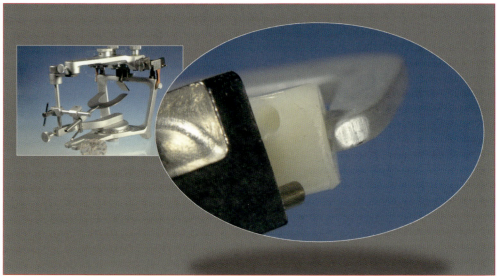

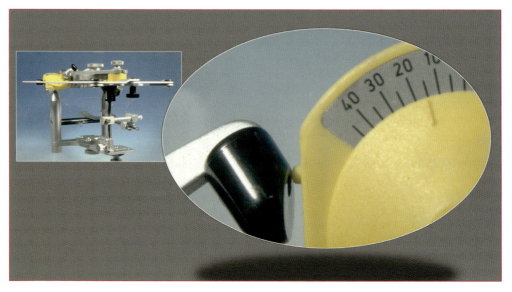

Abb. 10 bis 12 Um das System grundsätzlich zu überprüfen, wurden die Kondylenbahnneigungen entsprechend eingestellt, anschließend wurde der Gesichtsbogen auf die untere Bissgabel gesteckt und geschlossen. Dieser Versuch erfolgte mit mehreren Artikulator-Systemen und führte immer zum gleichen Ergebnis: nichts hat gestimmt!

Schunke
Die Gesichtsbogenübertragung –
Eine persönliche Betrachtung der Problematik

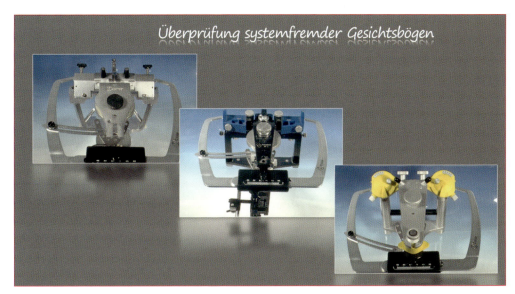

Abb. 13 Die Überprüfung systemfremder Gesichtsbögen liefert erst recht keine verwertbaren Ergebnisse, sondern noch mehr Verwirrung.

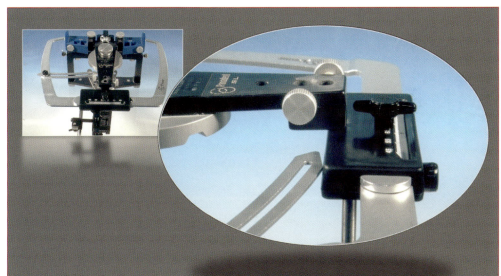

Abb. 14 In diesem Fall würde die Scharnierachse sogar recht gut passen, aber leider stimmt die Bezugsebene nicht mehr.

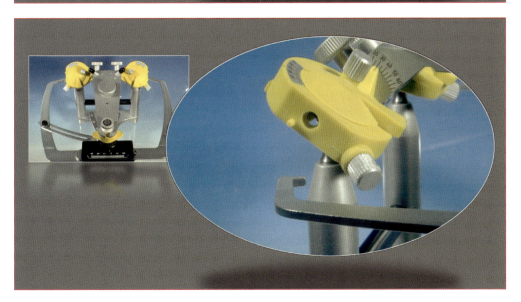

Abb. 15 Wenn man einen systemfremden Gesichtsbogens nutzt, sollte man auch die gleiche Bauhöhe des Artikulators nutzen. Der hier angewandte Gesichtsbogens war eigentlich für das Denar-System ausgelegt, der stattdessen verwendete SAM-Artikulator ist allerdings die hohe Variante. Eine Schädelbezüglichkeit ist hier nicht durchführbar.

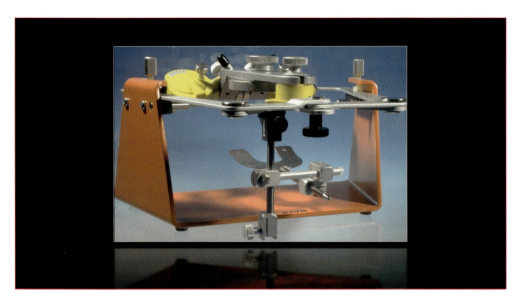

Abb. 16 Das Problem kann nur behoben werden, wenn man die Einheit Gesichtsbogen und Bissgabel wiederherstellt.

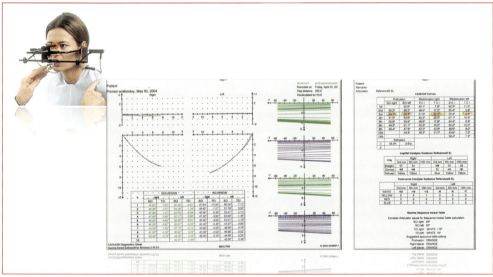

Abb. 17 Elektronisch registrierte Werte: Kann man die hier gefundenen Werte tatsächlich auch verwenden? Man müsste eigentlich nach jeder Millimeterbewegung die Kondylenbahnneigungen sowie das Bennett-Lineal neu programmieren.

Die elektronische Registrierung

Eine weitere Entwicklung in diesem Bereich ist die elektronische Registrierung. Dabei werden einzelne Kaubewegungen aufgezeichnet und ergeben so Werte für die Programmierung des Artikulators (Abb. 17). Für mich ergeben sich in Bezug auf die Arbeit mit diesen Systemen nun verschiedene Fragen:

- Ich erhalte über das System Gelenkwerte, aber was ist mit meinen Frontwerten?
- Um diese Gelenkwerte überhaupt zu verwenden, muss ich achsgenau, d. h. genau auf dem Punkt, auf dem diese elektronische Registrierung vorgenommen wurde, meine Achse finden und diese dann als lokalisierte Achse in den Artikulator übertragen, sonst sind die gefundenen Werte nicht anzuwenden! Normalerweise bieten dies die Hersteller mit ihren Systemen an. Häufig wird nur registriert, danach allerdings der arbiträre Gesichtsbogens verwendet. Was nützt dann eine solche Registrierung?
- Wenn wir solche Werte vonseiten des Zahnarztes haben, wird im Allgemeinen verlangt, dass wir die horizontale Kondylenbahnneigung (HCN) z. B. nach dem Wert

von 3 mm einstellen. Mal abgesehen davon, dass sich solche Werte im Allgemeinen je nach Ebenen-Zugehörigkeit immer in derselben Größenordnung bewegen, bleibt doch die Frage offen, ob wir dann jedes Mal, wenn wir eine Seitwärtsbewegung abfahren, die HCN in Millimeterschritten auf die aufgezeichneten Werte umstellen? – Ich persönlich kenne niemanden, der dies macht! Im besten Fall wird ein Wert eingestellt und dieser für alle Bewegungen übernommen. Wofür brauche ich dann den Rest? Was passiert, wenn der Patient körperliche Fehlhaltungen hat? Wird dann nicht nur Pathologie aufgezeichnet?

Der Artikulator

Bleibt nun noch die Frage, ob ein Artikulator alle Bewegungen des Kiefers tatsächlich wiedergeben kann. Kordaß et al. veröffentlichten im Jahr 2000 einen Artikel, mit folgender Aussage:

> „Es ist deswegen nicht verwunderlich, dass in den Untersuchungen von Tamaki et al. (1997) über die Reproduzierbarkeit von okklusalen Bewegungen im Artikulator trotz individueller Registrierung und schädel-gelenkbezüglicher Modellmontage nur 82 % der protrusiven und 90 % der laterotrusiven Kontakte, die in-vivo vorhanden waren, im Artikulator nachvollzogen werden konnten. Nur 62 % der protrusiven und 81 % der laterotrusiven Kontakte waren im Artikulator korrekt lokalisiert. Zudem erzeugte der Artikulator neue Kontakte, die im Mund nicht vorhanden waren."[4]

Zudem ist nicht zu vergessen, dass der Artikulator ein passives, der Mund jedoch ein aktives Element ist. Damit soll gesagt werden, dass sich beispielsweise der Unterkiefer beim Kauen verwindet, Zähne sich in ihren Alveolen bewegen usw. Dies sind alles Bewegungen, die ein passiver Artikulator und ein passives Modell nicht nachvollziehen können.

Verständnisse der Okklusion und Bewegungsmuster, der Facetteninterpretation und der umgebenden Strukturen sind und bleiben notwendig. Somit ist es immer schwieriger und verwirrender, zu verstehen, welchen Sinn überhaupt ein Gesichtsbogen hat. Man wird schnell dazu verführt, zu glauben, dass man ohne Gesichtsbogen genauso gut oder zumindest nicht schlechter dran ist.

Fakt ist: Werden die Arbeitsschritte richtig ausgeführt und bleibt man in einem System, dann ist die Gesichtsbogenübertragungen eine wertvolle Hilfe – trotz ihrer Limitationen.

Schädelbezügliche Übertragung mittels HeadLine

Eine neuere Methode, die jetzt immer mehr Fuß fasst, ist die schädelbezügliche Übertragung mittels HeadLine (Plaster-Set, Plaster Dental-Technik, Nürnberg; Vertrieb auch über Jensen-Dental, Metzingen). Die Methodik und die Idee selber stammen von Rainer Schöttl,[6-8] allerdings ist es Udo Plaster gewesen, der die Möglichkeiten, welche hinter dieser Methodik stecken, erkannt und bekannt gemacht hat (Abb. 18).[5,8] Im Grundsatz geht es dabei darum, über das räumliche Verhältnis der Bipupillar zur Camperschen Ebene ausschließlich den Oberkiefer zu definieren und so in den Artikulator zu übertragen (Abb. 19). Das Problem einer Übertragung über die Scharnierachse wird dann besonders deutlich, wenn der Patient Asymmetrien aufweist. Dabei spielt es keine Rolle, ob die Scharnierachse lokalisiert wurde oder nur arbiträre bestimmt wird. Die Prob-

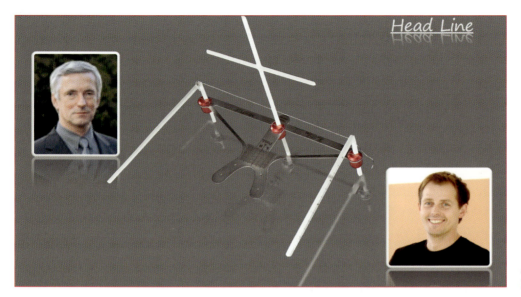

Abb. 18 Das HeadLine-System nach Schöttl und Plaster.[5-8]

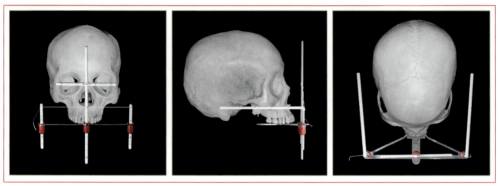

Abb. 19 Der HeadLine definiert sich direkt über den Schädel. Als Referenz dienen die Bipupillarlinie und die Campersche Ebene.

lemstellung besteht darin, den Bewegungsraum „Gebiss" und den Bewegungsraum „Artikulator" möglichst deckungsgleich übereinander zu bringen. Die abzugreifenden Bewegungsmuster stellen sich unterschiedlich dar. Nicht die Registrierung der Bahnen und die gefundenen Werte sind dabei ausschlaggebend, denn diese dürften richtig sein, sondern die Übertragung der Modelle in den Artikulator stellt das Problem dar.

Wenn man einmal das Gebiss mit seinen Bewegungen als einen in sich geschlossenen Raum betrachtet, dessen Werte man registriert hat, wird gerade bei Asymmetrien deutlich, wie man diesen Raum deckungsgleich auf den Artikulator bringen will. Was vorher im Mund geradeaus (protrusiv), also 0°, war, müsste nun eigentlich – als Beispiel – auf der einen Seite auf +5° und auf der anderen auf -5° eingestellt werden. Aber wie erfahren wir bzw. wer berechnet solche Werte (Abb. 20 bis 22)?

Ich möchte versuchen, dies vor dem Hintergrund der Diagnostik noch etwas anders und vielleicht verständlicher darzustellen. Wenn man z. B. eine getragene Bruxchecker-Folie auf einem Modell anschaut, so erkennt man schnell die derzeitigen benutzten Facetten (Abb. 23). Artikuliert man dieses Modell in zwei unterschiedlichen Versionen minimal versetzt ein, so verschieben sich zwangsläufig die Bewegungsmuster (Abb. 24 und 25). Was können wir daraus ableiten?

Nehmen wir einmal an, wir hätten einen palatinalen Höcker, der an zwei Kontakten mit dem Gegenbiss in Berührung steht (Abb. 26). Wie stellt sich dann die Situation

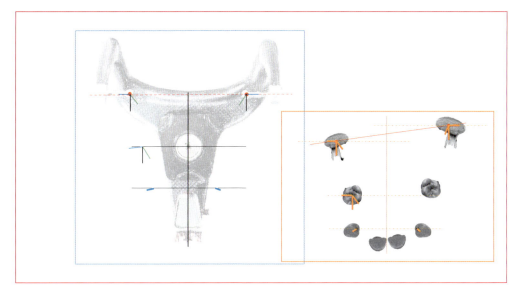

Abb. 20 Es gibt zwei verschiedene Bewegungsräume, den Bewegungsraum des Artikulators und den des Gebisses. Die Schwierigkeit besteht nun darin, diese beiden Bewegungsräume möglichst deckungsgleich zu bekommen. Gerade bei asymmetrischen Verhältnissen fällt dies besonders auf.

Abb. 21 Da beide Bewegungsräume eigentlich nicht aufeinanderpassen, müssten sie verschoben werden.

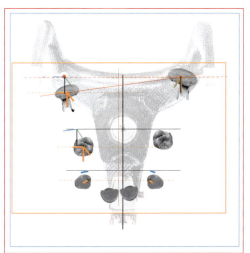
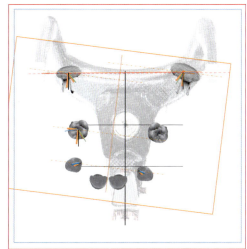

Abb. 22 Bei dieser Verschiebung würden sich dann aber auch die Werte entsprechend verschieben, um die Bewegungsmuster möglichst deckungsgleich zu bekommen. Aber wer sagt uns, wie viel das ist?

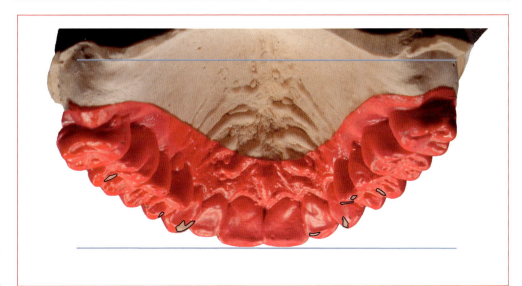

Abb. 23 Die derzeit benutzten Facetten werden durch eine Bruxchecker-Folie erst deutlich.

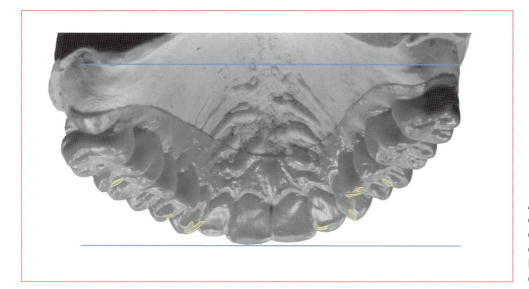

Abb. 24 Ein leicht verändertes einartikuliertes Modell. Man erkennt an den hinten liegenden retrotubären Falten einen Höhenunterschied und dass der Zahn 11 etwas höher steht.

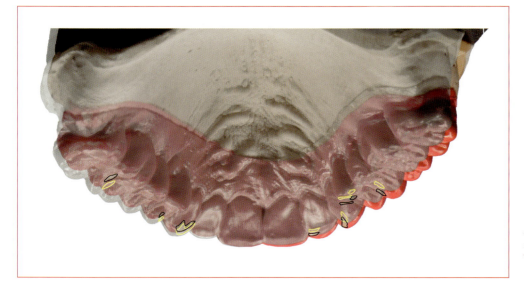

Abb. 25 Bei der Überlagerung sieht man aber vor allem die Veränderung der Lage der Facetten.

dar, wenn um den Höcker die Mundsituation minimal verändert ist? Die Krone würde selbst bei perfekter Zementierung im Schädel aus frontaler Sicht bukkal etwas höher und palatinal etwas niedriger stehen (wie beim Bruxchecker in umgekehrter Reihenfolge) (Abb. 27). Somit würde sich der eigentliche Kontakt minimal verschieben und zum Abgleiten des Unterkiefers oder Auslenken des Zahns führen. Wir wissen somit nicht, ob die entstandene Facette ein Bewegungsmuster oder aber eine Abgleitfacette darstellt.

Genau das ist ein Hintergrund, warum die Diagnostik und das schädelbezügliche Einartikulieren so wichtig sind, egal welches System man bevorzugt. Anhand dieses Beispiels wird auch deutlich, warum das biomechanische Aufwachskonzept nach Polz mit seinen Rucksäcken einen weiteren Vorteil bietet. Die Kontakte treffen hier horizontal aufeinander und bieten somit weniger Möglichkeiten der schrägen Abgleitphasen (Abb. 28). Natürlich würden sich auch hierbei die Kontakte verschieben, wären jedoch mit weniger Einschleifmaßnahmen zu korrigieren.

Schunke
Die Gesichtsbogenübertragung –
Eine persönliche Betrachtung der Problematik

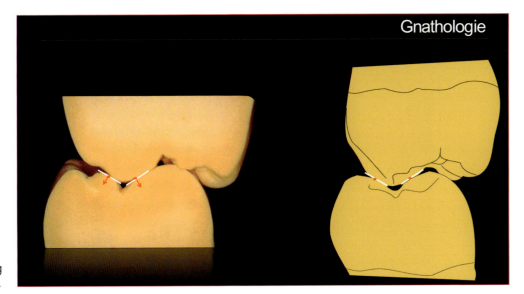

Abb. 26 Bei der gnathologischen Aufwachstechnik und vielen anderen Systematiken werden die Kontakte so platziert, dass sie auf schiefen Ebenen liegen. Aus diesem Grund benötigt man immer mehrere Kontakte, die sich wechselseitig in ihrer Kraftwirkung aufheben.

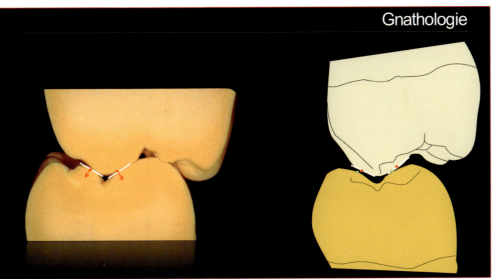

Abb. 27 Wenn der Oberkiefer im Schädel minimal anders steht, bewirkt dies ein anderes Aufeinandertreffen der Zähne; die gesamte Situation ist nicht stabil. Daher muss entweder der Unterkiefer ausweichen (bei einer komplexeren Restauration) oder aber die Zähne lenken aus. Unabhängig von der Art der Montage (Gesichtsbogens oder HeadLine): je größer die Differenz zwischen Artikulator und tatsächlicher Mundsituation, desto größer das Problem.

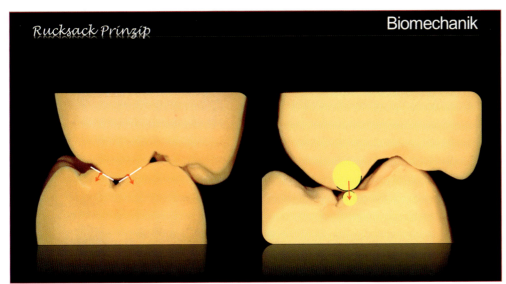

Abb. 28 Durch das Rucksack-Prinzip der Biomechanik treffen die Kontakte horizontal aufeinander. Zeitgleich gewährleistet es aber auch die notwendigen Freiräumen im okklusalen Nahbereich.

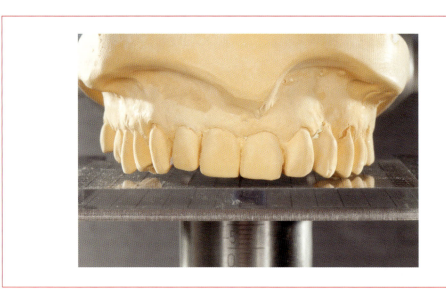

Abb. 29 Richtig einartikulierte Modelle, hier nach dem HeadLine, liefern leichter wesentliche Informationen zur Ästhetik.

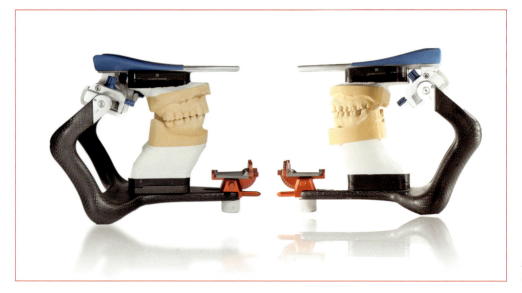

Abb. 30 Einartikulierte Modelle nach dem HeadLine.

Ein weiterer Vorteil des HeadLine besteht darin, dass wir die Ästhetik erheblich leichter und besser beurteilen können (Abb. 29), was nach Erfahrung des Autors zu zielgerichteten und besseren Ergebnissen führt.

Die einartikulierten Modelle muten bei diesem Vorgehen in ihrer Stellung im Artikulator manchmal befremdlich an (Abb. 30 und 31). Aber diese Art des Einartikulierens geht davon aus, dass das Rotationszentrum dorsal und kaudal der Scharnierachse liegt, im Bereich des Mastoids (Abb. 32 und 33). Damit einhergehend ergeben sich nun aber auch andere Bewegungsmuster. Die Bewegungsmuster selber stellen sich eher gesoftet dar; d. h. man bekommt tendenziell leicht gesoftete und geweitete Kauflächen im Molarenbereich. Für diejenigen, die nach den mechanischen Prinzipien arbeiten, wird sich also im Wesentlichen nichts ändern.

Fazit

Zusammenfassend kann gesagt werden, dass es nach Kenntnis des Autors derzeit kein System gibt – natürlich mit Ausnahme der Natur – was allen funktionellen Ansprüchen

Schunke
Die Gesichtsbogenübertragung – Eine persönliche Betrachtung der Problematik

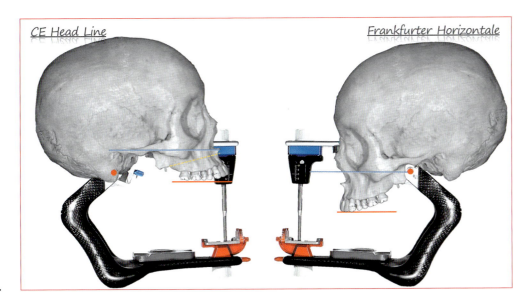

Abb. 31 Eine Gegenüberstellung der unterschiedlichen Methoden des Einartikulierens.

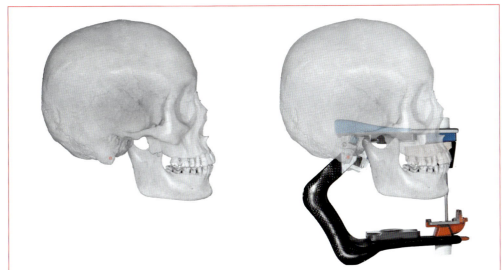

Abb. 32 Die nach dem Head-Line einartikulierten Modelle befinden sich im Vergleich zu anderen Systemen weiter nach vorne und oben verlagert.

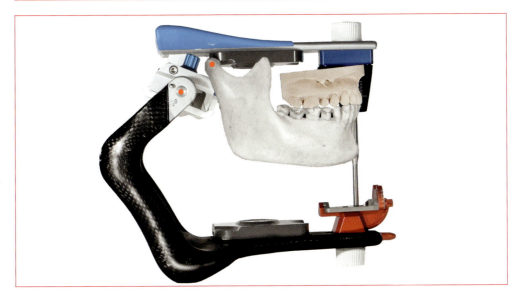

Abb. 33 Durch das verlagerte Drehzentrum der Scharnierachse nach dorsal ventral ergeben sich andere Bewegungsmuster. Diese wirken sich hauptsächlich in Molarenbereich dahingehend aus, dass die Kauflächen eher etwas gesoftet und geweitet sind.

zu 100 % gerecht wird. Alle Systeme haben ihre Vor- und Nachteile und man sollte sich überlegen, welches für einen persönlich die geringeren Nachteile hat und am besten funktioniert.

Wir haben als Zahntechniker das Problem, uns mit allen Systemen mehr oder weniger gut auskennen zu müssen, da die Behandler häufig unterschiedliche Systeme zum Einsatz bringen.

Um nun abschließend noch die anfangs gestellte Frage nach dem Sinn der Gesichtsbogenübertragung zu beantworten, so bleibe ich dabei, auch aufgrund des oben dargestellten Sachverhalts: Für mich ist eine schädelbezügliche Übertragung ein Muss, in der Diagnostik ebenso wie im alltäglichen Arbeiten.

Literatur

1. Ahlers MO. restaurative Zahnheilkunde mit dem Artex System. Hamburg: DentaConcept, 1996.
2. Hugger A, Türp JC, Pröschel P, Strub JR, Stüttgen U. Tagungsbeitrag: Die Anwendung von Gesichtsbögen in der restaurativen Therapie und Funktionsdiagnostik – welches Evidenzniveau liegt vor? Dtsch Zahnarztl Z 2001;56:383-386.
3. Jakstat HA, Ahlers MO. Reproducibility of two methods for mounting maxillary casts in an individual Articulator; Poster 1123, Veröffentlicht 2002, San Diego, USA (http://iadr.confex.com/iadr/2002SanDiego/techprogram/abstract_11239.htm).
4. Kordaß B, Gärtner C. Der „virtuelle Artikulator"- Chancen und Einsatzmöglichkeiten der virtuellen Realität in der Zahntechnik. Quintessenz Zahntech 2000;26:686–692.
5. Plaster U. Fotografische Übersicht der ästhetischen Gesichtsbogenanalyse. Quintessenz Zahntech 2012;38:140-160.
6. Schöttl R. Die cranio-mandibuläre Orthopädie. Unterleinleitner: MediPlus, 2006.
7. Schöttl R. Funktionsgerechte Modelleinstellung und orthokraniale Artikulatorprogrammierung, Analyse und Therapie der Kauebene. Kurspaper vom 19.11.2005 und 16.01.2010.
8. Schöttl R, Plaster U. Modellübertragung und Kommunikation zwischen Zahnarzt und Zahntechniker. Quintessenz Zahntech 2010;36:528-543.
9. Shillingburg HF, Hobo S, Whitsett HT. Grundlagen der Kronen- und Brückentechnik. Berlin: Quintessenz, 1986.
10. Shodadai SP, Türp JC, Gerds T, Strub JR. Is there a benefit of using an arbitrary facebow for the fabrication of a stabilization appliance. Int J Prosthodont 2001;14:517-522.
11. Wessling F, Kordass B, Schwahn B. Does the usage of an individual articulator result in better occlusal contact pattern? A randomized, double-blind clinical assessment. J Dent Res 2001;80:78.
12. Wissenschaftliche Stellungnahme der DGFDT und DGZPW (verabschiedet 01.09.2005) (http://www.dgfdt.de/fileadmin/docs/06_Stellungnahme_Terminologie.pdf).

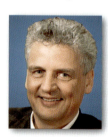

ZTM Stefan Schunke
Zahntechnisches Laboratorium Stefan Schunke GmbH
Bayreuther Str. 39
91301 Forchheim
E-Mail: st.schunke@arcor.de

Gerard J. Chiche
**Erfolgreiche ästhetische Planung:
Proportion, Sichtbarkeit und Länge**

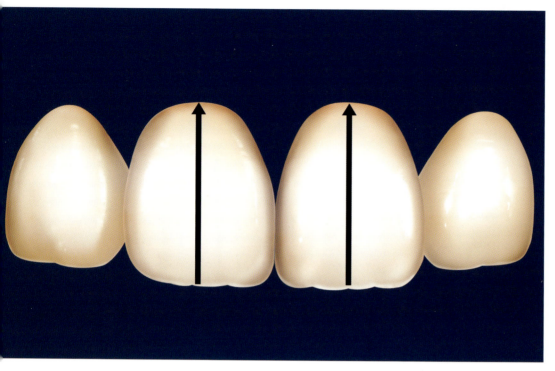

Zusammenfassung

In der ästhetischen Zahnheilkunde kann der geometrische Aspekt der Ästhetik systematisiert und in der Lehre vermittelt werden. Dies berücksichtigt aber den emotionalen individuellen Faktor ästhetischer Wahrnehmung nicht. Der Autor stellt eine Formel vor, die er sich mit dem Ziel entwickelt hat, den gesamten ästhetischen Ansatz zu objektivieren. Die Formel beinhaltet sieben Prioritäten und Schritte von der Inzisalkante bis zum Gingivaniveau. Jede Priorität wird durch ihren positiven Normbereich definiert und auch unter diesem Aspekt bewertet. Hauptanliegen der Formel ist es, eine Checkliste zu erstellen, damit etwaige ästhetische Mängel leicht zu identifizieren und ästhetische Ergebnisse zuverlässig zu schaffen sind.

Indizes
Ästhetische Analyse, ästhetische Prioritäten, ästhetische Planung, ästhetische Behandlungsprinzipien, Zahnproportion, Zahnlänge

Erfolgreiche ästhetische Planung: Proportion, Sichtbarkeit und Länge

Gerard J. Chiche

Ästhetische Zahnheilkunde ist eine Kombination messbarer Dimensionen und künstlerischer Sensibilität. Der geometrische Aspekt kann systematisiert und in der Lehre vermittelt werden; die künstlerische Sensibilität und die Gefühle variieren aber interindividuell stark; sie können durch Modellieren und Erfahrung gewonnen werden.

Der vorliegende Beitrag ist ein Auszug eines Kapitels aus dem im Quintessenz Verlag erschienenen interdisziplinären Kompendium „Interdisziplinäre Behandlungsplanung. Prinzipien, Gestaltung, Umsetzung" von Herausgeber Michael Cohen, DDS, MSD, in dem zahlreiche herausragende Persönlichkeiten der Zahnheilkunde dem Leser sehr persönlich und detailliert ihre Planungs-, Behandlungs- und Denkensphilosophie offenbaren.

Einleitung

Mein Interesse für die ästhetische Zahnheilkunde wurde während des Studiums an der Louisiana State University School of Dentistry in den späten 1970er-Jahren unter dem Einfluss einiger wunderbarer Pioniere und Mentoren geweckt. Enthusiastisch betrachtete ich die ästhetischen Rehabilitationen von John W. McLean, Lloyd Miller, Ronald Goldstein, Harold Shavell und Peter Dawson. Ich fragte mich dabei oft, warum diese Restaurationen so gut aussahen. Zu dieser Zeit war es die größte Herausforderung, einen einzelnen zentralen Schneidezahn passend zu restaurieren. Darüber hinaus war

Philosophie und Hintergrund

Chiche
Erfolgreiche ästhetische Planung: Proportion, Sichtbarkeit und Länge

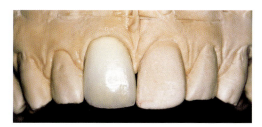 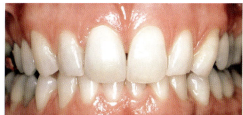

Abbildung 1 *(Erläuterungen zu allen Abbildungen siehe Text)*.

nichts klar definiert, wenn man vom Thema totale Prothesen in Lehrbüchern absah. Zurückblickend auf die letzten 30 Jahre bin ich John W. McLean, OBE, zu besonderem Dank verpflichtet. Er lehrte mich persönlich und mit großer Geduld die Grundlagen der zahnärztlichen Keramik, als ich Student an der LSU war. Heute ist klar, dass seine beiden revolutionären Lehrbücher „Wissenschaft und Kunst der Dentalkeramik", Band I und II, die Basis bereiteten für die moderne Vollkeramik und Metallkeramiktechnik.[3,4] Wie der Titel besagt: Es gibt zusätzlich zur Wissenschaft auch die Kunst der Restaurationen. Abbildung 1 zeigt ein frühes Beispiel der Kunstfertigkeit McLeans, zu einer Zeit, als sich die ästhetische Zahnheilkunde noch in einem embryonalen Zustand befand.

Es ist bekannt, dass Ästhetik generell an Emotionen appelliert. Ich glaube, dass es für den Zahnarzt sehr wichtig ist, zu verstehen, wie Ästhetik auf die Sinne wirkt. Als Student war es für mich schwierig, einen methodischen Ansatz zu finden, der mich in die Lage versetzte, zuverlässig ästhetische Ergebnisse zu schaffen. Wie jeder andere benutzte ich meinen gesunden Menschenverstand und gründete meine ästhetische Behandlung auf Versuch und Irrtum. Wenn ich schöne, gefällige zahnärztliche Arbeiten betrachtete, die in den späten 1970er- und frühen 1980er-Jahren angefertigt worden waren, fand ich eine frühe Beobachtung sehr nützlich, dass nämlich Proportionen eine Schlüsselrolle in der ästhetischen Beurteilung spielten. Also wusste ich, dass ich ein genaues Gefühl für Proportionen entwickeln musste.

Eine weitere grundsätzliche Erkenntnis kam mir bei einem meiner ersten Fälle (Abb. 2a). Die Patientin wünschte eine ästhetische Verbesserung der vorhandenen Kronen. Es war klar, dass diese Kronen verlängert werden mussten, um den breiten Eindruck zu korrigieren. Als ich aber nur die Länge an der Inzisalkante vergrößerte, war ich überrascht, dass sie aus der Nähe betrachtet zwar gut aussahen, in Relation zum Gesicht aber zu lang erschienen. Da begriff ich, dass die Sichtbarkeit der Inzisalkante in Relation zum Gesicht eine Schlüsselrolle spielt und in diesem Fall die Möglichkeit einer Verlängerung der Inzisalkanten ausschloss. Dies war der erste Fall, der mir die Bedeutung der

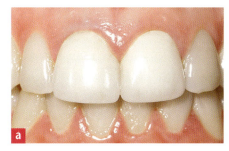 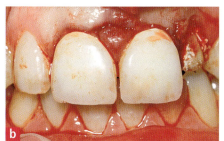 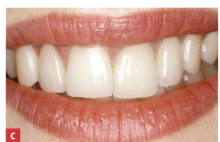

Abbildungen 2a bis 2c

Sichtbarkeit der Inzisalkante bewusst machte. Vor Herstellen der definitiven Versorgung plante ich hier eine chirurgische Kronenverlängerung aus ästhetischen Gründen. Die Behandlung wurde dadurch kompliziert, dass die Patientin sich die beiden zentralen Schneidezähne bei einem Unfall luxierte und diese zunächst replantiert werden mussten (Abb. 2b). Schließlich erzielte die Verlagerung der Gingiva die erstrebte Verbesserung der Proportionen (Abb. 2c). Dies war einer der ersten Fälle, bei denen ich mit Alain Pinault zusammengearbeitet habe, einem sehr talentierten Keramiker aus Paris. Mit ihm habe ich nach 10 Jahren Zusammenarbeit auch unser erstes Lehrbuch „Ästhetische Gestaltung festsitzenden Frontzahnersatzes"[1] herausgebracht.

Während ich begann, die ästhetische Behandlung mit einem Maßstab und präzisen Silikonindizes anzugehen, forderte er eine Menge Freiheit, um seine Sensibilität von Patient zu Patient individuell ausdrücken zu können. So habe ich die Bedeutung des dualen Ansatzes bei jeder ästhetischen Behandlung erkannt, d. h. die Integration von Kunst und Wissenschaft.

Wenn wir ein einzelnes Objekt oder eine Serie von Objekten oder auch eine Komposition beurteilen, ist das Auge konditioniert durch vorgefasste Erwartungen aus vergangenen Erfahrungen, es präferiert ein vertrautes Muster. Deshalb sind wir so sensibel für Regelmäßigkeit, Balance und Symmetrie. Es ist richtig, dass Schönheit durch Harmonie der Proportionen entsteht; sei es, dass sich dies auf Elemente in einem Objekt bezieht oder auf eine Reihe separater, aber in Bezug stehender Elemente. Es hat sich für mich auch bewährt, positiv an eine Bandbreite gefälliger Elemente statt negativ an eine solche unschöner Parameter zu denken, wenn es darum geht, die Ästhetik von Länge, Proportion oder Progression zu determinieren. In den künstlerischen Disziplinen gibt es eine intensive Beschäftigung mit mathematischen Formeln als Basis der Kunst; sie geht davon aus, dass Schönheit rational definiert und in der Ausbildung bis zu einem gewissen Punkt gelehrt werden kann. Dieser rationale Ansatz zur Kunst berücksichtigt aber den emotionalen Faktor nicht. Die emotionale Dimension der Ästhetik ist sehr schön zusammengefasst in der anerkannten Regel der meisten künstlerischen Disziplinen, dass eine ästhetische Komposition ein Arrangement von Elementen ist, die um ein einigendes Prinzip herum geplant, dabei aber genügend breit gefächert sind, um Interesse und Gefühl zu erwecken. Einheitlichkeit ist die Hauptvoraussetzung, um einer Komposition Ordnung und Sinn zu geben; sie ist üblicherweise um Proportion und Symmetrie angeordnet. In der zahnärztlichen Ästhetik gründet sich die Einheit auf eine optimale Relation der zentralen und lateralen Schneidezähne und der Eckzähne, die von Dominanz und Rhythmus (wiederholtes Verhältnis) bestimmt wird.

Hierzu ist es wichtig, dass die zentralen Schneidezähne genügend groß sind, um das Lächeln zu dominieren, denn jede Art von Komposition gründet sich auf die Dominanz eines Hauptelements.

Prinzip 1
Ästhetische Zahnheilkunde ist eine Kombination messbarer Dimensionen und künstlerischer Sensibilität. Der geometrische Aspekt kann systematisiert und in der Lehre vermittelt werden; die künstlerische Sensibilität und die Gefühle variieren aber interindividuell stark; sie können durch Modellieren und Erfahrung gewonnen werden.

Ästhetische Behandlungsprinzipien

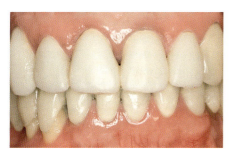 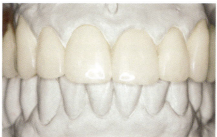 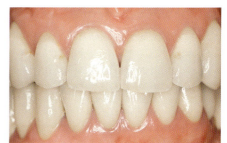

Abbildung 3

> **Prinzip 2**
> Die gleiche Dualität charakterisiert auch die Teamarbeit zwischen Zahnarzt und Keramiker.

Schon früh habe ich gelernt, dass es kontraproduktiv ist, den Keramiker mit speziellen Vorgaben einzuschränken. Es ist wichtig, ihm zu erlauben, seine Gefühle und Vorstellungen auszudrücken. Auf diese Weise können wir, jedenfalls bis zu einem gewissen Grad, dem Zahnarzt die Planung des geometrischen Gerüsts, dem Keramiker die künstlerische Komponente übertragen.

Ein typisches Beispiel ist die Entwicklung eines Falls vom ersten Provisorium über das Wax-up für ein zweites verbessertes Provisorium zur Halbzeit der Behandlung bis hin zu den definitiven Restaurationen (Abb. 3). Peter Dawson hat mich in meiner Entwicklung stark beeinflusst. Er betonte die Bedeutung der Position der Inzisalkante in der Sagittal- und Frontalebene. Er definierte auch die jeweiligen Aufgabenbereiche des Zahnarztes und des Keramikers. Nach Dawson muss der Zahnarzt die inzisale Länge mit der Oberlippe und dem Gesicht bestimmen; er muss absichern, dass alle Proportionen in einem gefälligen Rahmen bleiben. Diese Messungen werden über die Provisorien dem Techniker übermittelt. Zu diesem Zeitpunkt sollte der künstlerische Aspekt rational akzeptabel sein, denn die ästhetischen geometrischen Grundsätze sind gegeben. Innerhalb dieser Parameter muss der Techniker seine künstlerische Sensibilität einsetzen, um durch die Kontrolle von Form, Farbe, Textur, Perspektive und Transluzenz eine gefällige, natürliche Ästhetik zu schaffen.

> **Prinzip 3**
> Im letzten Schritt dieses Prozesses gilt es, eine Formel zu schaffen, die die Spekulation vom gesamten ästhetischen Ansatz bei jedem kritischen Schritt entfernt, beginnend mit der ersten ästhetischen Bewertung und fortschreitend durch den gesamten Behandlungsplan, die Verbesserungen im Wax-up, die Provisorien, die Kommunikation mit dem Keramiker, die Beurteilung der definitiven Restaurationen und schließlich die Eingliederung der Arbeit.

Die Formel, die weiter unten in diesem Beitrag diskutiert wird, beinhaltet sieben Prioritäten und Schritte von der Inzisalkante bis zum Gingivaniveau. Jede Priorität wird definiert durch ihren positiven Normbereich und wird auch unter diesem Blickwinkel bewertet. Im Wesentlichen sind dies die sieben Ziele oder Grundlagen für ein gefälliges Lächeln.

Hauptanliegen der Formel ist es, eine Checkliste zu erstellen, damit etwaige Mängel leicht zu identifizieren sind. Die Erfahrung mit meinen postgraduierten Studenten hat mir bestätigt, dass diese Formel leicht erlernbar und umsetzbar ist. Deshalb ist die einzige Entscheidung, die nun noch getroffen werden muss, die Farbe und die Art und Zahl der Keramikrestaurationen. Im Kontext dieser ästhetischen Prinzipien und Formeln folgt an dieser Stelle der generelle Ablauf meiner Methode der ästhetischen Behandlung, die in 30 Jahren klinischer Erfahrung entwickelt worden ist.

Schritt 1: Ich führe eine generelle Bewertung und eine ästhetische Analyse in sieben Schritten unter Beachtung der sogenannten roten Flaggen durch. In diesem Stadium ist es eine technische Analyse.

Schritt 2: Zusammen mit dem Patienten lege ich die zwei oder drei Hauptziele fest, welche die ästhetische Behandlung bestimmen. Diese werden nicht technisch ausgedrückt, sondern für den Patienten verständlich dargelegt und dokumentiert.

Schritt 3: Vor dem Wax-up nehme ich intraoral probeweise eine Korrektur vor, wenn Länge, Volumen, und/oder Gingivalverlauf korrigiert werden müssen. Je nach Schwierigkeit des Falls geschieht dies direkt oder indirekt.

Schritt 4: Das Wax-up berücksichtigt die Elemente der intraoralen Vorschau und die Korrekturen der ästhetischen Analyse sowie der Behandlungsziele, wie sie dem Patienten erklärt wurden. In diesem Stadium achte ich sorgfältig auf Inzisalposition, Länge und Frontzahnführung.

Schritt 5: Die provisorischen Restaurationen werden vom Patienten getragen. Ich reevaluiere die Funktion des Patienten. Dabei geht es in der Diskussion mit dem Patienten zuerst um Länge, dann um das inzisale Profil und endlich um feinere Details des Provisoriums. Die provisorische Restauration kann in diesem Stadium noch etwas mechanisch aussehen; ich diskutiere dann meist mit dem Patienten über kleinere Verbesserungen, die zur Erzielung von mehr Vitalität gemacht werden könnten.

Schritt 6: Nachdem sichergestellt ist, dass die inzisale Länge der Provisorien korrekt ist, fertige ich einen Alginatabdruck an und artikuliere das Modell der Provisorien mit dem Gegenbiss ein. Mit diesem Gegenbiss wird auch das Meistermodell einartikuliert. Auf diese Weise werden die drei Modelle gegeneinander montiert; es wird eine individuelle Frontzahnführung hergestellt.

Schritt 7: Mein Laborauftrag für den Keramiker enthält eine Checkliste der bereits vorhandenen Elemente, die er vom Provisorium verwenden und kopieren muss, und eine Checkliste der gewünschten Verbesserungen.

Schritt 8: Sobald ich die definitiven Restaurationen vom Techniker erhalte, verschaffe ich mir einen Gesamteindruck über die Anordnung und die Farbe. Dann messe ich den horizontalen Überbiss und prüfe, ob er mit dem der Provisorien übereinstimmt. Schließlich kontrolliere ich die individuelle Kronenlänge und wiederum die Übereinstimmung mit den Vorgaben.

Schritt 9: Bei Vollkeramikkronen mache ich erst eine „segmentierte" Einprobe (wird später erklärt), um die Keramikkronen mit den Provisorien zu vergleichen. Ich prüfe auch, ob die Frontzahnführung mit der der Provisorien übereinstimmt.

Schritt 10: Ich probiere die Kronen ein. Wenn die ästhetischen Anforderungen erfüllt sind, kontrolliere ich genau die Okklusion.

Chiche
Erfolgreiche ästhetische Planung: Proportion, Sichtbarkeit und Länge

Dies alles veranlasst mich, nochmals zu betonen, dass die Formel, die ich als den nützlichsten gemeinsamen Nenner gefunden habe und die meine gesamte ästhetische Therapieplanung steuert, darin besteht, schöne Proportionen, gefällige Sichtbarkeit und passende Länge als primäres Ziel jeder ästhetischen Versorgung zu erreichen. Für mich ist dies wirklich der Schlüssel zum Erfolg.

Wir werden nun die Details dieser drei ästhetischen Komponenten diskutieren. Obwohl ich mir jede Mühe gegeben habe, diese Komponenten individuell zu besprechen, kann es vorkommen, dass sie nicht zu separieren sind und in verschiedenen Kombinationen diskutiert werden müssen.

Die ästhetische Routine
Es gibt fünf allgemeine ästhetische Erwartungen, die ich automatisch in die Behandlung eines Patienten integriere, denn sie repräsentieren die typischen Komponenten eines jugendlichen Lächelns. Sie können deshalb beinahe als ästhetische Routine angesehen werden.

Passende Länge
Der Wunsch, ein deutliches oder auffälliges Lächeln zu erzielen, hängt signifikant vom Selbstbewusstsein des Patienten ab und davon, bis zu welchem Grad ein junges und dynamisches Erscheinungsbild gewünscht wird. Ich denke immer daran, dass viele Patienten Jugendlichkeit mit einem auffälligen Lächeln gleichsetzen. Deshalb ist die Vorgabe der richtigen inzisalen Länge ein kritischer Ausgangspunkt für jede ästhetische Behandlung (Abb. 4).

Gefällige Dominanz der zentralen Schneidezähne
Eine ästhetisch gefällige Dominanz der zentralen Schneidezähne muss geschaffen werden, um diese mit dem Gesicht zu harmonisieren. Auch wenn ideale Dimensionen der oberen zentralen Schneidezähne nicht wissenschaftlich aus der Gesichtsform oder von Proportionswerten abgeleitet werden können, so kann doch eine generelle subjektive Harmonie aufgebaut werden (Abb. 5). Diese Harmonie basiert auf einem allgemeinen Sinn für Gesichtsproportionen. Es gab in der Literatur zwar zahlreiche Versuche, diese Beziehung zu quantifizieren, es ist aber deutlich, dass dies in einen gewissen Streubereich der Akzeptabilität fällt. Einen Mangel an Dominanz stellt man typischerweise fest, wenn die zentralen Schneidezähne für ein Gesicht zu schmal sind; dies sieht dann sehr künstlich aus. Im Gegensatz dazu kann ein Diastemaschluss zu einer übermäßigen Dominanz der zentralen Schneidezähne führen.

Gefällige und mäßig konvexe Lachlinie
Jugendlichkeit wird mit prominenten und gut entwickelten zentralen Schneidezähnen, gut definierten inzisalen Übergängen und einer konvexen Lachlinie ausgedrückt.

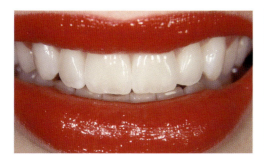 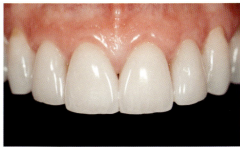

Abbildungen 4 und 5

Die vorgefassten Vorstellungen der Patienten bringen sie dazu, ausgeglichene Anordnungen der Frontzähne mit entweder einheitlicher Zahnlänge auf einer geraden Inzisalebene (horizontale Symmetrie) oder Zähne proportionierter Größe auf einer leicht konvexen Inzisalebene (Radiärsymmetrie) vorzuziehen. Klassisch wird die Kurvatur der Inzisalebene so angelegt, dass sie dem Verlauf der Unterlippe folgt (Abb. 6). Dennoch bevorzugen viele Patienten eine leicht abgeflachte Lachlinie mit einem moderateren Kurvenverlauf.

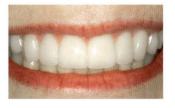

Abbildung 6

Bei einem natürlichen Lächeln sind die inzisalen Zwischenräume zwischen den oberen zentralen Schneidezähnen am schmalsten. Die Tiefe der Zwischenräume steigt charakteristisch zwischen zentralen und lateralen Schneidezähnen und dann weiter zwischen diesen und den Eckzähnen an. Dies empfinden wir als Rhythmus. Die Progression der inzisalen Zwischenräume ergibt einen gefälligen Rhythmus in der Folge von Zahn zu Zahn (Abb. 7). Patienten, die ein natürlicheres Lächeln bevorzugen, wünschen die Zwischenräume und den Grad der inzisalen Separation tiefer und anatomischer als solche, die ein perfektes, gleichmäßiges Lächeln bevorzugen. Dieser Progression liegt das Prinzip des Aufbaus einer schönen Zahn-zu-Zahn-Proportion bei der Gestaltung des Lächelns zugrunde, die der Betrachter als schön empfindet.

Gefällige Progression der inzisalen Zwischenräume

Wir alle haben die Auswirkungen der Mediendarstellung in allen Facetten der Werbung auf die gegenwärtige zahnärztliche Behandlung miterlebt. Zunehmend ist das Lächeln unserer Zeit charakterisiert durch Zähne, die so weiß sind, dass man sie mit den traditionellen Farbringen nicht mehr erfassen kann (Abb. 8).

Hohe und schön empfundene Helligkeit

Proportion, Sichtbarkeit und Länge können ohne eine gewisse Symmetrie in der Anordnung, die beim Beobachter den Anspruch auf eine gewisse Ordnung in der Kompositi-

Symmetrie als Ergänzung

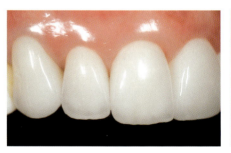 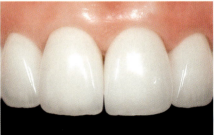 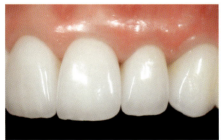

Abbildung 7

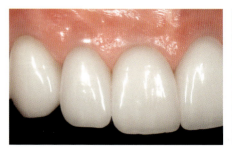 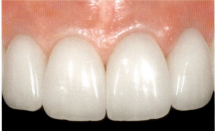 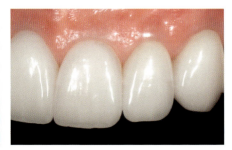

Abbildung 8

on erfüllt, nicht gemeinsam vorkommen. In der ästhetischen Zahnheilkunde erwarten wir unbewusst einen angemessenen Anteil an fazialer Symmetrie, der durch das Lächeln verstärkt wird. Diese Wahrnehmung einer Ordnung im Gesicht ist bedingt durch parallele Linien oder Kurven, Symmetrie und sich wiederholende Relationen. Ich versuche immer, die Intentionen des Patienten zu bestimmen, vor allem, ob er ein natürliches oder ein perfektes Lächeln tendenziell bevorzugt. Die Wahrnehmung des Patienten bezüglich seiner eigenen dentofazialen Erscheinung unterliegt persönlichen und kulturellen Variationen. So sind zum Beispiel in Europa vor allem für Laien kleine Unregelmäßigkeiten der Zähne akzeptabel; in Nordamerika sind die meisten Patienten der Ansicht, dass diese Irregularitäten nur minimal sein dürften oder völlig beseitigt werden sollten. Solche Präferenzen können sogar von Stadt zu Stadt in der gleichen Region unterschiedlich sein. Mit dem Fortschreiten der Behandlung müssen die Provisorien gemeinsam mit dem Patienten evaluiert werden, damit die endgültigen Entscheidungen korrekt getroffen werden können. Ein harmonisches Gesicht zeigt mehr Symmetrie nahe der Mittellinie und Asymmetrie in Entfernung zur Mittellinie.

Übertragen auf die Erscheinung des Lächelns heißt diese Regel: je näher zur dentalen Mittellinie, umso symmetrischer muss das Lächeln sein; je weiter entfernt von der Mittellinie, umso asymmetrischer kann es sein. Ansprechende Proportionen, Sichtbarkeit und Länge führen mich systematisch zur Beantwortung der Frage, ob der Patient ein perfektes oder ein eher natürliches Lächeln wünscht.

Patienten mit Wunsch nach dem perfekten Lächeln

Patienten mit dem Wunsch nach einem perfekten Lächeln erwarten in der Regel ein Maximum an Regelmäßigkeit und Einordnung sowie ein Maximum an Helligkeit und allgemein ein strahlendes Aussehen. Für diese Patienten ist das Erreichen einer geraden dentalen Mittellinie, einer ebenen Lachlinie (oft flacher als die Kurvatur der Unterlippe), symmetrischer zentraler Schneidezähne, lateraler Schneidezähne und Eckzähne und einer Symmetrie des Gingivaverlaufs von Bedeutung. Es ist auch wichtig, den bukkalen Korridor zu füllen, um die dunklen negativen Räume zu reduzieren (Abb. 9) und das inzisale Drittel der Frontzähne in eine gefällige, nicht retrudierte Position zu bringen. Es gibt drei typische Behandlungsziele für Patienten, die Perfektion in ihrem Lächeln wünschen; ich finde sie sehr folgerichtig: 1) verstärkte Helligkeit (weit über der Kapazität des Bleichens), 2) vergrößerte inzisale Länge und 3) vergrößertes Volumen. Diese allgemeingültigen Ziele bieten eine praktische Richtlinie für Patient und Zahnarzt, wenn es sich um nicht unbedingt notwendige Behandlung handelt und die Zähne relativ unversehrt sind. In solchen Fällen lege ich großen Wert darauf, dem Patienten konservative Optionen zu erklären, bevor indirekte und aggressivere Techniken diskutiert werden. Ich passe auch auf, dass all diese Optionen in der Karteikarte und in der Einverständniserklärung aufgeführt werden.

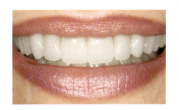

Abbildung 9

Patienten mit Wunsch nach einem natürlichen Lächeln

Patienten, die ein natürliches Lächeln wünschen, haben entschieden, dass ein auffälliges weißes Lächeln nichts für sie ist. Patienten in dieser Gruppe erwarten meist einen allgemeinen Sinn für Regelmäßigkeit und Anordnung zusammen mit einer gewissen Helligkeit; sie wünschen aber nicht, dass ihre Zähne gleich an der nächsten Ecke bemerkt werden (Abb. 10a). Bei einem schönen Lächeln findet sich die Zahnsymmetrie nahe der Mittellinie; deshalb gestalte ich die zentralen Schneidezähne sehr symmetrisch mit

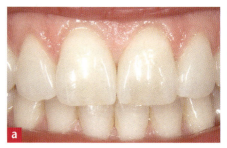 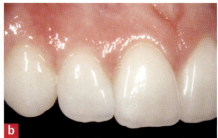 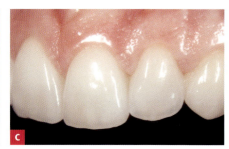

Abbildungen 10a bis 10c

nur kleineren Unregelmäßigkeiten (ein zentraler Schneidezahn kann etwas mehr mesial geneigt sein als der andere und die distale Inzisalkante dieser Zähne kann bilateral asymmetrisch gestaltet werden). Auf der anderen Seite wird die Hauptasymmetrie zwischen den lateralen Schneidezähnen ausgebildet. Ich verwende meist Aufnahmen eines schönen Lächelns aus Zeitschriften, um zu demonstrieren, wie diese in Form, Inklination, Abrasion und Rotation bilateral unterschiedlich sein können. Diese Patienten müssen keinen ebenen Gingivaverlauf haben. Deshalb kann man auch an den Eckzähnen kleinere Asymmetrien einbauen, denn die Gingivaränder und Höckerspitzen müssen nicht horizontal eben verlaufen. Die inzisalen Zwischenräume sollten eine natürliche Tiefe und eine natürliche Progression aufweisen (Abb. 10b und 10c). Diese beiden Bilder zeigen feine polychromatische Effekte wie einen inzisalen Halo, Streifen und eine verstärkte zervikale Sättigung, die bei diesen Patienten möglich ist (Hinweis: Die seitlichen Schneidezähne sind sehr asymmetrisch).

Wie bei dem Patienten, der nach Perfektion strebt, gibt es auch beim Patienten, der natürliche Zähne wünscht, drei allgemeine Ziele: 1) leichte Imperfektionen an den seitlichen Schneidezähnen und an den Eckzähnen, 2) gut ausgebildete und natürliche inzisale Zwischenräume sowie 3) zusätzliche Farbeffekte.

Ästhetische Prioritäten und ästhetische Analyse

Ich bin ein strenger Verfechter einer einfachen, Schritt für Schritt ablaufenden, methodischen ästhetischen Analyse. Ich ziehe es vor, lange Formulare zu vermeiden, ich schreibe einfach die Schritte nacheinander auf. Die Analyse muss in einer logischen Abfolge von der Inzisalkante der defekten Krone bis zur gingivalen Zone erfolgen; die Zahnstruktur wird also vor der Gingiva untersucht. Das Festlegen einer passenden Position der Inzisalkante und Kronenlänge bestimmt, ob die Gingivaposition eventuell modifiziert werden muss, um eine passende Zahnform zu erreichen.

Für mich gibt es sieben Prioritäten bei der ästhetischen Behandlung. Diese stehen im Mittelpunkt: bei der ästhetischen Diagnostik, dem Wax-up, der Evaluation der ausgearbeiteten Provisorien und bei der Evaluation und dem Inserieren der definitiven Versorgung. Ansprechende Proportionen, Sichtbarkeit und Länge sind die Eckpfeiler der ästhetischen Checkliste, denn sie stellen drei der sieben Prioritäten dar. Diese Prioritäten erlauben mir eine einfache Identifikation möglicher „roter Flaggen" während der ästhetischen Bewertung und das Erstellen eines entsprechenden interdisziplinären Therapieplans. Es gibt natürlich auch noch andere wichtige ästhetische Faktoren, wie die Position der Mittellinie und die Asymmetrie der Lippen; diese sind aber für mich zu diesem Zeitpunkt von sekundärer Bedeutung.

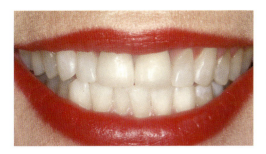
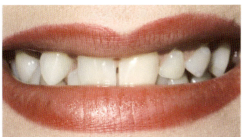

Abbildungen 11 und 12

Priorität 1: Lachlinie Dieser Punkt setzt sich aus zwei Teilschritten zusammen, die aber schnell ausgeführt werden können.

Dokumentieren der Form der Lachlinie. Es gibt hier vier Formen der Lachlinie: konvex, flach, konkav und zu konvex. Es ist sehr wichtig festzustellen, ob der Patient die vorhandene Lachlinie, auch wenn sie nicht konvex ist, gut findet. Im Idealfall lässt sich dieser Punkt mit Komposit abklären oder spätestens mit den Provisorien. Die Patientin der Abbildung 11 wünschte die gleiche flache Lachlinie für die neuen Restaurationen, trotz der Unterlippenkurvatur, die sehr konvex war.

Dokumentieren der Form der Unterlippe. Es ist wichtig, eine flache Unterlippe frühzeitig zu erkennen (Abb. 12). Meist ist es nicht möglich, eine normale, konvexe Lachlinie gegen eine flache Lippenkurvatur zu stellen. Es ist aber möglich, eine mäßig konvexe Lachlinie auszuformen, wenn dies im Provisorium getestet und vom Keramiker genau umgesetzt wird. Mit anderen Worten: Eine flache Unterlippe sollte früh erkannt und als rote Flagge behandelt werden, die anzeigt, dass die Lachlinie sorgfältig in präzisen Provisorien geplant werden soll. Da eine Änderung der Lachlinie auch die Länge der Zähne verändert (dies ist einer der drei ästhetischen Eckpunkte), empfehle ich dringend, deutliche Veränderungen mit einem präoperativen Mock-up aus Komposit zu demonstrieren oder über die provisorischen Restaurationen eine Vorausschau durchzuführen, damit der Patient seine Zustimmung zu diesen Veränderungen gibt.

Priorität 2: inzisales Profil Auch dies ist ein rasch durchzuführender Schritt. Das ultimative Ziel hierbei ist es festzustellen, ob die bestehende Position der Inzisalkanten übernommen und registriert werden soll oder ob diese Position leicht nach palatinal zurückgesetzt werden soll, wenn sie zu stark überkonturiert erscheint, oder nach labial, so sie retrusiv ist. Dies umfasst zwei Schritte.

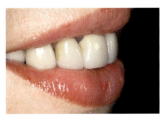

Abbildung 13

Dokumentation der Relation der Inzisalkanten zur Unterlippe bei F- und W-Lauten. Bei der Artikulation der Konsonanten F und W sollten die Inzisalkanten innerhalb der inneren Lippenrotgrenze der Unterlippe stehen, und zwar so, dass sie mit der Bahn des Lippenschlusses übereinstimmen. Normalerweise erwartet man, dass die Inzisalkanten mit dem kutanen Teil der Unterlippe Kontakt haben, wenn sie überkonturiert sind (Abb. 13). Ich finde es aber bei der Behandlung völlig akzeptabel, wenn die Inzisalkanten der definitiven Kronen bei F- und W-Lauten sehr nah an der Grenze zwischen feuchter und

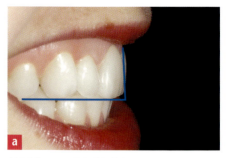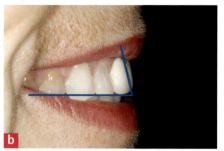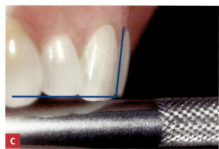

Abbildungen 14a bis 14c

trockener Lippe enden. Ich mag es indes nicht, wenn die Inzisalkanten den trockenen Teil der Lippe berühren; denn dann müsste sich der Patient beim Sprechen neu adaptieren und dies würde eine gewisse Unvorhersehbarkeit des Ergebnisses mit sich bringen. Praktisch gesehen, hat der Test der F- und W-Laute nur einen eingeschränkten Wert; man entdeckt damit häufig eine grobe Überkonturierung, nur gelegentlich aber eine mäßige Überkonturierung. Dieser Test ist also nicht ausreichend. Er muss aber bei dieser initialen Analyse immer durchgeführt werden, da er auf einfache Weise eine Überkonturierung gegenüber der Lippe erkennen lässt.

Dokumentieren des Winkels zwischen dem inzisalen Drittel der Zähne und der Okklusalebene im Seitenzahnbereich. Diesen Test habe ich von Frank Spear gelernt und er wirkt wundervoll. Dr. Spear argumentiert, dass die Position des inzisalen Drittels der oberen zentralen Schneidezähne meist im rechten Winkel zur Okklusalebene der Seitenzähne steht (Abb. 14a). Liegt dieser Winkel unter 90 Grad, so ist das inzisale Drittel überkonturiert und sollte in die normale 90-Grad-Position zurückgebracht werden (Abb. 14b). Beträgt er über 90 Grad, so liegt das inzisale Drittel zurück und sollte nach labial in die ästhetischere 90-Grad-Position gebracht werden (Abb. 14c). Stellt man fest, dass sich das inzisale Drittel in dieser retrusiven Position befindet, so kann man erwarten, dass das definitive Lächeln voller wirken wird und das Beschleifen der Zähne konservativer ausfallen kann. Es gibt Situationen, bei denen das inzisale Drittel der oberen Frontzähne durch eine Labialkippung der unteren Schneidezähne nach außen abgewinkelt ist. Dies zu korrigieren ist schwierig. Die beste Lösung ist hier, die unteren Schneidezähne kieferorthopädisch zu retrahieren, sodass dann die Oberkiefer-Frontzähne ideal restauriert werden können. Wenn eine solche Lösung nicht durchführbar ist, sollte das inzisale Drittel zumindest nicht ungünstiger als die diagnostizierte Ausgangssituation gestaltet werden, denn dies kann zu phonetischen Problemen führen. Alles in allem führt ein besseres Verstehen der Bedeutung dieses Winkels zu einer besseren Gestaltung der Position der Inzisalkanten.

Dies ist offensichtlich ein kritischer Schritt; auch er besteht aus zwei Teilen.

Priorität 3: inzisale Länge

Messen und Dokumentieren der Sichtbarkeit der Inzisalkante gegenüber der Oberlippe in Ruhelage. Vig und Brundo haben in ihrer klassischen Studie die Sichtbarkeit der Inzisalkante gegenüber der Oberlippe in Ruhelage gemessen (Abb. 15);[5] sie konnten zeigen, dass die Messwerte der Sichtbarkeit eine Funktion des Alters und des Geschlechts des Patienten sowie der Länge der Oberlippe sind (Tabelle 1).

Chiche
Erfolgreiche ästhetische Planung: Proportion, Sichtbarkeit und Länge

Tabelle 1 Sichtbarkeit der Schneidezähne in Abhängigkeit von Alter, Geschlecht und Länge der Oberlippe (Abdruck mit freundlicher Genehmigung aus Vig RG, Brundo GC.[5]).

Parameter		Sichtbarkeit der Frontzähne (mm)
Geschlecht	Männer	1,91
	Frauen	3,40
Oberlippe	kurz	3,65
	lang	0,59
Alter	jung	3,37
	mittleres Alter	1,26

Tabelle 2 Normale „anzustrebende" inzisale Sichtbarkeit.

Patient	Inzisale Sichtbarkeit (mm)
Frauen, die ein auffallendes Lächeln wünschen	3,5 bis 4,5
Frauen, die ein diskretes Lächeln wünschen	2,0 bis 3,0
Männer	1,0 bis 3,0

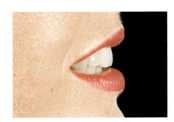

Abbildung 15

Man darf nicht vergessen, dass diese Studie zu einer Zeit entstanden ist, als der Begriff ästhetische Zahnheilkunde meist nur in Lehrbüchern oder bei totalen Prothesen vorkam. Die brillante Idee von Vig und Brundo war es, zu hinterfragen, ob das etablierte Dogma, den Wachswall bei der Herstellung von totalen Prothesen etwa 2 mm unterhalb des Rands der Oberlippe festzulegen, einen universellen Mittelwert darstellte. Sie fanden, dass die durchschnittliche Sichtbarkeit der Frontzähne bei jungen Patienten, bei Frauen und Patienten mit einer kurzen Oberlippe eher bei 3,5 mm lag. 30 Jahre nach dieser Studie nahm ich mir die Freiheit, diese Daten auf den aktuellen Patienten der ästhetischen Zahnheilkunde zu übertragen. Ich identifizierte drei Kategorien der normalen Sichtbarkeit der Schneidezähne gegenüber der Oberlippe in Ruhelage (Tabelle 2).

Messen der Länge der oberen zentralen Schneidezähne. Die Länge der oberen zentralen Schneidezähne sollte in einem Bereich von 10 bis 11 mm liegen (Abb. 16). Der Wert sollte mindestens 10 mm betragen, um eine schöne Proportion des Zahns zu sichern. Wenn die präoperative Länge weniger als 10 mm beträgt, fehlt ein Teil des Behandlungsplans; die erstrebte Verlängerung muss dann inzisal oder gingival erfolgen. Obwohl eine direkte Korrelation zur Gesichtslänge nie wissenschaftlich nachgewiesen werden konnte, sagt der gesunde Menschenverstand, dass bei einem kurzen Gesicht 10 mm Länge günstiger sind, bei einem langen Gesicht hingegen eher 11 mm. Dem liegt eine fundamentale Determinante zugrunde. Die inzisale Länge wird durch das Gesicht bestimmt (Oberlippe in Ruhelage), und so kann eine Länge von 10 bis 11 mm angesetzt werden.

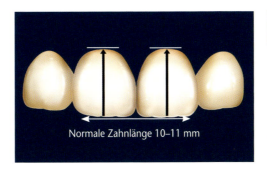
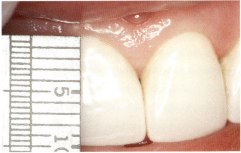

Abbildungen 16

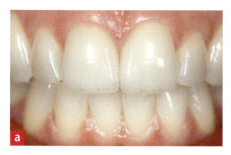 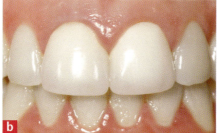 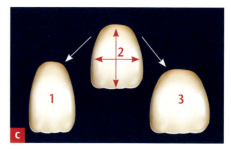

Abbildungen 17a bis 17c Proportionen der oberen zentralen Schneidezähne, Relation Breite/Länge: **1** < 65 % werden als unschön, **2** 75 bis 80 % als schön und **3** > 85 % als unschön empfunden.

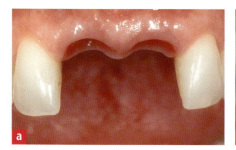 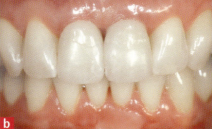 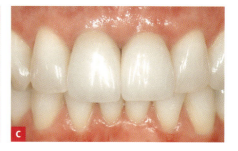

Abbildungen 18a bis 18c

Priorität 4: Proportionen der zentralen Schneidezähne

Das Prinzip lautet: Die Proportionen der zentralen Schneidezähne müssen auf den Betrachter einen positiven, ästhetischen Eindruck machen. In diesem Schritt dokumentiere ich nur die Proportionen der zentralen Schneidezähne als ausgeglichen (Abb. 17a), schmal-lang oder breit-kurz (Abb. 17b). Als Regel liegt die als schön empfundene Relation von Breite zu Länge bei oberen Einsern zwischen 75 und 80 % (Abb. 17c). Beträgt dieser Wert unter 70 %, erscheint der Zahn zu schmal; liegt er über 85 %, erscheint der Zahn zu kurz und quadratisch. Mit diesen Werten können wir voraussagen, dass die passende Breite für einen Zahn von 10 mm Kronenlänge zwischen 7,5 und 8,0 mm liegt. Bei einem 11 mm langen Einser sind es 8,5 bis 9,0 mm.

Ich denke immer daran, dass es bei Ästhetik um gefällige Bereiche und persönliche Interpretationen geht. Deshalb ist es nicht möglich, einen präzisen Wert für einen zentralen Schneidezahn eines bestimmten Gesichts anzugeben. Hierzu das folgende Beispiel einer mplantatbehandlung (Abb. 18a): Die Provisorien maßen 11 mm in der Länge und 8 mm in der Breite (Abb. 18b), sie waren zu schmal. Die exakte Breite lässt sich nicht wissenschaftlich festlegen; die Zähne sind aber dennoch um mindestens 0,5 mm zu schmal, denn die minimale Breite bei einem 11 mm langen Zahn beträgt 8,5 mm. Um die zentralen Schneidezähne breiter zu gestalten, muss man mesial an den beiden Lateralen Substanz abtragen. Hier treffen wir auf eine weitere sehr wichtige Priorität: Proportion, Sichtbarkeit und Länge der Einser haben immer Vorrang vor den Parametern der Zweier. Das heißt also, die Größe der Zweier muss übereinstimmen mit den Prioritäten der Einser und nicht umgekehrt. Bei den definitiven Implantatkronen lag die Relation von Breite zu Länge zwischen 75 und 80 % (Abb. 18c). Wo immer möglich, sollte die minimale Breite eines oberen zentralen Schneidezahns 7,5 mm betragen. Wird dieser Wert unterschritten, so wirkt der Zahn nicht dominant genug, sondern hässlich schmal.

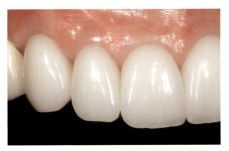
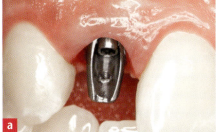
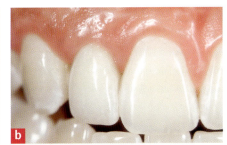

Abbildung 19   Abbildung 20

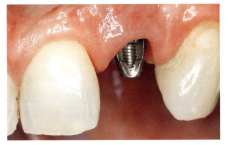
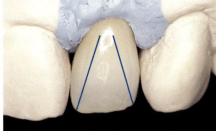
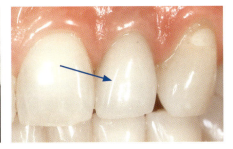

Abbildung 21

Priorität 5: Zahn-zu-Zahn-Proportion

Die Proportion Zahn zu Zahn ist ein weiterer Eckpunkt bei der ästhetischen Gestaltung. Einige Autoren haben die Bedeutung der Ordnung in der Komposition herausgestellt, indem sie das gleiche wiederkehrende Verhältnis vom zentralen Schneidezahn bis zum ersten Prämolaren anwendeten. Einige glauben, dass die harmonischste wiederkehrende Zahn-zu-Zahn-Relation dem Goldenen Schnitt folgt. Dieser besagt, dass der obere Einser etwa 60 % breiter als der Zweier und dieser wiederum 60 % breiter als der mesiale Aspekt des Eckzahns sein sollte.

In dieser Summationsserie setzt sich jeder Begriff (i. e. zentraler Schneidezahn) zusammen aus der Summe der beiden vorangehenden Begriffe (i. e. lateraler Schneidezahn und Eckzahn). Und auch hier ist wieder eine Vorstellung von Rhythmus zu bemerken, wie wir sie oben diskutiert haben. Ich schätze dieses Konzept sehr, habe es aber nie angewendet. Ich konzentriere mich auf den allgemeinen Effekt, den der laterale Schneidezahn bewirkt. In dieser Phase analysiere ich die Form des seitlichen Schneidezahns und bewerte ihn als schmal oder quadratisch.

Ein häufiger Fehler bei ästhetischen Restaurationen bei Frauen ist es, den seitlichen Schneidezahn auf Kosten des zentralen Schneidezahns ein klein wenig zu groß zu gestalten. Ziel bei einem weiblichen Lächeln, gleich ob bei natürlichen Zähnen oder Implantatversorgungen, ist, die seitlichen Schneidezähne nicht in den Vordergrund zu rücken (Abb. 19). Dies ist eine strikte Regel, sie bietet aber einen großen Spielraum. Sie wird jedoch bei Implantatversorgungen infrage gestellt; wenn die Interdentalpapille schrumpft, wird die Zahnform breiter und weniger schmal. Ob man einen schmalen Zweier gestalten kann, ist direkt korreliert mit der Höhe der Interdentalpapille. Betrachten wir hierzu die Zahlen: Nach Garber et al.[2] hat die interdentale Papille in der ästhetischen Zone im Durchschnitt eine Höhe von 4,5 mm zwischen einem Implantat und einem natürlichen Zahn und eine solche von 3,5 mm zwischen zwei Implantaten. Bei

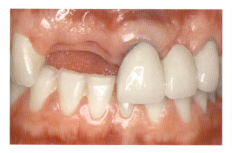 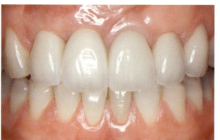 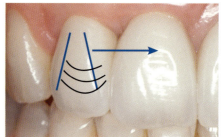

Abbildung 22

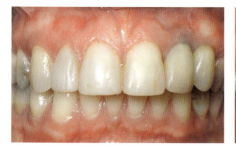 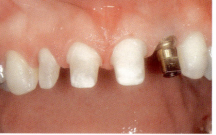 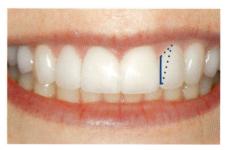

Abbildung 23

einer idealen Höhe kann das Austrittsprofil vorsichtig reduziert werden, um einen sanften Übergang und eine natürliche Form zu erlangen (Abb. 20). Wenn die Höhe der Papille abnimmt, ist es notwendig, die Form zu kontrollieren, indem die Übergangswinkel einander angenähert werden; die Oberfläche muss auf Hochglanz poliert werden (Abb. 21).

Eine abgeflachte Interdentalpapille bedingt andererseits eine quadratische Form des Zweiers. Dies kann auch zwischen zwei benachbarten Implantaten der Fall sein. Um eine schmalere Silhouette bei den Implantatkronen zu suggerieren, muss eine enge Zusammenarbeit mit dem Keramiker erfolgen, mit dem Ziel: 1) den Übergangswinkel nach mesial zu verlegen, 2) die neuen Übergangswinkel zu betonen, indem die Kronen hochglanzpoliert werden, 3) die Approximalkontakte nach palatinal zu verlagern, 4) das mesiale Dreieck abzuflachen, um einen Lichtreflex zu erzielen und 5) die faziale Oberfläche konvex zu gestalten (Abb. 22). Offensichtlich sind diese Maßnahmen nur eine kleine Abhilfe, sie lösen nicht das Gesamtproblem der kurzen Papillen. Der entscheidende Punkt ist, dass der Keramiker, sobald alle chirurgischen Möglichkeiten ausgeschöpft sind, all die bekannten Tricks anwenden muss, um die Lichtreflexion zu verändern und die Wahrnehmung des Beobachters zu täuschen.

Im Beispiel der Abbildung 23 war die originale Implantatkrone am linken seitlichen Schneidezahn zu breit. Es wurde entschieden, die zentralen Schneidezähne und Eckzähne etwas zu verbreitern. Ich bat den Keramiker, ein sehr wichtiges Dreieck – gebildet vom Übergangswinkel, dem Approximalkontakt und der Papillenbasis – herauszuarbeiten, um die Silhouette des Zahns zu kontrollieren. Das Austrittsprofil der Implantatkrone wurde schmaler gestaltet, um das enge Austrittsprofil des natürlichen lateralen Schneidezahns der anderen Seite zu duplizieren.

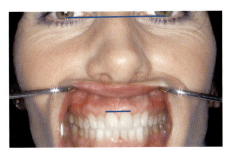
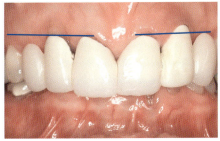
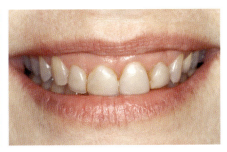

Abbildung 24 Abbildung 25 Abbildung 26

Priorität 6: Gingivaverlauf Der Gingivaverlauf wird in drei Schritten evaluiert.

Gingivale Symmetrie. Der Gingivaverlauf zwischen den beiden zentralen Schneidezähnen muss symmetrisch sein, denn dies ist ein günstiger Ausgangspunkt, von dem aus das Smile-Design entwickelt werden kann. Wir müssen uns immer bewusst machen, dass eine Asymmetrie nahe der dentalen oder fazialen Mittellinie unattraktiv ist. Es ist auch sehr wichtig, die Symmetrie der Gingiva in Relation zur Interpupillarlinie zu bewerten und diesen Bezugspunkt auch während der ästhetischen Kronenverlängerung zu verwenden (Abb. 24). Fehler dabei können zu einer schiefen Gingivaebene zwischen den Einsern führen. Es ist also während der gesamten Behandlung wichtig, dass diese Ebene parallel zur Bipupillarlinie im Gesicht verläuft. Bei einer gingivalen Asymmetrie der zentralen Schneidezähne ist es wichtig zu bestimmen, welche dieser beiden Ebenen die ideale Referenzebene darstellt oder ob eine neue gingivale Ebene durch weitere Korrekturen an der Gingiva geschaffen werden muss.

Progression der Gingiva. Als normal bezeichnet man die Progression des Gingivarands, wenn der Gingivarand des seitlichen Schneidezahns 1,0 bis 1,5 mm koronal der Tangente liegt, die an den Gingivarand der zentralen Schneidezähne und der Eckzähne beidseitig angelegt wird. Liegt der Gingivarand der Zweier apikal dieser Tangente, so wirkt dies hässlich (Abb. 25). Das bedeutet, dass entweder das Gingivaniveau der Zweier zu weit apikal oder das der Einser zu weit koronal liegt; dies ist meist Folge einer Zahnelongation. In der Tat finde ich oft, dass diese Inversion des Gingivaverlaufs ein verräterisches Zeichen dafür ist, dass die Einser elongiert sind und die Korrektur der Gingiva durch Intrusion oder klinische Elongation der Zahnkronen erfolgen sollte.

Relation zur Oberlippe. Von David Garber habe ich gelernt, dass der Gingivaverlauf der Oberlippe folgen sollte und dass es zu einer typischen Disharmonie kommt, wenn sich beim Lachen ein gebogener Gingivaverlauf bei flacher Oberlippe zeigt (Abb. 26).

Priorität 7: Angestrebte Ausformung des Zahnbogens In der letzten Phase der ästhetischen Analyse bestimme ich, ob der Oberkiefer zu eng oder „kollabiert" erscheint und ob die bukkalen Korridore ausgefüllt werden sollen, um die lateralen negativen Räume zu reduzieren. Diese Entscheidung ist in einem hohen Grade subjektiv; sie hängt von den Wünschen und finanziellen Möglichkeiten des Patienten ab. In Abbildung 27a sind die zunächst angefertigten sechs Kronen zu sehen. In einem zweiten Durchgang wurden dann sechs bukkale Verblendschalen an den

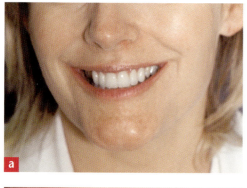 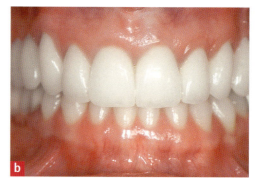
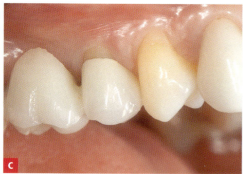 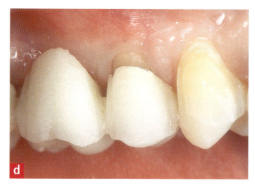

Abbildungen 27a bis 27d

Prämolaren und den ersten Molaren inseriert, um ihnen das gewünschte Volumen zu verleihen (Abb. 27b). Für das geplante Auffüllen des bukkalen Korridors gibt es einige Alternativen: Komposit, Kronen oder Keramikveneers. Gleich welche Art der Restauration gewählt wird, ist es sehr zu empfehlen, vor der Behandlung eine sorgfältige okklusale Analyse durchzuführen, um sicherzustellen, dass bei der definitiven Okklusion eine exakte Disklusion durch die Eckzähne erzielt wird und keine Laterotrusionskontakte vorhanden sind. Bei direkten Kompositrestaurationen ist eine Zahnpräparation nicht nötig, bei Keramikveneers kann sie sehr konservativ ausfallen. Wie in diesem Fall gezeigt, muss man bei vorhandenen Keramikkronen an den Seitenzähnen, die erhalten werden sollen, spezielle Überlegungen anstellen (Abb. 27c). Die Veneerpräparation kann hier in der Porzellanverblendung in sicherem Abstand zur Opakerschicht durchgeführt werden (Abb. 27d). Auf diese Weise können die Veneers auf der angeätzten Oberfläche der Keramikkronen adhäsiv sehr sicher befestigt werden.

Zusammenfassung ästhetischer Prioritäten

Zunächst sollen die Grundprinzipien nochmals wiederholt und einige Schlüsse gezogen werden. Die oben beschriebenen sieben Phasen repräsentieren die ästhetischen Prioritäten, die sowohl den Zahnarzt als auch den Labortechniker während der Behandlung leiten sollen. Umfassender betrachtet ist der entscheidende Punkt dieses Prozesses, für die oberen zentralen Schneidezähne eine positive Beziehung der drei Dimensionen zu etablieren: schöne Proportionen, adäquate Sichtbarkeit und angenehme Länge. Dieses Prinzip impliziert mehrere wichtige Konsequenzen.

Sobald diese drei Faktoren bei den zentralen Schneidezähnen erreicht sind, kann der Rest der ästhetischen Zone geplant werden und ein Probeaufwachsen erfolgen. Es gibt drei unästhetische Situationen, die man immer vermeiden bzw. im ästhetischen Design

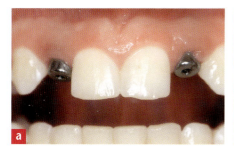
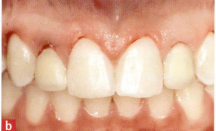
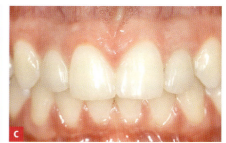

Abbildungen 28a bis 28c

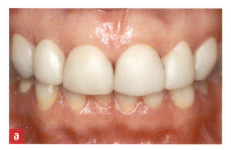
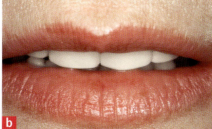
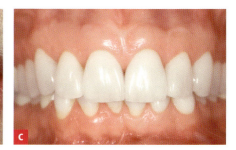

Abbildungen 29a bis 29c

korrigieren sollte: 1) schmale, lange zentrale Inzisivi, 2) lange laterale Inzisivi und 3) asymmetrisches Gingivaniveau an den zentralen Inzisivi.

Die ästhetische Behandlungsplanung startet immer an den zentralen Schneidezähnen. Dies ist wichtig, denn es erleichtert die Planung der Nebenzähne erheblich. Sind die zentralen Schneidezähne natürliche Zähne und müssen die lateralen Schneidezähne oder Eckzähne mit Implantaten versorgt werden, können die Implantate erst geplant werden, wenn die Einser in allen beschriebenen drei Dimensionen voll gestaltet sind. Ein typischer Fehler ist es meiner Erfahrung nach, an den zentralen Schneidezähnen eine chirurgische Kronenverlängerung durchzuführen, wenn bereits im Bereich der lateralen Schneidezähne Implantate gesetzt worden sind. Bei der Patientin der Abbildung 28a wurden zuerst Implantate zum Ersatz der lateralen Schneidezähne gesetzt; dies geschah in einem Niveau der Implantatebene, das dem Originalniveau der zentralen Schneidezähne entsprach. Danach entschieden wir uns, an allen Frontzähnen eine Kronenverlängerung durchzuführen, um die Ästhetik zu verbessern. Die Verlängerung bei den seitlichen Schneidezähnen war aber nur limitiert möglich, da die Implantatebene zu weit koronal lag (Abb. 28b). Deshalb waren im Ergebnis die Implantatkronen in Relation zu den natürlichen Zähnen zu kurz (Abb. 28c). Obwohl die Patientin sehr zufrieden war, ist es generell klüger, bereits initial das Gingivaniveau der zentralen Schneidezähne und Eckzähne in adäquatem Verhältnis von Proportion, Sichtbarkeit und Länge aufzubauen und erst dann im Bereich der lateralen Schneidezähne Implantate in Harmonie mit den Nachbarzähnen einzubringen.

Eine ästhetische Behandlungsplanung beginnt an den zentralen Schneidezähnen. Wenn dort eine adäquate Beziehung zwischen Proportion, Sichtbarkeit und Länge geschaffen worden ist, darf diese nicht mehr geändert und an die Nachbarzähne angepasst werden. Mein Rat: Sobald diese Priorität erreicht ist, darf an ihr nicht mehr herumgespielt werden, auch wenn man die seitlichen Schneidezähne und die Eckzähne nicht ideal gestalten kann.

Gewisse ästhetische Prioritäten haben Vorrang vor anderen. Die inzisale Sichtbarkeit geht immer vor Länge und Proportion. Das typische Beispiel ist die Situation der kurzen und breiten Proportion (Abb. 29a). Die inzisale Verlängerung wäre eine relativ einfache Lösung, um eine ausgeglichenere Proportion zu erzielen. In diesem Fall würde sie aber zu einer übermäßigen und unakzeptablen Sichtbarkeit der Zähne führen. Deshalb beschlossen wir, die Läge der Inzisalkante zu belassen (Abb. 29b und 29c). Danach erfolgte eine Kronenverlängerung, um den Rand der Gingiva nach apikal zu verlagern. Die Moral dieser Geschichte ist: Die Sichtbarkeit gegenüber der Oberlippe hat oberste Priorität; sie stellt immer den Ausgangspunkt dar. Von hier aus kann die passende Zahnlänge gebildet werden, wenn nötig durch Kronenverlängerung. Die goldene Regel ist, die Behandlungssequenz von der Inzisalkante aus zu beginnen.

Tabelle 3 fasst die einzelnen Schritte der ästhetischen Analyse zusammen.

Tabelle 3 Einzelschritte der ästhetischen Analyse.

1. Lachlinie	Dokumentieren der Form der Lachlinie
	Dokumentieren der Form der Unterlippe
2. Inzisales Profil	Dokumentieren des F- und W-Tests
	Dokumentieren des Winkels mit der Okklusalebene
3. Inzisale Länge	Messen der Sichtbarkeit bei Ruhelage der Oberlippe
	Messen der Länge der zentralen Schneidezähne
4. Proportion der zentralen Schneidezähne	Messen der Breite der zentralen Schneidezähne
	Dokumentieren der Proportion
5. Zahn-zu-Zahn-Proportion	Bewerten des seitlichen Schneidezahns
6. Gingivaverlauf	Bewerten der Symmetrie an den zentralen Schneidezähnen
	Bewerten der Progression vom zentralen Schneidezahn zum Eckzahn
	Bewerten der Relation zur Oberlippe
7. Voller Zahnbogen	Bewerten des bukkalen Korridors und der Wünsche des Patienten

Anm. d. Red.: Der zweite Teil dieses Beitrags folgt in der nächsten Ausgabe der Quintessenz Zahntechnik.

Literatur

1. Chiche GJ, Pinault A. Esthetics of anterior fixed prosthodontics. Chicago, Quintessence, 1994.
2. Garber DA, Salama MA, Salama H. Immediate total tooth replacement. Compend Contin Educ Dent 2001;22:210-216,218.
3. McLean J. Wissenschaft und Kunst der Dentalkeramik. Berlin: Quintessenz, 1978.
4. McLean J. Wissenschaft und Kunst der Dentalkeramik. Band II: Brückenkonstruktionen und Laborarbeiten in der Dentalkeramik. Berlin: Quintessenz, 1981.
5. Vig RG, Brundo GC. The kinetics of anterior tooth display. J Prosthet Dent 1978;38:502.

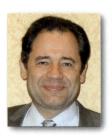

Gerard J. Chiche, DDS
Department of Prosthodontics
Louisiana State University, School of Dentistry
1100 Florida Avenue
New Orleans, Louisiana 70119, USA
E-Mail: gchiche@msn.com

Originalbeitrag erschienen in
Cohen M. Interdisziplinäre Behandlungsplanung. Prinzipien, Gestaltung, Umsetzung. Berlin: Quintessenz, 2008.

Mauro Fradeani, Giancarlo Barducci
**Die ästhetische Analyse
in der prothetischen Behandlung**

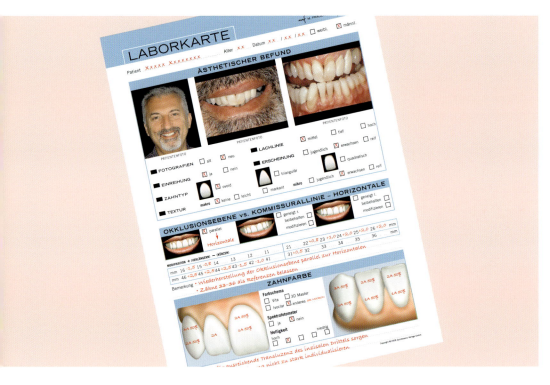

Die ästhetische Analyse in der prothetischen Behandlung

Mauro Fradeani, Giancarlo Barducci

Zusammenfassung

Das Ästhetikprotokoll und die Laborkarte sind unverzichtbare Instrumente zur umfassenden und effektiven Kommunikation des Zahnarztes mit dem Zahntechniker. Die sorgfältig zusammengetragenen Informationen der fazialen, dentolabialen, phonetischen, dentalen und gingivalen Analyse in Form eines speziellen Ästhetikprotokolls sowie eine (statische und dynamische) Funktionsanalyse können mithilfe einer strukturierten Laborkarte vollständig und übersichtlich an den Techniker übermittelt werden und ihn so bei der korrekten Umsetzung des diagnostischen Wax-ups und des Provisoriums leiten. Auf diese Weise wird vermieden, dass der Techniker wichtige Entscheidungen treffen muss, die nur vom Zahnarzt nach einer aufmerksamen ästhetischen und funktionellen Analyse am Patienten getroffen werden können.

Indizes

Ästhetische Analyse, Laborkarte, Teamarbeit, Behandlungsplan, diagnostisches Wax-up

Einleitung

Eine effiziente und enge synergetische Zusammenarbeit zwischen Zahnarzt und Techniker innerhalb der jeweiligen spezifischen Kompetenzen ist für die Realisierung einer klinisch erfolgreichen Versorgung mit festsitzendem Zahnersatz entscheidend. Die faziale, dentolabiale, phonetische, dentale und gingivale Analyse in Form eines speziellen Ästhetikprotokolls sowie eine (statische und dynamische) Funktionsanalyse liefern sämtliche notwendigen Informationen für einen Behandlungsplan, dessen Umsetzung oft eines multidisziplinären Lösungsansatzes bedarf. Die sorgfältig zusammengetragenen Informationen können mithilfe einer strukturierten Laborkarte vollständig und übersichtlich an den Techniker übermittelt werden und ihn so bei der korrekten Umsetzung des diagnostischen Wax-ups und des Provisoriums leiten. Auf diese Weise wird vermieden, dass der Techniker wichtige Entscheidungen treffen muss, die nur vom Zahnarzt nach einer aufmerksamen ästhetischen und funktionellen Analyse am Patienten getroffen werden können.

Die ästhetische festsitzende Versorgung beinhaltet den Ersatz oder die Rekonstruktion natürlicher Zähne mithilfe prothetischer Elemente, die an Pfeilerzähnen oder osseointegrierten Implantaten verankert sind, vorausgesetzt die Wiederherstellung der biologischen Integrität, der korrekten Funktion und einer optimalen Ästhetik sind das angestrebte Ziel.

Der Erfolg der Behandlung, die die kompletten Zahnbögen umfassen kann, hängt von einer korrekten Diagnose und einer minutiösen Erfassung des Ist-Zustands ab. Vor der klinischen Untersuchung wird die medizinische und erst in einem zweiten Schritt die dentale Anamnese erhoben.

Der folgende Beitrag ist ein Auszug aus dem im Quintessenz Verlag erschienenen zweiten Band „Ästhetische Sanierungen mit festsitzender Prothetik" von Mauro Fradeani und Giancarlo Barducci.[12]

Der Behandlungsplan
Diagnostisches Wax-up

Anhand eines Schritt für Schritt illustrierten klinischen Falls (Abb. 1 bis 4) sollen die einzelnen Arbeitsschritte zur Realisierung eines diagnostischen Wax-ups auf der Basis eines adäquaten Behandlungsplans analysiert werden.

Die Verwendung des Ästhetikprotokolls (Abb. 5) und der Laborkarte (Abb. 6 und 7) erleichtert die Arbeit des Technikers und des Zahnarztes, da mit ihnen die Informationen sicher und genau an das Labor übermittelt werden können.

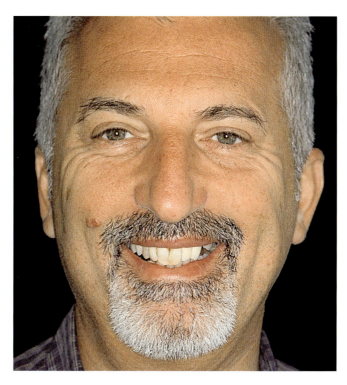
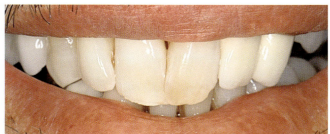
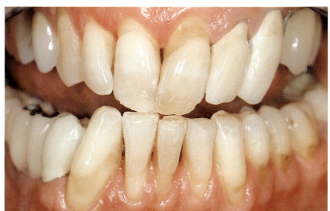
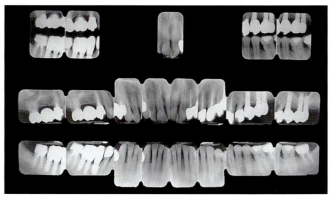

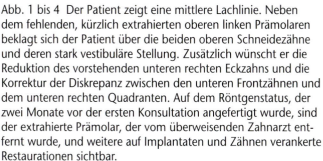

Abb. 1 bis 4 Der Patient zeigt eine mittlere Lachlinie. Neben dem fehlenden, kürzlich extrahierten oberen linken Prämolaren beklagt sich der Patient über die beiden oberen Schneidezähne und deren stark vestibuläre Stellung. Zusätzlich wünscht er die Reduktion des vorstehenden unteren rechten Eckzahns und die Korrektur der Diskrepanz zwischen den unteren Frontzähnen und dem unteren rechten Quadranten. Auf dem Röntgenstatus, der zwei Monate vor der ersten Konsultation angefertigt wurde, sind der extrahierte Prämolar, der vom überweisenden Zahnarzt entfernt wurde, und weitere auf Implantaten und Zähnen verankerte Restaurationen sichtbar.

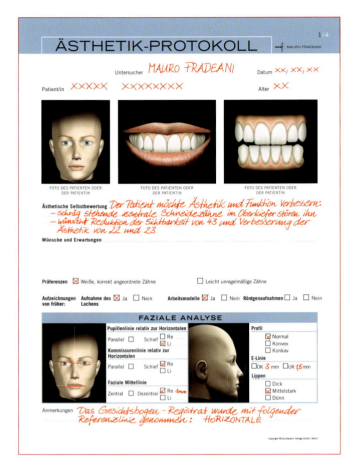
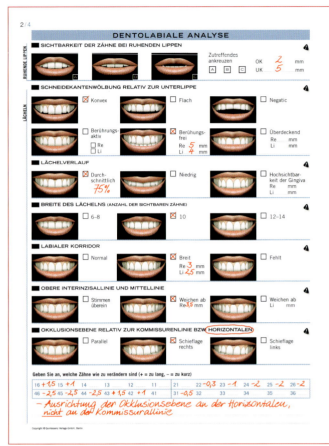
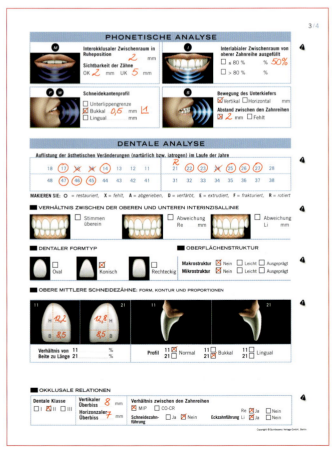
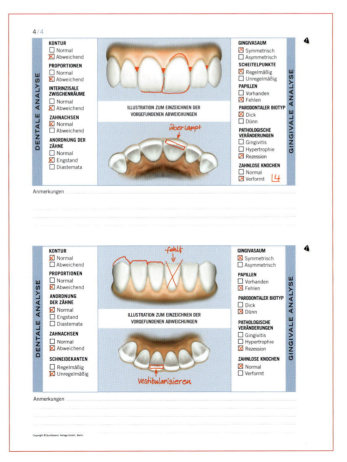

Abb. 5 *(gegenüberliegende Seite)* Das Ästhetikprotokoll wird möglichst vollständig ausgefüllt, um dem Behandelnden genügend Informationen zur ästhetisch-funktionellen Beurteilung zu liefern.

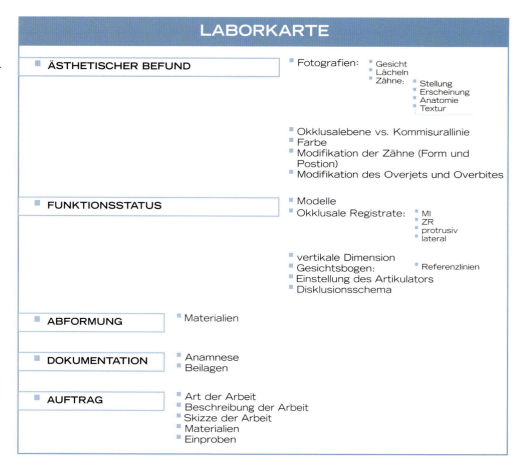

Abb. 6 bis 8 Das exakte Ausfüllen der Laborkarte erlaubt die Kommunikation der zur Herstellung des diagnostischen Wax-ups, des Provisoriums und der definitiven Arbeit notwendigen Informationen (Abb. 7 und 8 siehe folgende Doppelseite).

Die Laborkarte

Nach dem Ausfüllen des Ästhetikprotokolls, kommuniziert der Behandler mithilfe einer Laborkarte (siehe Abb. 6 bis 8) alle für das diagnostische Wax-up und das Provisorium notwendigen ästhetischen und funktionellen Informationen mit dem Techniker. Auf dieser Karte müssen alle geplanten Form- und Stellungskorrekturen im Detail vermerkt sowie ferner die gewünschte Art der Versorgung und das dafür vorgesehene Material dem Labor angezeigt werden. Auf einem Zusatzblatt werden die Veränderungen während der Einproben notiert.

Für die definitive Arbeit wird eine zweite, mit der ersten identische Karte ausgefüllt, mit der alle am Provisorium gesammelten ästhetischen und funktionellen Informationen an den Techniker übermittelt werden.

Der ästhetische Befund
Fotografien

Auch wenn sich alle ästhetischen Informationen im entsprechenden Abschnitt der Laborkarte an den Techniker übermitteln lassen, ist zum besseren Verständnis des Falls das Beifügen von Fotografien sinnvoll, die die Angaben des Zahnarztes visuell unterstützen (Abb. 8). Der Behandler und der Techniker sollten dabei über dieselben (digitalen oder analogen) Bilder verfügen, um den Fall auch auf Distanz besprechen zu können.

Das Gesicht

Ein Bild des Gesichts (siehe Abb. 8) liefert dem Techniker einen Gesamteindruck des Patienten und ermöglicht ihm, gegebene vertikale oder horizontale Disharmonien anhand der Referenzlinien zu erkennen. Aufgabe des Behandlers ist es, solche Disharmonien, die

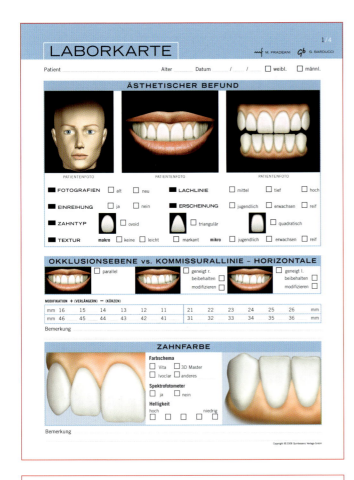
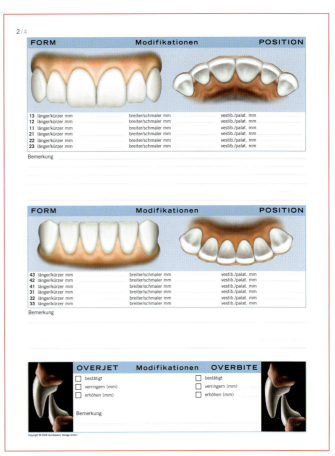
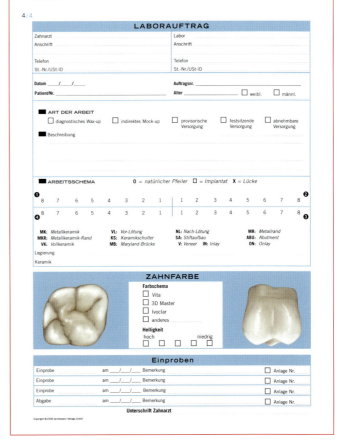

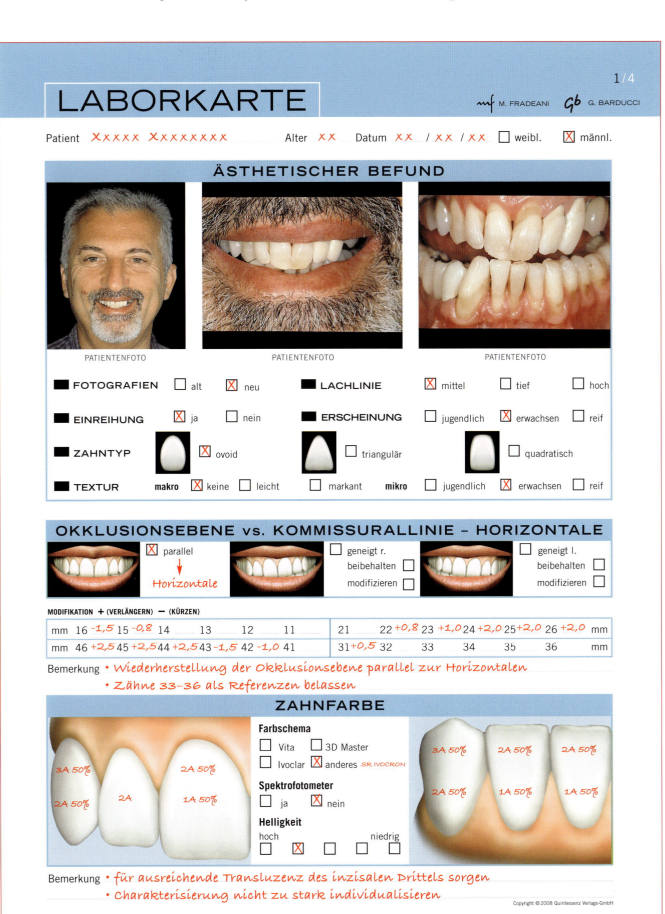

sich in der ästhetisch-funktionellen Analyse gezeigt haben, in eine Gesamtbeurteilung einfließen zu lassen.

Das Lächeln

Ein Lachbild (siehe Abb. 8) erlaubt dem Techniker, die Lachlinie (mittel, tief, hoch), die Breite (Zahl der sichtbaren Zähne) sowie das Vorhandensein und die Größe des labialen Korridors (normal, breit, fehlend) zu erkennen. Man muss sich aber bewusst sein, dass eine Fotografie nur die statische Reproduktion einer dynamischen Bewegung darstellt und oft nicht dem natürlichen Ausdruck des Patienten entspricht.[10] Der Zahnarzt muss die für eine Bewertung am besten geeigneten Bilder auswählen. Das Lachbild gibt auch Informationen zur labialen Form und Dimension, die einen Hinweis auf die ideale Form der Versorgung sein können.[11]

Die Zähne

Aus einer der Laborkarte beigefügten intraoralen Aufnahme (siehe Abb. 8) kann der Techniker wichtige Informationen zur Charakteristik und Textur der Zähne gewinnen und die vom Zahnarzt gewünschten Veränderungen der Morphologie und Position validieren.

Die Okklusionsebene

Falls notwendig, kann der Behandler eine Veränderung der Okklusionsebene zur Wiederherstellung einer Parallelität mit der gewählten Referenzlinie veranlassen. Im entsprechenden Schema wird der Umfang der Veränderung für jeden einzelnen Zahn eingetragen. Ein beigefügtes Bild, das die Diskrepanz zwischen den beiden Ebenen darstellt, macht die Notwendigkeit der Veränderung deutlich (Abb. 9 bis 12).

Die Farbe

Zur Herstellung des Provisoriums genügt es, dem Labor die Basisfarbe mit einer minimalen Sättigung vorzuschlagen. Die Farbe kann dann leicht während der Behandlung

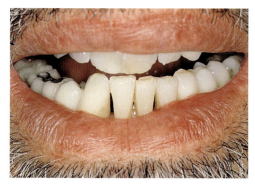
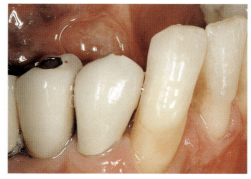
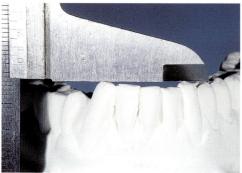
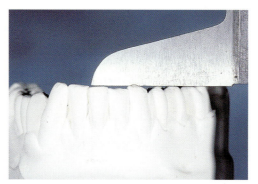

Abb. 9 bis 12 Während des Gesprächs zeigt sich die Diskrepanz der unteren Okklusionsebene und die Stufe zwischen Eckzahn und Prämolaren rechts, die auf der Detailaufnahme dieses Bereichs gut sichtbar ist. Auf dem mittels eines Gesichtsbogens korrekt einartikulierten Gipsmodell des Unterkiefers kann diese Disharmonie mithilfe einer Schublehre gut dargestellt werden. Es zeigt sich eine Intrusion des unteren rechten gegenüber dem kontralateralen Quadranten von ca. 4 mm.

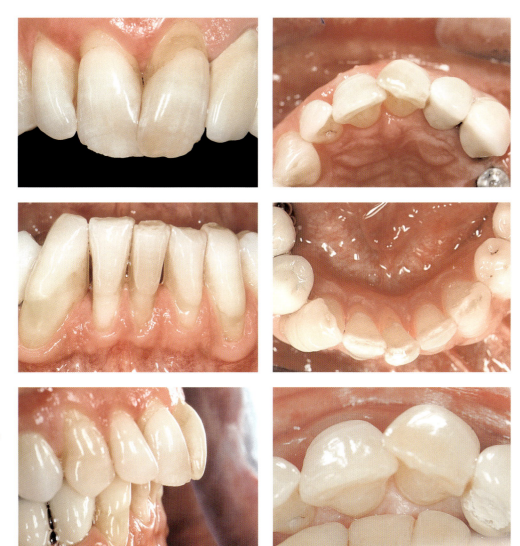

Abb. 13 bis 18 In der Frontal- und Okklusalansicht des oberen anterioren Sextanten werden die Überlappung des rechten Schneidezahns und die bestehenden ungleichen Restaurationen auf dem linken Schneide- bzw. Eckzahn deutlich. Die Frontal- und Okklusalansicht im Unterkiefer zeigt, dass nur drei Frontzähne vorhanden sind und dass der rechte Schneidezahn stark elongiert ist. Auf der Lateral- und Schlussbissansicht der beiden Kiefer zeigen sich der große Overjet und Overbite (siehe hierzu auch Abb. 19 auf der folgenden Seite).

angepasst werden, nicht nur mithilfe von Malfarben, sondern auch mit dem für die Unterfütterung eingesetzten Material, das je nach Dicke der Schale des Provisoriums einen optischen Einfluss hat.

Form und Position **Modifikationen.** In den entsprechenden Schemazeichnungen werden die Modifikationen im anterioren oberen (Abb. 13 und 14) und unteren (Abb. 15 und 16) Sextanten eingezeichnet, um so dem Techniker präzise Referenzen zu den für eine optimale Ästhetik notwendigen Veränderungen der Form, Länge und Position der Zähne zu geben.

Overjet und Overbite **Modifikationen.** Die Form- und Positionsveränderungen der oberen und unteren Frontzähne haben einen direkten Einfluss auf Overjet und Overbite (Abb. 17 und 18) und damit keineswegs eine rein ästhetische Bedeutung, da die Frontzahnführung vor allem zur Verbesserung der Funktion des Patienten beiträgt.

Die für diesen Fall in den Abbildungen 13 bis 18 gezeigten Modifikationen sind programmatisch in der Abbildungen 19 zusammengefasst.

2/4

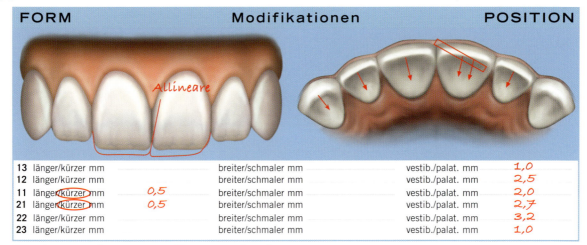

	FORM	Modifikationen		POSITION	
13	länger/kürzer mm		breiter/schmaler mm	vestib./palat. mm	1,0
12	länger/kürzer mm		breiter/schmaler mm	vestib./palat. mm	2,5
11	länger/*kürzer* mm	0,5	breiter/schmaler mm	vestib./palat. mm	2,0
21	länger/*kürzer* mm	0,5	breiter/schmaler mm	vestib./palat. mm	2,7
22	länger/kürzer mm		breiter/schmaler mm	vestib./palat. mm	3,2
23	länger/kürzer mm		breiter/schmaler mm	vestib./palat. mm	1,0

Bemerkung
- mittlere Schneidezähne einreihen
- seitliche Schneidezähne leicht hinter die mittleren stellen
- mittlere Schneidezähne um 0,5 mm kürzen
- obere Frontzähne um die angegebenen Beträge nach lingual bewegen

Allineare

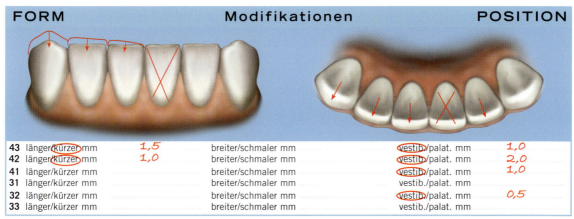

	FORM	Modifikationen		POSITION	
43	länger/*kürzer* mm	1,5	breiter/schmaler mm	*vestib.*/palat. mm	1,0
42	länger/*kürzer* mm	1,0	breiter/schmaler mm	*vestib.*/palat. mm	2,0
41	länger/kürzer mm		breiter/schmaler mm	*vestib.*/palat. mm	1,0
31	länger/kürzer mm		breiter/schmaler mm	vestib./palat. mm	
32	länger/kürzer mm		breiter/schmaler mm	*vestib.*/palat. mm	0,5
33	länger/kürzer mm		breiter/schmaler mm	vestib./palat. mm	

Bemerkung
- ein mittlerer Schneidezahn fehlt
- 43 und 42 entsprechend den Vorgaben kürzen
- untere Frontzähne um die angegebenen Beträge nach labial bewegen

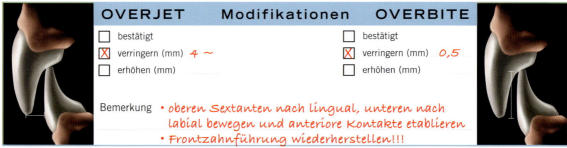

OVERJET	Modifikationen	OVERBITE	
☐ bestätigt		☐ bestätigt	
☒ verringern (mm)	4 ~	☒ verringern (mm)	0,5
☐ erhöhen (mm)		☐ erhöhen (mm)	

Bemerkung
- oberen Sextanten nach lingual, unteren nach labial bewegen und anteriore Kontakte etablieren
- Frontzahnführung wiederherstellen!!!

FUNKTIONSSTATUS

■ MODELLE

☐ alte Modelle ☐ UK ☐ OK ☒ **Studienmodelle** ☒ UK ☒ OK ☐ **Modelle der Provisorien** ☐ UK ☐ OK

■ OKKLUSALE REGISTRATE

☐ MI ☒ ZR ☒ Protrusion ☐ Laterotrusion

■ VERTIKALE DIMENSION

☒ unverändert ☐ erhöhen (mm) ☐ OK (mm) ☐ UK (mm) ☐ verringern (mm) ☐ OK (mm) ☐ UK (mm)

■ GESICHTSBOGEN **■ Referenzlinien**

☒ arbiträr ☐ mechanisch ☒ Horizontale ☐ Bipupillare ☐ Kommissurale ☐ andere

■ EINSTELLUNG DER ARTIKULATORS

☒ teiljustierbarer Artikulator ☐ volljustierbarer Artikulator

☒ Kondylenbahnneigung (Grad) oder ☒ Protrusionsregistrat ☐ mechanischer Aufzeichnung
☒ progressiver Bennett (Grad) 10 oder ☐ Laterotrusionsregistrat ☐ elektronischer Aufzeichnung
☒ initialer Bennett (mm) 0

■ DISKLUSIONSSCHEMA

☒ Inzisalführung ☒ Eckzahnführung ☐ Gruppenführung ☐ balancierte Okklusion

ABFORMUNG

Abgenommen am xx/xx/xx Zeit xx:xx desinfiziert mit *Glutaraldehyd*

■ Abformmaterial

☒ **ALGINAT** ☐ **POLYETHER** ☐ **ADD.-VERNETZENDES SILIKON**
☒ OK ☒ UK ☐ OK ☐ UK ☐ OK ☐ UK

☐ **POLYSULFAT** ☐ **KOND.-VERNETZENDES SILIKON** ☐ **ANDERES**
☐ OK ☐ UK ☐ OK ☐ UK ☐ OK ☐ UK

DOKUMENTATION

■ ANAMNESE DES PATIENTEN Bemerkung

☐ Infektionserkrankungen ☐ psychomotorische Probleme
☐ Allergien ☐ Bruxismus
☐ anderes

■ ANLAGEN ☒ Dias/Fotos ☒ Ästhetikprotokoll ☐ andere

Funktionsstatus (Abb. 20)
Studienmodelle

Die Studienmodelle sollten präzise (keine Blasen und Verzüge) und genügend ausgedehnt sein, um auch die anatomischen Strukturen (Gaumen, Tuber, retromolarer Bereich) abzubilden. Für die prothetische Behandlungsplanung ist eine Montage der Modelle im Artikulator unverzichtbar. Nur so können Aspekte der okklusalen Situation studiert werden, die sich im Mund direkt nicht beobachten lassen, wie z. B. der Abstand zwischen unbezahnten Bereichen, der Verlauf der Spee- und der Wilson-Kurve und die korrekte Ausrichtung der Okklusionsebene (Abb. 20 siehe vorhergehende Seite).

Okklusale Registrate

Für eine korrekte Positionierung der Modelle sollten die Bissregistrate so exakt wie möglich sein. Das dazu verwendete Material muss ausreichend duktil sein, um während des Registrierens keinen Widerstand zu bilden, und nach der Aushärtung genügend Stabilität aufweisen. Hartwachse (Beauty Pink X-Hard Dental Wax, Moyco Union Broach, York, USA) sind wegen ihrer einfachen Handhabung auch heute noch weit verbreitet. Um eine größere Präzision zu erzielen, kann auf das Wachs eine Zinkoxideugenol-Paste (Super Bite Paste, Bosworth Company, Skokie, Illinois, USA) appliziert werden.[14,26] Eine Alternative hierzu stellen Silikonmaterialien dar, die jedoch wegen ihrer Resilienz nicht die gleiche Detailtreue bei der Repositionierung der Modelle zeigen.[2,4]

Maximale Interkuspidation

Bei Versorgungen mit wenigen Elementen, ist die maximale Interkuspidation (MI) die Okklusion der Wahl.[11] Das Registrat wird dabei nur im Bereich zwischen präparierten Zähnen und Antagonisten genommen, um eine mögliche Interferenz bei der Positionierung der Modelle zu vermeiden. Bei einer genügend großen Zahl an stabilen dentalen Kontakten ist kein Registrat notwendig.[21]

Zentrische Relation

Die okklusale Registrierung in zentrischer Relation (ZR) wird bei Versorgungen von Quadranten oder ganzen Kiefern oder bei einer fehlenden okklusalen Abstützung[11] verwendet. Die ZR definiert die gelenkbezogene Relation von Ober- zu Unterkiefer, wobei die Kondylen mit dazwischen liegendem Diskus in einer anterior-superioren Position der Gelenkpfanne zu liegen kommen. Diese Position ist unabhängig von dentalen Kontakten.[1]

> Liegen keine Gelenkprobleme, Schmerzen oder Bewegungseinschränkungen des Unterkiefers vor, stellt die bimanuelle Manipulation nach Dawson eine zuverlässige und reproduzierbare Methode zum Auffinden der ZR dar (Abb. 21).

Die Positionierung des Unterkiefers in zentrischer Relation (ZR) ist nur nach einer Dekonditionierung der Kaumuskulatur möglich.[19,29] Bei verspannten Patienten kann eine Manipulation defensive neuromuskuläre Reflexe mit einer unwillkürlichen Protrusion auslösen. In diesem Zustand kann der Versuch, die Mandibula mit Druck zu retrudieren, zu einer Kompression der Ligamente im Diskusbereich (Abb. 22) und einer ungewollten Translation der Kondylen in eine tiefere Position mit einer entsprechenden Hyperokklusion der prothetischen Versorgung führen. Bei Schmerzen im Kiefergelenkbereich muss eine Differenzialdiagnose zwischen artikulären und muskulären Symptomen durchgeführt werden.

Wenn nach der Positionierung eines Deprogrammators zwischen den Frontzähnen für 10 bis 15 Min. (Watterolle oder Jig di Lucia) die Schmerzen nachlassen oder ver-

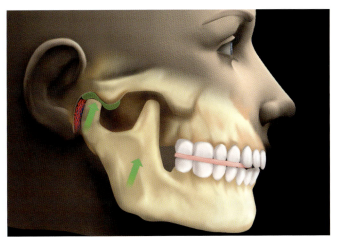 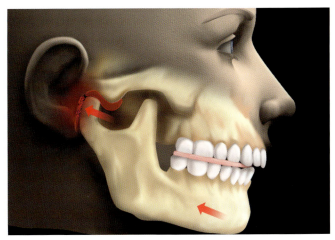

Abb. 21 und 22 Bei korrekter Manipulation der Mandibula liegen die Kondylen mit dazwischen liegendem Diskus in einer anteriorsuperioren Position der Gelenkpfanne. Die zentrische Relation wird mithilfe einer steifen Wachsplatte registriert, die nur zwischen die Seitenzähne gelegt wird, sodass eine reflektorische Protrusionsbewegung vermieden wird. Das Registrat sollte möglichst dünn, aber nicht perforiert sein. Bei einer forcierten Retrusion der Mandibula kann das Gelenkgewebe komprimiert werden, was zu einer reflexartigen inferioren Translation der Kondylen mit einer Protrusion der Mandibula und damit zu einer falschen okklusalen Registrierung führen kann.

schwinden, ist die Ursache des Problems muskulär (kontrahierter M. pterygoideus lateralis). Keine Veränderung oder eine Verschlimmerung bedeutet, dass es durch den Kondylus zu einer Kompression des sensiblen Gewebes hinter dem Diskus kommt. In diesem Fall sollte für vier bis sechs Wochen eine Stabilisierungsschiene eingesetzt werden. Wenn bei diesem Test trotz vorhandener Gelenkprobleme keine Schmerzen auftreten, kann der Patient mithilfe der Dawson-Technik in die „adaptierte Zentrik" bewegt werden.[8,15]

Bei Versorgungen in ZR bzw. adaptierter ZR ist die Reproduzierbarkeit der Positionierung des Unterkiefers entscheidend. Die Möglichkeit, dieselbe okklusale Position in jeder Phase der Versorgung wiederzufinden, erlaubt dem Techniker, die prothetische Versorgung räumlich korrekt umzusetzen und hilft dem Zahnarzt, den Umfang notwendiger Korrekturen bei der Einprobe und nach der Eingliederung zu reduzieren.

Es hat sich bewährt, vor der prothetischen Phase einer Rehabilitation die Okklusion in ZR anzupassen, was die muskuläre Dekonditionierung des Kauapparats und eine gute Interkuspidation erlaubt. Wenn am Patienten kein selektives Einschleifen durchgeführt wird, sollte ein Registrat in ZR abgenommen werden. Das Wachsregistrat ermöglicht dem Techniker die okklusale Anpassung im Artikulator. Es sollte möglichst dünn, aber nicht perforiert sein. Seine Integrität garantiert, dass keine Störkontakte oder neuromuskulären Reflexe der parodontalen Mechanorezeptoren das Registrat verschoben haben.[25]

Vertikale Dimension Die vertikale Dimension der Okklusion (VD) ist nach Dawson[9] der Abstand zwischen den Kiefern, in den die Zähne bis zu ihrem Kontakt eruptieren, und ein Raum, dessen Einheit durch die Länge und Kontraktion der Elevatoren definiert ist. Bei starken Abrasionen in beiden Kiefern kann es notwendig sein, die VD zu erhöhen, obwohl sie eigentlich nicht verändert ist. Denn der Verlust an Zahnsubstanz auf okklusalem Niveau kann durch eine Eruption der Zähne kompensiert sein, die durch die Länge und Kontraktion der

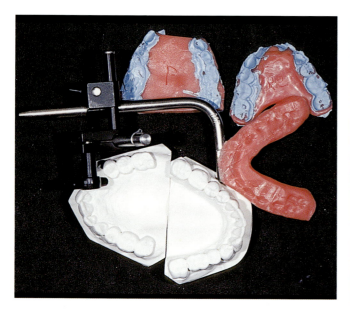
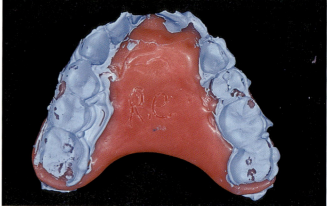
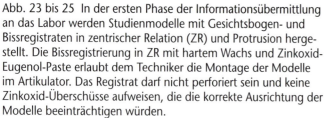
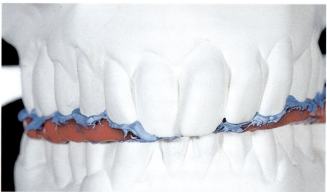

Abb. 23 bis 25 In der ersten Phase der Informationsübermittlung an das Labor werden Studienmodelle mit Gesichtsbogen- und Bissregistraten in zentrischer Relation (ZR) und Protrusion hergestellt. Die Bissregistrierung in ZR mit hartem Wachs und Zinkoxid-Eugenol-Paste erlaubt dem Techniker die Montage der Modelle im Artikulator. Das Registrat darf nicht perforiert sein und keine Zinkoxid-Überschüsse aufweisen, die die korrekte Ausrichtung der Modelle beeinträchtigen würden.

Elevatoren[9] reguliert wird. Trotz dieser unveränderten VD also kann aus prothetischen Gründen eine Erhöhung erforderlich sein. Die Intrusion der Zähne infolge der Funktion der Elevatoren kann die prothetische Erhöhung in wenigen Monaten wieder korrigieren.[28] Trotz der häufig auftretenden Kompensationsphänomene wird der Umfang der Erhöhung allein von strukturellen, funktionellen und ästhetischen klinischen Parametern bestimmt. Jede Anpassung an eine Veränderung muss am Patienten mithilfe des Provisoriums überprüft werden.

Die Erhöhung der VD hat zusätzlich einen positiven Einfluss auf Overjet und Overbite und führt zu einer flacheren Neigung der Gelenkbahn und somit zu einer geringeren Belastung der Kaumuskulatur.[5] Dem Techniker muss die Erhöhung der VD für jeden Kiefer einzeln mitgeteilt werden. Dabei gilt die Inzisallinie der Unterkieferfront als Referenz, die bei geschlossenem Mund und Zahnkontakt zwischen Ober- und Unterlippe zu liegen kommen sollte.[9] Bei Rekonstruktionen, die eine Anpassung der VD fordern, wird für das Registrat dasselbe Wachs (geeigneter Stärke) wie für die ZR-Bissregistrierung verwendet. In diesem Fall muss auf der Laborkarte vermerkt werden, dass mit der Bissregistrierung auch die Anpassung der VD aufgezeichnet wurde (Abb. 23 bis 25). Die klinische Überprüfung der veränderten VD erfolgt am einfachsten mit einem phonetischen Test der „M"-[3,13,16,17,20] und „S"-[9,18,22-24,27] Laute.[11]

Protrusion

Die posteriore Disklusion wird durch eine korrekte Frontzahnführung sichergestellt, die im Zusammenspiel mit der Kondylenbahnneigung bei Pro- und Laterotrusionsbewe-

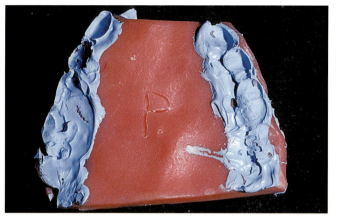 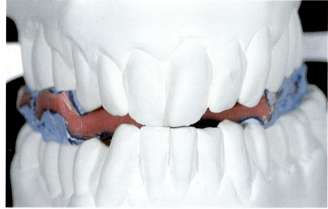

Abb. 26 und 27 In Kopfbissposition wird ein posteriores Bissregistrat in Protrusion angefertigt. Tatsächlich handelt es sich hierbei um den Endpunkt der Disklusionsbewegung, die zur Einstellung der Gelenkbahn im Artikulator dient.

gungen Interferenzen im Seitenzahnbereich sowohl auf der Arbeits- als auch auf der Balanceseite verhindert.[6,7,30] Zur Bestimmung der korrekten Kondylenbahnneigung im Artikulator (Abb. 26 und 27) wird ein „Kopfbissregistrat" verwendet. Alternativ kann eine mittlere Neigung (20°) eingestellt werden, die Interferenzen verhindert.[9] Lateralbisse werden normalerweise nicht hergestellt. Im Artikulator wird ein progressiver Bennet von 10° eingestellt, der genügend posteriore Kontakte ermöglicht.

Literatur

1. Academy of Prosthodontics. The glossary of prosthodontic terms, ed 7. St Louis, Mosby, 1999.
2. Breeding LC, Dixon D. Compression resistance of four interocclusal recording materials. J Prosthet Dent 1992;68:876-878.
3. Chiche GJ, Pinault A. Artistic and scientific principles applied to esthetic dentistry. In: Chiche GJ, Pinault A (eds). Esthetics of anterior fixed prosthodontics. Chicago: Quintessence, 1994:13-32.
4. Chiche GJ, Pinault A. Communication with the dental laboratory: Try-in procedures and shade selection. In: Chiche GJ, Pinault A (eds). Esthetics of anterior fixed prosthodontics. Chicago: Quintessence, 1994:115-142.
5. Dahl BL, Krogstad O. Long-term observations of an increased occiusal face height obtained by a combined orthodontic/prosthetic approach. J Oral Rehabil 1985;12:173-176.
6. D'Amico A. Functional occlusion of the natural teeth of man. J Prosthet Dent 1961;11:899-915.
7. D'Amico A. The canine teeth-normal functional relation of the natural teeth of man. J South Calif Dent Assoc 1958;26:6-23,49-60,127-142,175-182,194-208,239-241.
8. Dawson PE. A Classification System for occlusions that relates maximal intercuspation to the position and condition of the temporomandibular joints. J Prosthet Dent 1996;75:60-66.
9. Dawson PE. Evaluation, diagnosis, and treatment of occlusal problems, ed 2. St. Louis: Mosby, 1989:56-71.
10. Duchenne GB. The mechanism of human facial espression. New York: Cambidge Univ Press, 1990.
11. Fradeani M. Ästhetische Sanierungen mit festsitzender Prothetik. Band 1: Ästhetische Analyse. Berlin: Quintessenz, 2004.
12. Fradeani M, Barducci G. Ästhetische Sanierungen mit festsitzender Prothetik. Band 2: Systematischer Ansatz zur ästhetische, biologischen und funktionellen Integration. Berlin: Quintessenz, 2008.
13. Gibbs CH, Messerman T, Reswick JB, Derda HJ. Functional movements of the mandible. J Prosthet Dent 1971;26:604-620.
14. Gross M, Nemcovsky C, Tabibian Y, Gazit E. The effect of three different recording materials on the repro-ducibility of condylar guidance registrations in three semi-adjustable articulators. J Oral Rehabil 1998;25:204-208.
15. Hansson T, Nordstrom B. Thickness of the soft tissue layers and articular disk in temporomandibular joints with deviations in form. Acta Odontol Scand 1977;35:281-288.

16. Landa JS. The free-way space and its significance in the rehabilitation of the masticatory apparatus. J Prosthet Dent 1952;2:756-779.
17. MacGregor AR. Fenn, Liddelow and Gimson's Clinical Dental Prosthetics. London: Wright, 1989:89.
18. Manns A, Miralles R, Palazzi C. EMG, bite force, and elongation of the masseter muscle under isometric voluntary contractions and variations of vertical dimension. J Prosthet Dent 1979;42:674-682.
19. McKee JR. Comparing condylar position repeatability for standardized versus nonstandardized methods of achieving centric relation. J Prosthet Dent 1997;77:280-284.
20. Mehringer EJ. The use of speech patterns as an aid in prosthodontic reconstruction. J Prosthet Dent 1963;13:825-836.
21. Peregrina A, Reisbick MH. Occiusal accuracy of casts made and articulated differently. J Prosthet Dent 1990;63:422-425.
22. Pound E. Let /S/ be your guide. J Prosthet Dent 1977;38:482-489.
23. Pound E. The mandibular movements of speech and their seven related values. J Prosthet Dent 1966;16:835-843.
24. Rivera-Morales WC, Mohl ND. Variability of dosest speaking space compared with interocclusal distance in dentulous subjects. J Prosthet Dent 1991;65:228-232.
25. Rosenstiel SF, Land MF, Fujimoto J. Contemporary fixed prosthodontics, ed 3. St. Louis: Mosby, 2001:27-62.
26. Shillingburg HT jr, Hobo S, Whitsett LD, Jacobi R, Brackett SE. Fundamentals of fixed prosthodontics, ed 3. Chicago: Quintessence, 1997:35-45.
27. Silverman ET. Speech rehabilitation: Habits and myofunctional therapy. In: Seide L (ed). Restorative procedures in dynamic approach to restorative dentistry. Philadelphia: Saunders, 1980.
28. Spear FM. Occlusion in the new millennium: the controversy continues. Part 2. Tonawanda, New York: Great Lakes Orthodontics Ltd, Spear Perspective newsletter;3(2).
29. Tarantola GJ, Becker IM, Gremillion H. The reproducibility of centric relation: A clinical approach. J Am Dent Assoc 1997;128:1245-1251.
30. Thornton LJ. Anterior guidance: Group function/canine guidance. A literature review. J Prosthet Dent 1990;64:479-482.

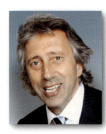

Dr. Mauro Fradeani
Studio Dentistico
Corso Undici Settembre, 92
61100 Pesaro, Italien
E-Mail: info@maurofradeani.it

Giancarlo Barducci
V. Matteotti, 99, 60121 Ancona, Italien

Domenico Massironi, Romeo Pascetta,
Giuseppe Romeo
**Behandlungsplanung im
prothetischen Team**

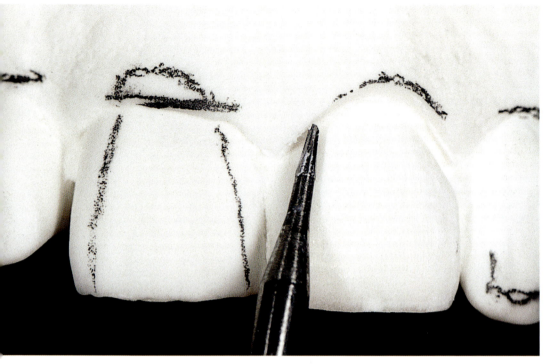

Behandlungsplanung im prothetischen Team

Domenico Massironi, Romeo Pascetta, Giuseppe Romeo

Zusammenfassung
Die Behandlung prothetischer Fälle umfasst verschiedene Phasen und Arbeitsschritte, bei denen sich sowohl Zahnarzt als auch Zahntechniker große Mühe geben müssen, wollen sie das in der Planung definierte Ziel erreichen. Die Bedeutung dieser initialen Phase der Behandlungsplanung kann nicht hoch genug eingeschätzt werden. Der vorliegende Beitrag, der eine Analyse der wichtigsten prothetischen Planungsschritte im prothetischen Team umfasst, ist eine überarbeitete Zusammenfassung des ersten Kapitels aus dem im Quintessenz Verlag erschienenen Lehrbuch: „Präzision dentaler Ästhetik. Klinische und zahntechnische Aspekte" von Domenico Massironi, Romeo Pascetta und Giuseppe Romeo.

Indizes
Zahntechnik interdisziplinär, Prothetik, Anamnese, Behandlungsplanung, Kommunikation

Einleitung

Die klinische Diagnose ist in der Medizin ein fundamentaler Schritt bei der Planung und Durchführung einer Behandlung. Sie resultiert aus der Untersuchung des Patienten und der Analyse der Ergebnisse verschiedener klinischer Tests. Dies gilt auch für die Zahnheilkunde; die klinische Diagnose basiert auf einer klinischen Untersuchung (Abb. 1 und 2) speziell in der betroffenen Region, die mittels einer Reihe von instrumentellen Verfahren durchgeführt wird. Diese Tests umfassen oft intraorale Röntgendarstellungen (Bissflügelaufnahmen, einzelne oder zahlreiche Bilder in apikaler Projektion, Panoramaröntgen[7,9]) und gelegentlich axiale CT-Aufnahmen. Die Röntgenuntersuchung wird ergänzt durch die Auswertung scharnierachsenbezüglich einartikulierter diagnostischer Modelle (Mittelwert in einfachen oder kinematisch bestimmten Scharnierachsen in komplexen Fällen[1,4,8] mit Gesichtsbogen). Da sich dieser Bericht einer anderen Thematik widmet, werden klinische Untersuchung und instrumentelle Analyse nicht weiter diskutiert. Stattdessen wird auf die spezielle Diagnostik und die diagnostischen Modelle bezüglich der Möglichkeiten einer restaurativen Behandlung genauer eingegangen.

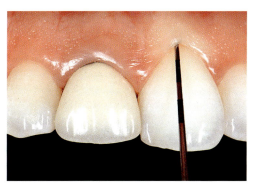 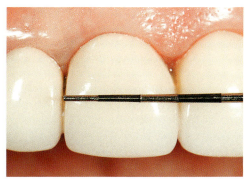

Abb. 1 Die klinische Untersuchung sollte vorhandene pathologische Befunde identifizieren. Für eine genaue Diagnose und den zu erstellenden Behandlungsplan sollten so viele Werte wie möglich gesammelt werden. Vor der Entscheidung für eine bestimmte Behandlungsmethode muss durch Sondieren ein parodontaler Befund der infrage kommenden Region erhoben werden.

Abb. 2 Die klinische Untersuchung zeigt jegliche Fehler bei vorhandenen Restaurationen hinsichtlich Form und Größe. Eine wichtige Referenz für den Techniker lässt sich dadurch schaffen, dass man Aufnahmen der Kronen mit einer kalibrierten Sonde macht.

Klinische Verfahren zur Erstellung des Behandlungsplans

Es ist in jedem Fall wichtig, den Behandlungsplan erst nach einer sorgfältigen initialen Untersuchung aufzustellen. Dazu gehört die Patientenanamnese. Der Patient sollte über die Ausgangsbefunde in der zu behandelnden Region informiert werden. Es sollte eine einvernehmliche Zusammenarbeit[11] zwischen Patient und Behandler aufgebaut werden. Es ist von grundsätzlicher Bedeutung, dem Patienten die Ätiologie der pathologischen Befunde deutlich zu machen, ihn zu motivieren, um so eine aktive Mitarbeit zu erreichen. Diese Mitarbeit ist entscheidend für die Kontrolle der bakteriellen Plaque und für den Umgang mit der individuellen Karies- bzw. Parodontitisanfälligkeit. Dies sind die beiden häufigsten Erkrankungen in der Mundhöhle.

Deshalb ist es wichtig, nach der klinischen Untersuchung diagnostische Röntgenbilder anzufertigen. Sie sind die Grundlage für die Diagnosestellung und die anschließende Behandlungsplanung. Weist der Patient parodontal pathologische Befunde auf, so muss vor dem Behandlungsplan die Phase 1 der Therapie, die Parodontalbehandlung, abgeschlossen sein (initiales und abschließendes Sondieren) (Abb. 3 bis 5).

Nun liegen wichtige klinische Befunde vor: Röntgenstatus (mindestens 16 Bilder) (Abb. 6 bis 10 und 14), Panoramaaufnahmen (Abb. 11 bis 13), Parodontalstatus (Abb. 5) und vor allem Information über die Fähigkeiten und den Willen des Patienten zu einer effektiven Plaquekontrolle (Abb. 5 bis 18).

Die eigentliche Versorgung kann erst beginnen, wenn die Hygienephase durchgeführt wurde und der Patient gezeigt hat, dass er eine korrekte häusliche Mundhygiene durchführen kann.

Entsprechend den klinischen Notwendigkeiten und der Disposition für orale Erkrankungen (Karies, Parodontitis) des jeweiligen Patienten kann ein individuelles Hygieneprogramm entwickelt werden.

Ein erfolgreiches funktionelles und ästhetisches Ergebnis darf nicht dem Zufall überlassen werden. Es muss durch eine lange Phase klinischer Behandlungsschritte unter Einschluss der Hygienephase, der temporären Versorgung, der Zahnpräparation, einer

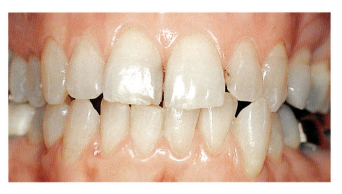

Abb. 3 Frontalansicht der Zähne einer jungen Patientin, in maximaler Interkuspidation, die zur Routineuntersuchung kam. Auf den ersten Blick: klinisch gesunde Verhältnisse.

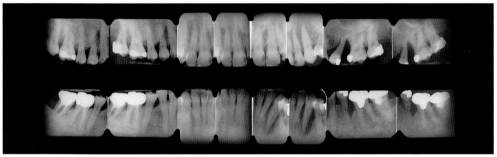

Abb. 4 Der aus 16 Aufnahmen bestehende Röntgenstatus weist eine schwere, generalisierte Parodontalerkrankung mit einigen besonders gefährdeten Stellen auf.

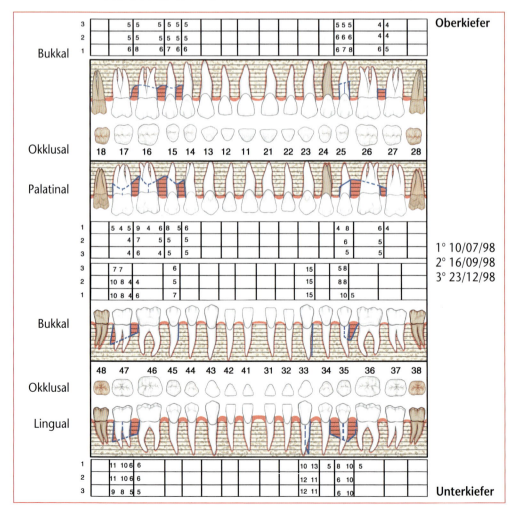

1° 10/07/98
2° 16/09/98
3° 23/12/98

Abb. 5 Die parodontale Sondierung zeigt hohe Werte mit Bi- und Trifurkationsbeteiligung durch die aktive Parodontitis. Es sind nur die pathologischen Werte verzeichnet.

Abb. 6 bis 8 Ein vollständiger Röntgenstatus dient zur Diagnostik vor einer komplexen Behandlung und nach deren Abschluss. Diese Röntgenbilder zeigen die Situation zu Beginn, nach der ersten Präparation und unmittelbar nach Abschluss der Behandlung. Die 50-jährige Patientin zeigt eine schwere Parodontalerkrankung mit Auffächerung der Frontzähne und Verlust einiger Seitenzähne durch Furkationsläsionen. Die Patientin erhielt eine resektive Parodontaltherapie mit nachfolgender kieferorthopädischer Behandlung, Implantation und restaurativer Behandlung. Die Abschlussröntgenbilder zeigen die durch den kieferorthopädischen Eingriff intrudierten Oberkieferfrontzähne (Abb. 8).

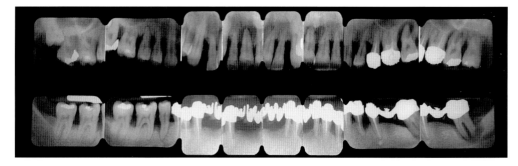

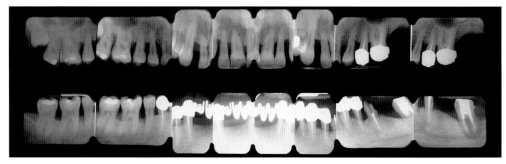

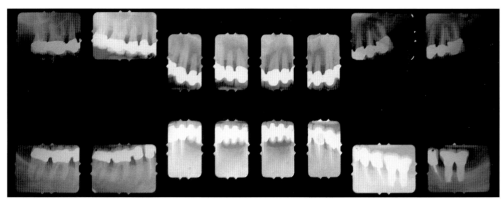

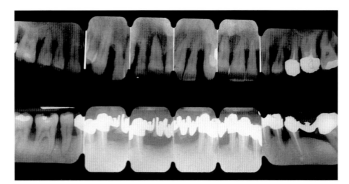

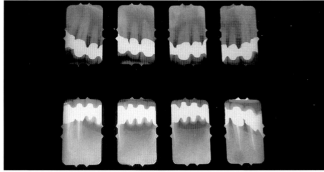

Abb. 9 und 10 Vergleich des Röntgenbefunds der Frontzähne vor und nach der prothetischen Behandlung. Zustand nach Abschluss der orthodontischen Intrusion vitaler Zähne, präpariert zur Aufnahme von Kronen. Ziel war es, die Zähne zu verblocken und damit zu stabilisieren, um so ein Rezidiv der Protrusion der Zähne zu verhindern.

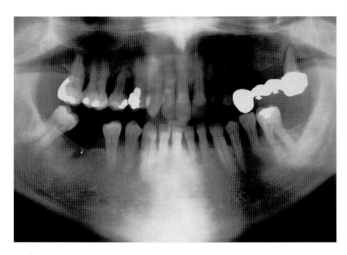 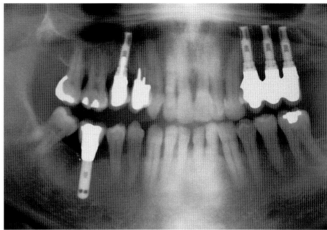

Abb. 11 und 12 Panoramaaufnahmen eines 75-jährigen Patienten mit Parodontalerkrankung und dem Verlust einiger Seitenzähne vor und nach der Therapie.

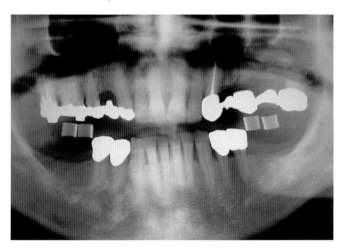 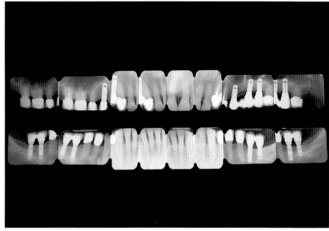

Abb. 13 Panoramaaufnahme eines 55-jährigen Mannes, dessen abnehmbare Prothese durch eine festsitzende Versorgung abgelöst werden sollte. Der Behandlungsplan sah vier osseointegrierte schraubenförmige Implantate im Unterkiefer sowie Sinuslift und zylindrische Implantate im Oberkiefer vor.

Abb. 14 Röntgenstatus nach Abschluss der Behandlung mit einem zufriedenstellenden Ergebnis.

geeigneten Gingivaretraktion, korrekter Abdrucknahme und letztlich dem sorgfältigen Zementieren erreicht werden. Diese Phasen lassen sich als „klinisches Puzzle" ansehen, bei dem kein Segment übersehen oder weggelassen werden darf; sonst würde der Erfolg der gesamten Behandlung und das Erreichen des angestrebten Ziels gefährdet.

Das so genannte klinische Puzzle (Abb. 19a) beginnt immer mit dem Studium von Modellen, die nach Abformungen mit Alginat angefertigt wurden. Die diagnostischen Modelle werden in einem semiadjustierbaren Artikulator eingesetzt, üblicherweise nach Mittelwerten und einem anatomischen Gesichtsbogen. Diese Methode erlaubt dem Zahnarzt, die Patientenbewegungen und die Relation der beiden Zahnbögen zu analysieren. Dadurch lassen sich die Okklusion und die Durchführbarkeit der geplanten Maßnahmen bewerten. Diese Modellanalyse wird durch klinische und röntgenologische Diagnostik und weitere Tests ergänzt.

Abb. 15 bis 18 Die Motivation des Patienten ist die Basis jeder Behandlung, sei sie einfach oder komplex. Regelmäßige professionelle Reinigung, angepasst an die Bedürfnisse des Patienten und ein Leben lang, muss sich an jede Behandlung anschließen. Diese Bilder zeigen einen klinischen Fall: eine 30-jährige Frau, bei der eine Vorbehandlung und eine resektive Parodontalbehandlung durchgeführt wurden. Die Bilder zeigen den klinischen Zustand vor (Abb. 15 und 17) und nach (Abb. 16 und 18) der Behandlung. Parodontal gesunde Verhältnisse sieben Jahre nach Abschluss der Behandlung, festgestellt in einer Recall-Sitzung.

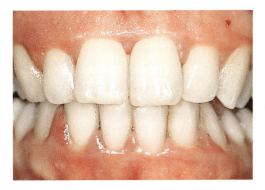
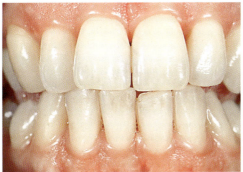
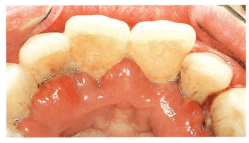
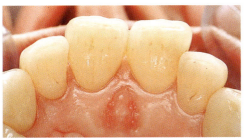

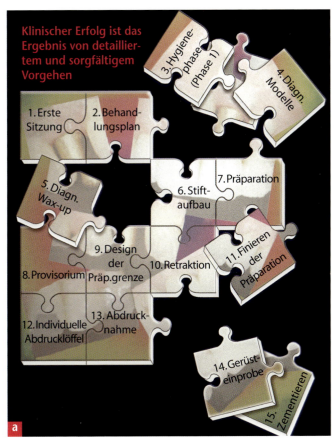

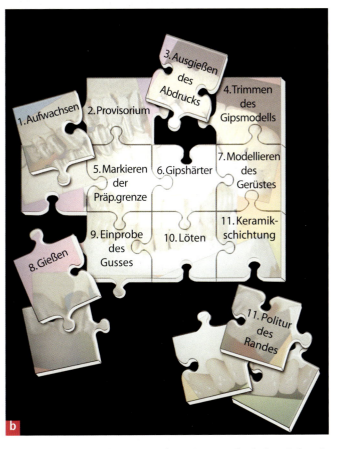

Abb. 19a Klinisches Puzzle: Für ein klinisch zufriedenstellendes Ergebnis der prothetischen Behandlung ist die korrekte Durchführung aller klinischen Teilschritte erforderlich. Es darf kein einziger Schritt auf dem Weg zum Behandlungsziel übergangen werden.

Abb. 19b Laborpuzzle: Das Ergebnis einer prothetischen Behandlung basiert auf der Zusammenarbeit zwischen Zahnarzt und Zahntechniker. Jeder muss die Fähigkeiten des Partners einschätzen können und respektieren. Der Techniker muss in allen Phasen möglichst exakt arbeiten.

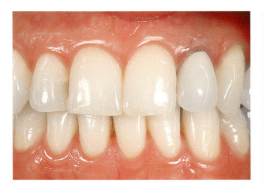 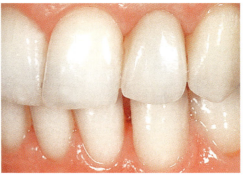

Abb. 20 und 21 Ein mit einer Feldspat-Keramikkrone restaurierter Einzelzahn. Form- und Farbcharakteristika des kontralateralen Zahns werden ohne kreative Spielereien kopiert. Abbildung 20 zeigt die klinische Situation vor Entfernung der alten Metallkeramikkrone.

Diese klinischen Maßnahmen müssen durch ein fähiges professionelles Laborteam ergänzt werden. Der Techniker komplettiert das „Laborpuzzle" (Abb. 19b) je nach Therapieziel durch Gießen, Trimmen, Aufwachsen, Metall-, Kunststoff- und Keramikarbeiten. In einfachen Fällen, wenn die Behandlung darauf abzielt, die Funktion und Ästhetik wieder herzustellen ohne größere Modifikationen durchzuführen und auch die Kreativität des Technikers nicht groß gefordert wird, kann man darauf verzichten, eine präprothetische Laboranalyse zu machen; es geht nur darum, die vorhandene Situation zu kopieren (Abb. 20 und 21). In komplexeren Fällen sollte der Zahnarzt diese Phase des diagnostischen Auswachsens nicht übergehen. Denn dies ist für die Diagnose und die nachfolgende Realisierung des prothetischen Behandlungsplans essenziell[5] und erleichtert auch die Kommunikation mit dem Patienten, da er die geplante Rekonstruktion und die Modifikationen unmittelbar sehen kann. Dies ist für die Zustimmung und die Einwilligung des Patienten sehr wichtig.[16-18]

Laborphase und diagnostisches Aufwachsen

Das diagnostische Aufwachsen erfordert klinische Grundfertigkeiten im Labor. Der Techniker führt es nach präzisen Vorgaben durch den Zahnarzt aus. Der Zahnarzt informiert das Labor über den Behandlungsbeginn, die vorhandenen Zähne und den Parodontalzustand, was eine akkurate und detaillierte Analyse der zu versorgenden Zähne ermöglicht. In dieser Phase sollte der Zahnarzt den Zahnbefund, das Lächeln und allgemeine Charakteristika des Patienten durch Fotos dokumentieren. Diese werden auch dem Labor übergeben und ermöglichen dem Zahntechniker in dieser Planungsphase, das diagnostische Aufwachsen nach patientenspezifischen Charakteristika auszurichten.

Der Techniker stellt doppelte Gipsmodelle her. Ein Satz dient der Dokumentation. Nach Anweisungen des Zahnarztes (Restzahnbestand) analysiert der Techniker die Okklusion und die Artikulation (Protrusion und Laterotrusion) unter besonderer Berücksichtigung der funktionellen Aspekte (Spee Kurve, Wilson Kurve; d. h. anterior-posterior und mediolateral).

Danach erfolgt die ästhetische Analyse: Form und Größe der natürlichen Zähne oder Kronen, die ersetzt werden sollen, Relation der Zähne zum Weichgewebe und dem Gingivaverlauf, Tiefbisssituation, Kreuzbiss, Diastemata und die Beziehung der Zähne zu den perioralen Geweben. Diese Untersuchung kann die Notwendigkeit für eine präprothetische kieferorthopädische oder parodontale Vorbehandlung ergeben. Dies muss mit dem Zahnarzt diskutiert werden (Abb. 22 bis 27).[13,14] Diese ästhetischen Prüfungen können die ideale Position der Zähne, die durch eine kieferorthopädische Behandlung erreicht werden kann, feststellen oder auch die Notwendigkeit, die Zahnrelation zum

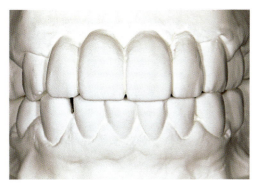 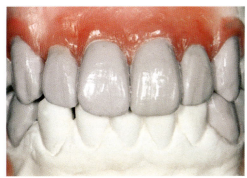
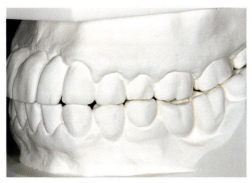 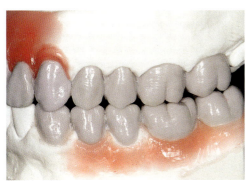
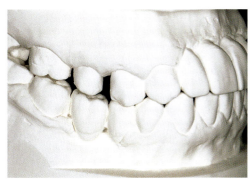 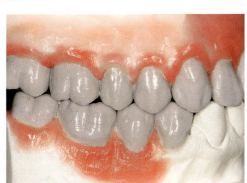

Abb. 22 bis 27 Das diagnostische Aufwachsen entwickelt den Laborbehandlungsplan. Nur durch die Information über die restlichen Zähne und die Modelle im Artikulator kann der Techniker die definitive Krone aufwachsen. Die Art der geplanten Behandlung beeinflusst ebenso das Design der aufgewachsten Krone. Vor dem Herstellen der definitiven Krone wird eine provisorische Krone angefertigt, um ungünstige Parameter und Zahnstellungen modifizieren zu können und dadurch eine optimale Form und Funktion wiederherzustellen. In diesem Fall sind orthodontische Zahnbewegungen geplant, was manchmal auch eine Veränderung der Spee Kurve bedeuten kann. Die Abbildungen zeigen den Ausgangsbefund im Vergleich zum Wax-up der verschiedenen Segmente.

Weichgewebe durch mukogingival-chirurgische Maßnahmen zur Abdeckung von Defekten zu optimieren.[10,19]

Nach Fertigstellung des diagnostischen Aufwachsens verwendet der Zahnarzt diese Modelle im Vergleich zu den Ausgangsmodellen, um mit dem Patienten den Behandlungsplan erneut zu diskutieren. Die Abbildungen 28 bis 41d stellen einen Fall vor, bei dem das diagnostische Wax-up (siehe Abb. 32) zum Einsatz kam, um die Durchführung einer erfolgreichen Behandlung zu erleichtern. Es sollte darauf Mühe verwendet werden, dem Patienten die grundsätzlichen Intentionen des Aufwachsens und die prinzipiellen Behandlungsschritte des klinischen Behandlungsplans zu erklären (Abb. 42).

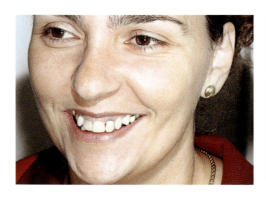

Abb. 28 Eine 31-jährige Frau mit Metallkeramikkronen auf den devitalen seitlichen Schneidezähnen im Oberkiefer; rötlich braune Verfärbung des rechten zentralen Schneidezahns, der 10 Jahre zuvor devitalisiert worden war. Kurze Oberlippe, dadurch Gingiva-Exposition beim Lächeln. Diese Befunde und die unterschiedlichen Farben machen das Lächeln deutlich unästhetisch.

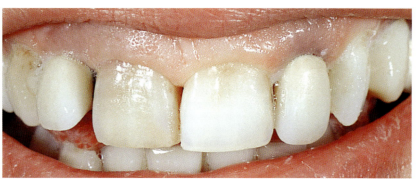

Abb. 29 Eine stärkere Vergrößerung der Frontzahnregion. Nach der Vorbehandlung mit zwei Sätzen an Provisorien entschied man sich für zwei Keramikkronen auf den seitlichen Schneidezähnen und für Keramikveneers auf den zentralen Schneidezähnen. Ziel ist es, den Überbiss durch Kürzen und Verändern der Form der Zähne zu korrigieren, wie im Wax-up (Abb. 32) zu sehen. Gleichzeitig sieht der Behandlungsplan vor, die Kronen zu verlängern und den Zenit der Gingiva in eine idealere Position zu verlagern sowie durch Verlagerung der Gingiva auf Höhe der Schmelz-Zement-Grenze die gesamte klinische Krone freizulegen. Unter Beibehaltung der okklusalen Führung reduziert dies den Überbiss und das „gummy smile".

Abb. 30 Die Gingivakontur ist hier vom Techniker markiert; dies zeigt die unvollständige Extrusion der klinischen Kronen an den zentralen Schneidezähnen und die unnormale Position der seitlichen Schneidezähne in Relation zu ihren Nachbarzähnen.

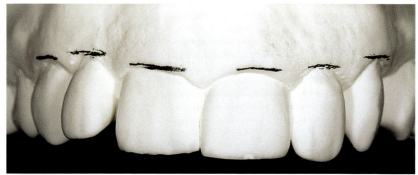

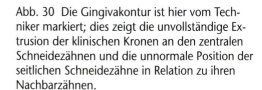

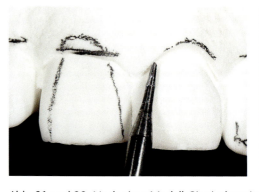

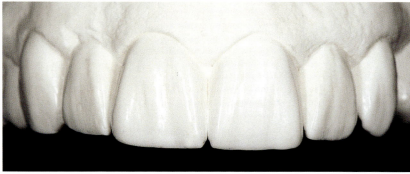

Abb. 31 und 32 Nach einer Modell-Gingivektomie werden die ideale Position des Gingivaverlaufs und die neue zervikale Ausdehnung der Kronen am Modell mit einem Bohrer ausgeformt und das diagnostische Wax-up mit dem Ziel fertiggestellt, das ideale ästhetische Ergebnis, wie es dem Patienten vorgeschlagen wurde, in Wachs zu reproduzieren. Die Form und Anatomie der Zähne wurden vom Techniker so geplant, dass die Dominanz der zentralen Schneidezähne wiederhergestellt wurde.

Abb. 33 Chirurgische Kronenverlängerung an den oberen Frontzähnen.

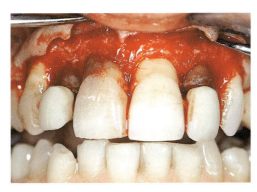

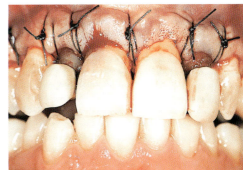

Abb. 34 Die neue Position der Gingiva und des Knochenkamms unmittelbar nach der Knochenresektion.

Abb. 35 Die klinische Situation nach Entfernen der alten Kronen.

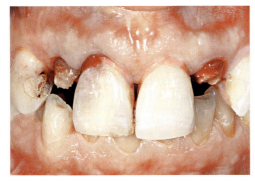

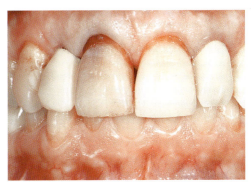

Abb. 36 Die provisorischen Kronen in situ. In dieser Phase können die devitalen Zähne gebleicht werden.

Abb. 37 Nur nach ausreichendem Bleichen können die lateralen Schneidezähne mit Fiberglas-Stiften und -Aufbauten versorgt werden.

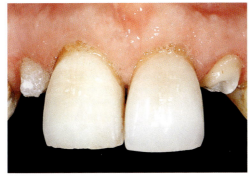

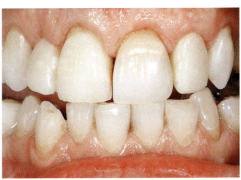

Abb. 38 Der Zustand nach dem Bleichen und nach Präparation der Zähne für Vollkeramikkronen an den seitlichen und Veneers an den zentralen Schneidezähnen. Das zweite Provisorium, das nach einem Duplikatmodell des Wax-ups angefertigt wurde, befindet sich in situ.

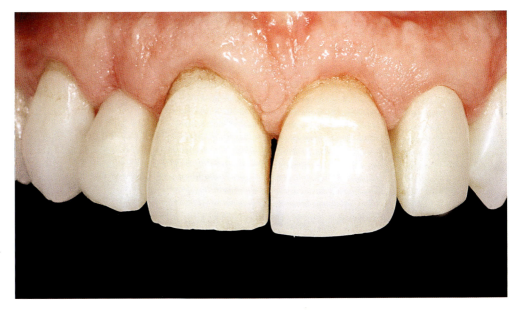

Abb. 39 Klinisches Foto der Oberflächencharakteristika der natürlichen Zähne. Der schwarze Hintergrund erleichtert dem Techniker die Arbeit beim Aufschichten der Keramik.

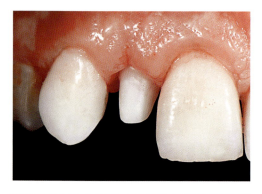
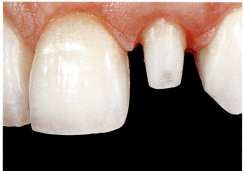

Abb. 40a und 40b Die seitlichen Schneidezähne sind gebleicht und mit Fiberglas-Stiftaufbauten versorgt. Die Gingiva kehrt nach der Resektion kontinuierlich in ihre Position zurück.

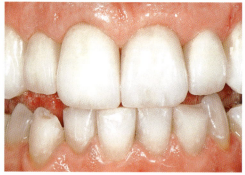
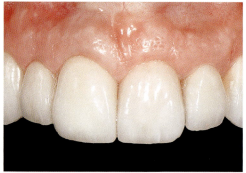

Abb. 41a Ein klinisches Bild: Die Frontzähne wurden mit fluoreszierendem Keramikmaterial versorgt. Der Vergleich mit den Unterkieferzähnen zeigt eine exzellente ästhetische Integration.

Abb. 41b Eine Nahaufnahme 10 Tage nach dem Einsetzen der definitiven Versorgung.

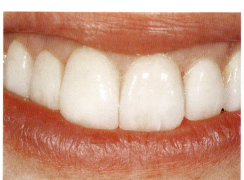
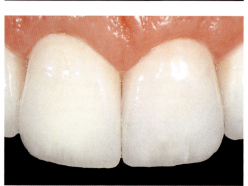

Abb. 41c Eine Nahaufnahme des Lächelns nach der Behandlung.

Abb. 41d Eine Nahaufnahme der definitiven Versorgung.

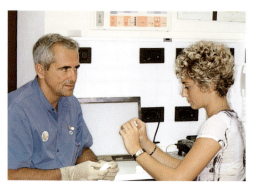

Abb. 42 Ist das diagnostische Aufwachsen abgeschlossen und sind die klinischen und operativen Befunde gesammelt, kann der Behandler die Situation mit dem Patienten besprechen. Dabei zeigt man dem Patienten die Ausgangsfotos, die Röntgenbilder und das Resultat der Mundhygiene-Vorbehandlung. Modelle gesunder Zähne können als Beispiel mit dem diagnostischen Wax-up verglichen werden.

Die höchst anspruchsvollen Methoden der ästhetischen restaurativen Zahnheilkunde erfordern die Mitarbeit eines Teams hochqualifizierter Zahntechniker. Die Bedeutung der Laborphase der Behandlung sollte auch dem Patienten bewusst gemacht werden. Deshalb sollte der Patient dem Techniker in einer frühen Behandlungsphase vorgestellt werden. Es sollte eine vertrauensvolle und kooperative Beziehung etabliert werden. Die

Kommunikation mit dem Patienten
Beziehung Zahntechniker – Patient

Professionalität des prothetischen Teams kann dies fördern. Das erste Aufeinandertreffen zwischen Techniker und Patient schafft beim Patienten Verständnis für die labortechnische Phase der geplanten Behandlung. In dieser diagnostischen Phase entwickeln sich zwei Möglichkeiten der Kommunikation zwischen Techniker und Patient.[12]

Indirekte Kommunikation: Patient – Zahnarzt, Zahnarzt – Zahntechniker

Im traditionellen Ansatz erklärt der Patient seine ästhetischen Wünsche dem Zahnarzt, dieser kommuniziert dann mit dem Labor. Da verschiedene Parteien einbezogen sind, besteht bei dieser Methode das Risiko, dass die ursprünglichen Ideen des Patienten verfälscht werden.

Der Patient besitzt oft eine Vorstellung vom erwünschten Aussehen, abhängig von seinem sozialen Umfeld, seiner Persönlichkeit und seiner Erscheinung. Dieses Bild entspricht aber oft nicht den tatsächlichen Bedürfnissen des Patienten. Die Forderung nach einer verbesserten Ästhetik kann nämlich psychologisch bedingt in einem mangelnden Selbstbewusstsein begründet sein. Gerade wenn der Patient seine eigenen Vorstellungen von der restaurativen Behandlung vorbringt, gibt es eine gewisse Verzerrung, die in diesem ersten Eindruck und den Ideen des Patienten enthalten sind.

Wenn der Zahnarzt den Vorstellungen des Patienten zuhört, sind diese ebenso einer persönlichen Interpretation ausgesetzt, die die tatsächlichen Wünsche verfälschen können. Das gleiche Problem ergibt sich wieder bei dem Kontakt zwischen Zahnarzt und Techniker. Der Techniker muss diese Informationen wiederum interpretieren und die praktischen Einschränkungen einbeziehen. Das Risiko der restaurativen Behandlung ist der vornehmlich ästhetische Anspruch und die Gefahr, die Patientenwünsche und -erwartungen nicht erfüllen zu können. Die traditionelle Methode muss bei großer Distanz zwischen Zahnarzt und Techniker verwendet werden. Vor allem in Fällen von ästhetischen Behandlungen muss der Zahnarzt mit dem Patienten die psychologischen Aspekte herausarbeiten. Er muss dem Techniker genaue klinische Befunde und einen Fotostatus übermitteln.

Zahnarzt und Techniker sollten gegenseitig ihre Fähigkeiten und Arbeitsweise genau kennen, um trotz der oben erwähnten Probleme ein ästhetisch zufriedenstellendes Ergebnis zu erreichen.

Direkte Kommunikation: Patient – Zahntechniker

Eine modernere und für das Resultat der Behandlung günstigere Methode ist eine direkte Kommunikation zwischen Patient und Techniker, mit der Möglichkeit, dass der Patient den Techniker im Labor aufsucht.

Dieses Vorgehen birgt zahlreiche Vorteile:
- Der Techniker erhält direkten Zugang zu Informationen, die die drei Ebenen der Kreativität beeinflussen (geordnet nach steigender Schwierigkeit): Kopieren, Restaurieren und Redefinieren (Neubestimmung).
  – Restaurieren: Integration fehlender Zähne und teilweise Veränderung des Aussehens (falls erforderlich) und der zahnärztlichen Parameter.
  – Redefinieren: Re-Evaluation und Korrektur fehlender Zähne, zur Wiederherstellung der oralen Harmonie, die in das Gesamterscheinungsbild des Patienten passt.
- Es kann eine ideale Beziehung zwischen dem Patienten und dem prothetischem Team hergestellt werden, was wiederum die Interaktion zwischen Zahnarzt und Techniker verbessert.
- Der direkte persönliche Kontakt gibt dem Techniker die Möglichkeit, den Patienten

visuell zu beurteilen und dem Patienten die Gelegenheit, seine Ideen über die Restauration direkt dem Techniker mitzuteilen.

Ein zusätzlicher Vorteil besteht darin, dass die Verzerrung weitergegebener und interpretierter Information reduziert oder gar eliminiert wird.

Dennoch bleibt die Hauptschwierigkeit des Technikers, nämlich die zuverlässige Reproduktion der Details, die er durch den Besuch des Patienten registriert hat, weiter bestehen. Der Techniker muss klar unterscheiden können, was machbar ist und was nicht. Der Patient wiederum muss verstehen, dass seine Erwartungen die realistischen ästhetischen Ziele nicht überschreiten sollten. Diesen Erwartungen sind durch Komplikationen wie deutlicher Knochenverlust, ernsthafte orale Störungen oder Zahnfehlstellungen Grenzen gesetzt. In weniger komplizierten Fällen kann der Techniker die notwendigen Informationen durch Videos, Dias oder mittels Kommunikation per Internet durch eine Videokonferenz erhalten. Ist nur ein Zahn zu kopieren, kann das erfahrene Auge des Technikers Farbe, Farbsättigung, Leuchtkraft, Charakter, Transluzenz und Transparenz berücksichtigen, indem er diese indirekten Hilfsmittel einsetzt.

Psychologische Aspekte

Der Patient sollte verbale Erklärungen und visuelle Beispiele der Behandlungsmöglichkeiten erhalten, um die Wahrscheinlichkeit eines erfolgreichen ästhetischen Behandlungsergebnisses zu maximieren und die Möglichkeit einer Enttäuschung des Patienten zu minimieren. Man muss das soziale Umfeld des Patienten und seine ästhetischen Bezugskriterien, die oft der aktuellen Mode entsprechen und die die Wahrnehmung des Patienten für orale Ästhetik beeinflussen, berücksichtigen. Wenn man über zahnärztliche Ästhetik spricht, sollte das Team erklären, dass die Formulierungen einer proportionalen Symmetrie die Kreativität behindern können und dass Symmetrie nicht immer ein Synonym für Harmonie ist. Symmetrie kann vielmehr Spannungen und Disharmonie hervorrufen, wenn sie in einem asymmetrischen Kontext verwendet wird. Beispiele von Gipsmodellen intakter Zähne und Fotos oder Dias vom Team behandelter Fälle helfen dem Patienten, ein Verständnis für objektive Ästhetik zu bekommen.

Die Beziehung zwischen Zahnarzt und Techniker erfordert eine Kooperation zwischen zwei Profis, deren Fähigkeiten bei der täglichen Arbeit konstant getestet werden. Wenn es bei einem der Partner zu einem therapeutischen Misserfolg kommt und das Vertrauen zum anderen wieder aufgebaut werden muss, stellt dies eine psychologisch schwierige Herausforderung für diese Beziehung dar.

Das Team kann dem Patienten seine Fähigkeiten, die erwünschten ästhetischen Ergebnisse zu erzielen, anhand von Vorher-Nachher-Bildern bereits behandelter Fälle (Abb. 43 und 44) demonstrieren.[15] Dabei sollte versucht werden, keine „Hollywood-Ästhetik", sondern vielmehr ein natürliches Bild anzustreben. Man sollte den Patienten helfen, eine Harmonie der Ästhetik ihrer Erscheinung zu verstehen und zu akzeptieren. Zahntechniker und Zahnärzte können mit einer effektiven Kommunikation den Patienten helfen, deren grundlegende Zweifel und Missverständnisse zu überwinden.

Prothetische Planung im Team

Das „prothetische Puzzle" setzt sich aus klinischen und Labormaßnahmen zusammen. Zur Planung der definitiven Versorgung müssen daher Zahnarzt und Zahntechniker als Team zusammenarbeiten.

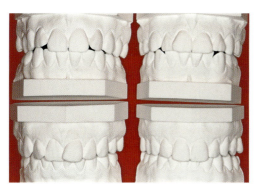 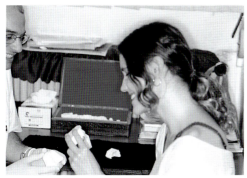

Abb. 43 Beispiele natürlicher Zahndentitionen (Gipsmodelle) können für die Kommunikation über Ästhetik mit dem Patienten günstig sein. Visuelle Beispiele erhöhen den Effekt der Kommunikation. Vor allem der psychologische Effekt hilft dem Zahnarzt, Akzeptanz und Verständnis beim Patienten zu erzielen.

Abb. 44 Ästhetische Parameter werden anhand von Wachsmodellen und individuellen, diagnostisch aufgewachsten Modellen mit dem Patienten besprochen. Es sollte auch zu einer direkten Kommunikation und Kooperation zwischen Patient und Techniker kommen.

Der Kliniker sollte genau Bescheid wissen, was nach der Abdrucknahme geschieht, wie die Modelle getrimmt werden, um die intakte Zahnsubstanz außerhalb der Präparationsgrenzen darzustellen. Der Techniker muss wissen, wie das Weichgewebe mit den temporären Kronen konditioniert wurde, nach welcher Technik präpariert wurde und welche Eigenschaften die verschiedenen Abformmaterialien besitzen. Zahnarzt und Techniker sind jeweils für ihre speziellen Aufgaben verantwortlich. Sie müssen aber die gegenseitigen klinischen und technischen Abläufe kennen, um zu einem effizienten Team zu werden, mit dem Ziel einer korrekten Diagnose und Therapie des Patienten.

Erst wenn jede notwendige endodontische Behandlung abgeschlossen ist und die zu versorgenden Zähne präpariert sind, kann die Herstellung der Restauration beginnen. In dieser Phase ist zu entscheiden, welche Materialien für die definitive Versorgung zur Anwendung kommen sollen. Die Auswahl der restaurativen Materialien erfolgt primär nach funktionellen Kriterien. Es gibt einige Materialien, die stark genug sind, mehrere Zähne miteinander zu verbinden; deren ästhetische Qualitäten sind aber nicht gerade optimal. Andere dagegen sind ästhetisch ansprechend, wie etwa transluzente Keramiken, die mit adhäsiven Zementen zum Einsatz kommen. Es ist sehr wichtig zu Beginn der rekonstruktiven Phase zu entscheiden, welches restaurative Material eingesetzt werden soll und zwar sowohl im Hinblick auf die Präparation als auch bezüglich der Art der geplanten Rekonstruktion. Eine transluzente Restauration ist über einer Zahnpräparation mit Goldaufbau oder ähnlichen Materialien unattraktiv. Zudem haften die beiden Materialien schlecht aneinander, was kurzfristig zu Problemen führen kann. Ebenso gibt eine 50-Grad-Schulterpräparation für eine Feldspat-Keramik nicht genügend Abstützung, da das Material Spannungsbelastungen unterworfen ist. Dies kann beim Kauen oder sogar beim Zementieren zu Randfrakturen führen. Bei der Materialauswahl ist aber neben dem funktionellen Aspekt meist die Ästhetik entscheidend. Diesbezüglich gibt es subjektive und objektive Aspekte. Die subjektive Ästhetik sollte unserer Meinung nach den Zahnarzt nicht groß kümmern, da der persönliche Geschmack auf der Anatomie und der Harmonie des Ganzen beruht und dies für jeden Patienten spezifisch ist. Die ob-

jektive Ästhetik bezieht sich dagegen auf die Art des Aufbaus und der Präparationsform, die der Zahnarzt wählt. Auch objektive Faktoren besitzen in größerem oder geringerem Maß ästhetische Eigenschaften. Die objektive Ästhetik kann durch Kombinationen von Material und Randgestaltung optimiert werden. Es gibt folgende Behandlungsoptionen:
1. Feldspat-Keramikveneer
2. Feldspat-Keramikkrone
3. Presskeramikkrone[6]
4. Keramikkrone mit Aluminiumoxid- oder Zirkoniumdioxid-Core
5. Metallkeramik mit metallfreiem Rand
6. Metallkeramik mit dünn auslaufendem, mit Keramik abgedecktem Rand (Mikrorand)
7. Metallkeramik mit sichtbarem Metallrand

Geschichtete Veneers erzielen wegen ihrer Transluzenz und dem supra- oder juxtagingivalen Rand[2] ästhetisch die besten Ergebnisse, danach folgt mit geringem Abstand die transluzente Feldspat-Keramik ohne Verstärkungscore und die neueste Generation der Presskeramik.

Vollkeramikkronen mit einem Core aus Aluminiumoxid oder Zirkoniumdioxid haben einen opaken Kern, der den Lichtdurchtritt und die Diffusion reduziert und damit der Restauration ein weniger natürliches Aussehen gibt, aber eine größere Resistenz gegenüber Belastung zeigt.[3]

Der neueste Typ der Metallverstärkung wie z. B. Captek (Leach und Dillon, Allentown, PA, USA) oder solche durch Elektrobeschichtung (AGC, Wieland, Pforzheim) sind etwas weniger attraktiv als Porzellan mit einem Aluminiumoxid- oder Zirkoniumdioxid-Core. Die gelbe Farbe erlaubt aber eine natürlichere Farbgestaltung der Verblendkeramik als bei der traditionellen Metallkeramik. Letztere ist zwar subjektiv am wenigsten attraktiv, stellt aber unter funktionellen Aspekten, beispielsweise bei mehreren verbundenen Kronen, eine geeignete Lösung dar. Auch die Zahntechniker sind mit der Metallkeramik am meisten vertraut.

Aus ästhetischer Sicht ist ein Rand vollständig aus Keramik (ohne Metallanteil) günstiger als ein Metallrand, gleich, ob dieser mit Keramik bedeckt ist (Mikrorand) oder nicht.

Fazit

Die gegenseitige Abhängigkeit der verschiedenen prothetischen Phasen (Provisorium, Weichgeweberetraktion, Abdrucknahme, Gerüsteinprobe, Rohbrandeinprobe und Zementieren) fordern vom Zahnarzt das Befolgen eines strikten klinischen Protokolls und eine optimale Zusammenarbeit mit dem Techniker.

Jeder Zahnarzt sollte strenge Regeln beachten, um die Zahl der Arbeitsschritte zu reduzieren, die Möglichkeit für Fehler einzuschränken und insgesamt die Realisierung des Behandlungsplans zu erleichtern. Der Erfolg einer prothetischen Restauration hängt vom korrekten Zusammenfügen der Teile des prothetischen Puzzles ab. Exzellente therapeutische Ergebnisse können nur durch kontinuierliche Verbesserung der einzelnen Arbeitsschritte erzielt werden.

Literatur

1. Akerly WB. Recording jaw relationships in edentulous patients. Dent Clin North Am 1996;40:53–70.
2. Belser UC, Magne P, Magne M. Ceramic laminate veneers: Continuous evolution of indications. J Esthet Dent 1997;9:197–207.
3. Blatz MB. Long-term clinical success of all-ceramic posterior restorations. Quintessence Int 2002;33:415–426.
4. Bowley JF, Michaels GC, Lai TW, Lin PP. Reliability of a facebow transfer procedure. J Prosthet Dent 1992;67:491–498.
5. Garcia LT, Bohnenkamp DM. The use of diagnostic wax-ups in treatment planning. Compend Contin Educ Dent 2003;24:210–214.
6. Goldstein CE, Catena F. Predictable translucency and aesthetic success with pressed ceramics. Pract Proced Aesthet Dent 2001;13:365–367.
7. Hildebolt CF, Vannier MW, Shrout MK, et al. Periodontal disease morbidity quantification. II. Validation of alveolar bone loss measurements and vertical defect diagnosis from digital bite-wing images. J Periodontol 1990;61:623–632.
8. Johnson A, Winstanley RB. Recording sagittal condylar angles using a mandibular facebow. Oral Rehabil 1997;24:904–908.
9. Kantor ML, Slome BA. Efficacy of panoramic radiography in dental diagnosis and treatment planning. J Dent Res 1989;68:810–812.
10. Kokich VG. Esthetics: The orthodontic-periodontic restorative connection. Semin Orthod 1996;2:21–30.
11. Levine JB. Esthetic diagnosis. Curr Opin Cosmet Dent 1995;2:9–17.
12. Magne M, Romeo G. Intérêts d'une relation directe entre le prothésiste dentaire et le patient. Réalités Cliniques 2001;12:277–290.
13. Malament KA. Periodontics and prosthodontics: Goals, objectives, and clinical reality. J Prosthet Dent 1992;67: 259–263.
14. Morr T. Understanding the esthetic evaluation for success. J Calif Dent Assoc 2004;32:153–160.
15. Romeo G. Contorno additivo delle veneers adesive per preservare lo smalto e l'estetica. Il Nuovo Laboratorio Odontotecnico 2002;4:37–48.
16. Siegel SC, Driscoll CF, Feldman S. Tooth stabilization and splinting before and after periodontal therapy with fixed partial dentures. Dent Clin North Am 1999;43:45–76.
17. Terry DA, McGuire M. The perio-aesthetic-restorative approach for anterior reconstruction. Part I: Evaluation and periodontal surgery. Pract Proced Aesthet Dent 2002;14:283–291.
18. Terry DA, McGuire M. The perio-aesthetic-restorative approach for anterior reconstruction. Part II: Restorative treatment. Pract Proced Aesthet Dent 2002;14:363–369.
19. Wolffe GN, van der Weijden FA, Spanauf AJ, de Quincey GN. Lengthening clinical crowns: A solution for specific periodontal, restorative, and esthetic problems. Quintessence Int 1994;25:81–88.

Adressen der Verfasser

Domenico Massironi, MD, DMD, Via Cadorna 21, 20077 Melegnano/Milano, Italien
E-Mail: domenico.massironi@tin.it

Romeo Pascetta, V.le G. Armendola, 32, 66100 Cieti, Italien
E-Mail: ropascet@tin.it

Giuseppe Romeo, P.za Peyron 15, 10143 Torino, Italien
E-Mail: bepperom@tin.it

Jean-Christophe Paris, Stéphanie Ortet, Annick Larmy, Jean-Louis Brouillet, André-Jean Faucher

Die Ästhetik des Lächelns: Eine methodische Vorgehensweise für den Erfolg in einem komplexen Fall

Die Ästhetik des Lächelns: Eine methodische Vorgehensweise für den Erfolg in einem komplexen Fall

Jean-Christophe Paris, DMD
Privatpraxis, Aix en Provence, Frankreich

Stéphanie Ortet, DMD
Privatpraxis, Aix en Provence, Frankreich

Annick Larmy, DMD
Privatpraxis, Marseille, Frankreich

Jean-Louis Brouillet, DMD, DDS
Privatpraxis, Marseille, Frankreich

André-Jean Faucher, DMD, DDS
Privatpraxis, Marseille, Frankreich

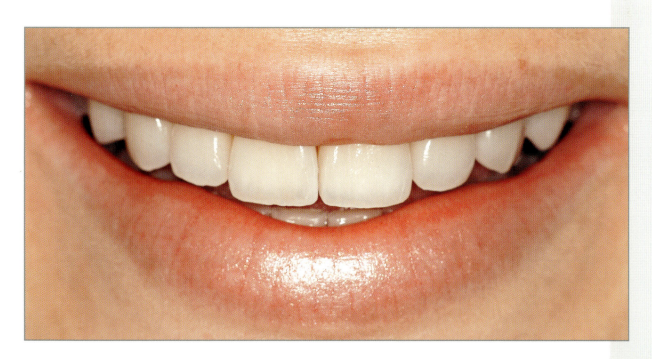

Korrespondenz an: Dr. Jean-Christophe Paris
Academie du Sourire, 12, Cours Sextius, Aix en Provence 13100, Frankreich
Fon: 00 336 11226371; E-Mail: jcp@academie-du-sourire.com

Mit dem hier vorgestellten klinischen Fall wird ein multidisziplinäres Behandlungskonzept in einem komplexen Fall erläutert. Eine präzise, methodische Vorgehensweise ist wichtig, um sicherzustellen, dass allen an der Therapie Beteiligten die Behandlungsziele klar sind. Ziel der Behandlung ist es, bei einer jungen, 22-jährigen Patientin mit starken Abrasionen an den Frontzähnen die dentofaziale Harmonie wieder herzustellen. Durch die Abrasionen wirkt das Lächeln wesentlich älter. Dieser multidisziplinäre Ansatz, der zunächst kompliziert scheint, ist wesentlich einfacher, wenn ausreichend Zeit für die Diagnose und das Behandlungskonzept aufgewandt wird: So wird die Versorgung zu einer Abfolge klinischer Schritte.
(Eur J Esthet Dent 2011;6:56–81.)

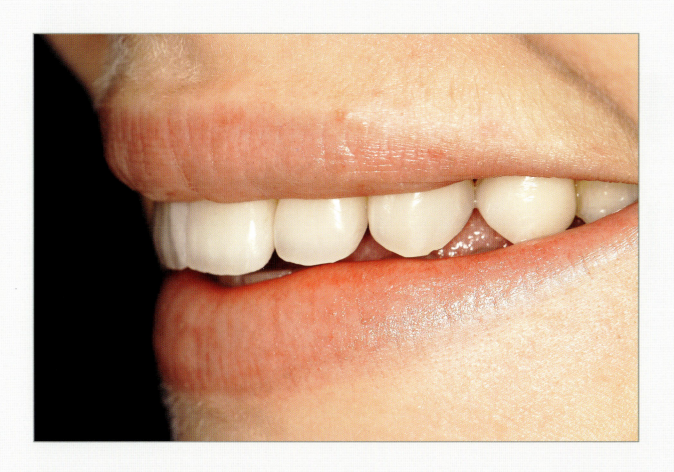

Einleitung

Das Lächeln kann ein Einblick in die Seele sein, etwas Verführerisches, ein wichtiges Hilfsmittel der Kommunikation, ein Spiegel der Persönlichkeit – auf viele Arten zeigt sich, wie wichtig das Lächeln für den persönlichen Ausdruck und die zwischenmenschliche Kommunikation ist.

Die direkte Beziehung zwischen der Schönheit des Lächelns und der Selbstachtung sollte nicht unterschätzt werden: Das Lächeln ist für die Lebensqualität, auch im Beruf, extrem wichtig[1–3].

Diese Überlegungen bekräftigen, dass die ästhetische Restauration des Lächelns bei der Behandlung unserer Patienten eine wichtige Rolle spielt. Deshalb muss unsere Vorgehensweise unbedingt perfekt sein. Dann gibt es auch keinen Misserfolg, selbst wenn wir nicht vollständig erfolgreich sind.

Die vorgestellte Methode besteht aus einer Checkliste, die alle ästhetischen und funktionellen Parameter zusammenbringt. Dadurch erhält die Arbeit der Behandler eine klare Struktur. Sie können eine komplizierte ästhetische Rehabilitation leicht durchführen, indem sie Schritt für Schritt nach den klaren Richtlinien vorgehen. In der zahnmedizinischen Literatur werden mehrere Checklisten beschrieben. Eine der besten stammt von Mauro Fradeani (2004)[4].

Der hier beschriebene Fall zeigt diese Vorgehensweise und die diagnostische Methode, die als „Ästhetik-Guide" bezeichnet wird.

Der erste Schritt bestand in der Entscheidung über die Behandlung: Sollte sie partiell erfolgen, sich also in das bestehende Lächeln integrieren, oder sollte sie global sein und dem Lächeln eine neue Harmonie verleihen?

Die Checkliste (Abb. 1) dient der Entscheidungsfindung in solchen Fällen.

Material und Methode

Die Checkliste zur Entscheidungsfindung

Mithilfe dieser Checkliste[3] ist es möglich, ein Lächeln umfassend zu analysieren und einen Fall präzise und methodisch anzugehen (Abb. 1). Wenn der Behandler die ästhetischen Grundprinzipien des Lächelns beachtet, kann er eine ästhetisch ausgerichtete Diagnose stellen und das entsprechende Behandlungskonzept formulieren[5]. Eine solche Untersuchung der ästhetischen Kriterien ist mehr als eine bloße zahnmedizinische Analyse. Das Gingivagewebe und die definitive ästhetische Versorgung werden ganzheitlich in das Lächeln und Gesicht integriert. Auch die Persönlichkeit des Patienten wird dabei berücksichtigt.

Mithilfe dieser Anleitung werden bei einer ästhetischen Beratung alle lokalen Probleme eines bereits harmonischen Lächelns hervorgehoben und beseitigt oder es wird festgestellt, ob ein allgemeines Problem vorliegt und das Lächeln umfassend rehabilitiert werden muss[3].

Diese neue diagnostische Vorgehensweise wird anhand des folgenden klinischen Falls vorgestellt.

Der Ästhetik-Guide© (EG)

Wenn wir mit der komplizierten Rehabilitation eines Lächelns betraut werden, ist

Checkliste		Ausgewogenes Lächeln		Unharmonisches Lächeln
		☐ Lokales Problem		☐ Allgemeines Problem
I. Gesicht	I.1 Visuelle Balance zwischen Blick und Lächeln	☐	☐	☐
II. Lächeln	II.1 Lachlinie	☐	☐	☐ Zu hoch ☐ Zu niedrig ☐ Unregelmäßig
	II.2 Ästhetische frontale Ebene	☐	☐	☐ Zu hoch ☐ Zu niedrig ☐ Asymmetrisch
	II.3 Sagittale Ebene	☐	☐	☐
	II.4 Horizontale Ebene	☐	☐	☐
III. Dentale Komposition	III.1 Dimensionen	☐	☐	☐
	III.2 Proportionen	☐	☐	☐
	III.3 Farbe	☐	☐	☐
	III.4 Formen	☐	☐	☐
IV. Gingivale Komposition	IV.1 Gingivale Architektur	☐	☐	☐
			☐ Integration	☐ Rehabilitation

Abb. 1 Checkliste zur Entscheidungsfindung.

es wichtig, dass wir den Fall strukturiert betrachten.

Während der klinischen Untersuchung ermöglicht der Ästhetik-Guide (Abb. 2) uns die Erhebung zahlreicher Informationen zu unserem Patienten (Gesicht, Lächeln, Okklusion sowie dentale und gingivale Komposition)[6].

Der Ästhetik-Guide dient der therapeutischen und ästhetischen Behandlungsplanung, die von den Ergebnissen der Untersuchung abhängt.

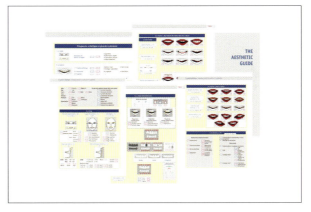

Abb. 2 Der Ästhetik-Guide.

Röntgenstatus

Die Röntgenaufnahmen zeigten keine Anzeichen für eine endodontische oder Parodontalerkrankung.

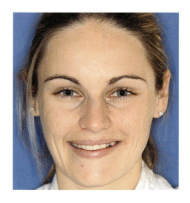
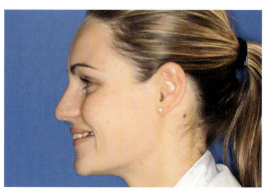

Abb. 3 Frontale Ansicht.

Abb. 4 Seitenansicht.

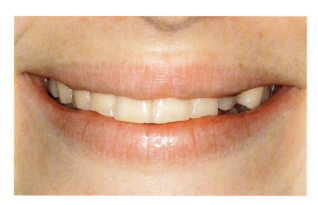
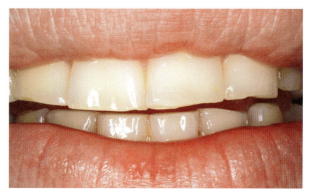

Abb. 5 Offenes Lächeln.

Abb. 6 Lächeln, es sind 4 Zähne sichtbar.

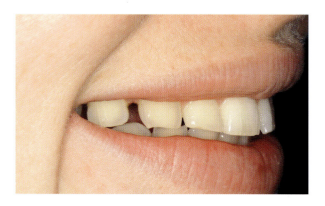
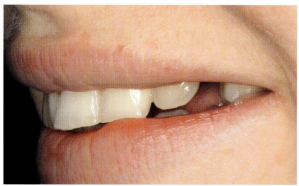

Abb. 7 Rechte Dreiviertelansicht.

Abb. 8 Linke Dreiviertelansicht.

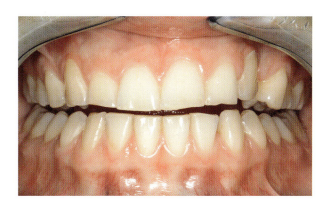

Abb. 9 Frontale Ansicht (Ruheposition).

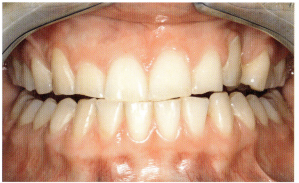

Abb. 10 Frontale Ansicht (Kantenbiss).

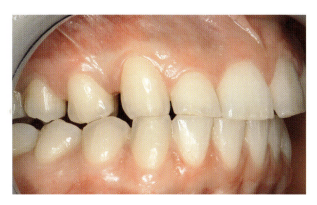

Abb. 11 Rechte Dreiviertelansicht (Eckzahn-Kantenbiss).

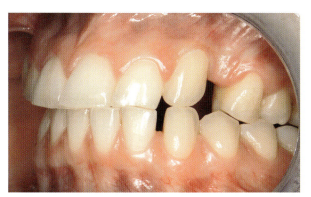

Abb. 12 Linke Dreiviertelansicht (Eckzahn-Kantenbiss).

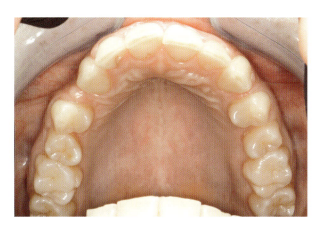

Abb. 13 Obere okklusale Ansicht (Spiegel).

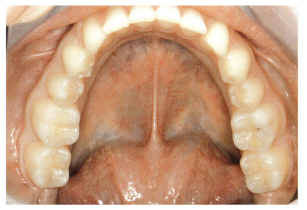

Abb. 14 Untere okklusale Ansicht (Spiegel).

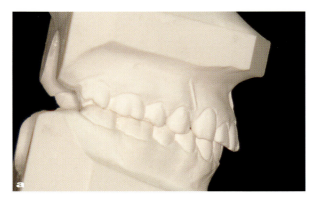
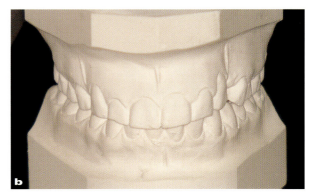
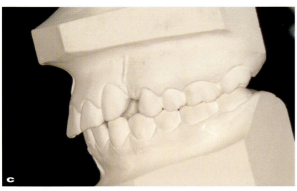

Abb. 15 (a bis c) Die Untersuchung der Studienmodelle zeigte mehrere funktionelle Anomalien: Die Abrasion der Frontzähne weist auf einen Bruxismus und dysfunktionale laterale Bewegungen hin.

Fotostatus

Für die Ästhetik ist die Zusammenstellung sorgfältig erstellter Fotografien ganz wesentlich, damit ein Behandlungskonzept aufgestellt werden kann. Dies gilt gleichermaßen für die Röntgenaufnahmen für den Endodontologen (Abb. 3 bis 14).

Auf diese Art können alle Informationen zur Ausgangssituation zusammengestellt und für den objektiven Vergleich im Anschluss an die Behandlung herangezogen werden. Zusätzlich sind sie ein wichtiges Hilfsmittel für die Kommunikation mit dem Patienten und dem Zahntechniker, da sie die Indikationen präzise übermitteln.

Analyse der Studienmodelle

Studienmodelle stellen die initiale Situation dreidimensional dar (Abb. 15). Wenn sie einartikuliert werden, erleichtern sie die dynamische Einschätzung der Funktion des Patienten und machen mögliche Probleme sichtbar.

Fallbericht

Eine 22-jährige Frau mit großen ästhetischen Problemen kam in die Praxis. Wenn sie lächelte, waren ihre stark abgenutzten und verfärbten Zähne sichtbar, was ihr sehr unangenehm war. Die Anamnese ergab, dass in ihrer Jugend

Decision-Making Table		Balanced smile		Disharmonious
			localized	global problem
I. Face	I.1 Visual balance between look and	□	□	✘□
II. Smile	II.1 Smile line	□	□	□ too high □ too low ✘ irregular
	II.2 Aesthetic frontal plane	□	□	✘ too high □ too low ✘ asymmetrical
	II.3 Sagittal plane	□	□	✘
	II.4 Horizontal plane	□	□	✘
III. Dental Composition	III.1 Dimensions	□	□	✘
	III.2 Proportions	□	□	✘
	III.3 Shade	□	□	✘
	III. 4 Shapes	□	□	✘
IV. Gingival Composition	IV.1 gingival architecture	□	□	✘
			□Integration	✘ Rehabilitation

Abb. 16 Checkliste für diese Patientin.

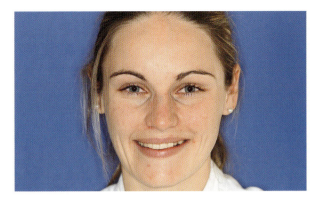

Abb. 17 Diese frontale Ansicht des Gesichts zeigte einen signifikanten Kontrast zwischen dem zurückhaltenden Lächeln und dem dominanten Aussehen der Zähne, die die Patientin zu verbergen sucht.

zwei umfassende kieferorthopädische Behandlungen durchgeführt worden waren, um die beiden impaktierten oberen Eckzähne in die richtige Position zu bewegen.

Sie gab an, dass sie durch diese Disharmonie in ihrer Persönlichkeit beeinträchtigt war, und hatte den Wunsch nach einem Lächeln, das ihrem Alter entsprach.

Die ästhetischen Erwartungen der Patientin

Um den klinischen Erfolg der Behandlung zu sichern, sollten die ästhetischen Wünsche der Patientin berücksichtigt werden[5]. Es ist wichtig, auf die Patienten einzugehen und ihre Wünsche zu respektieren, damit wir die Behandlung ganz auf ihre Bedürnisse abstimmen können. Dabei bewegen wir uns innerhalb der funktionellen Möglichkeiten und morphophysiologischen Eigenschaften des Patienten[6–8].

Aus diesen Gründen kann es keine standardisierte ästhetische Vorgehensweise geben; schließlich geht es nicht um eine unpersönliche Analyse von Kriterien. Das Lächeln jedes Patienten ist einzigartig, und als Behandler muss man wissen, wie man diese „natürliche Harmonie" und Schönheit von Neuem entstehen lässt[3]. Im vorgestellten Fall brachte die Patientin Fotos mit, die zeigten, was für ein Lächeln sie sich wünschte.

Ästhetische Analyse

Es folgen die Details der Checkliste für die Entscheidungsfindung in dem vorliegenden Fall (Abb. 16).

Analyse des Gesichts

Für ein harmonisches Gesicht ist eine Balance zwischen dem Aussehen und der Vitalität des Lächelns sehr wichtig. Dieser Parameter muss somit vorrangig ermittelt werden (Abb. 17).

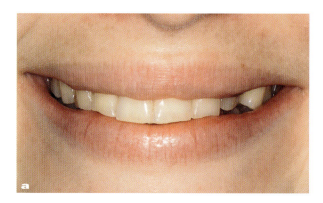
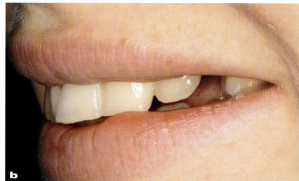
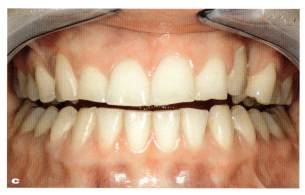
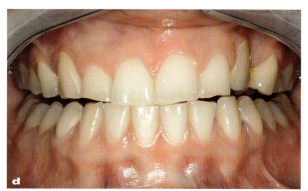

Abb. 18 (a bis d) Die Form der Zähne passte weder zum Gesicht der Patientin noch zu ihrer Persönlichkeit oder ihrem Alter.

Analyse des Lächelns

Die Lachlinie ist das wichtigste Merkmal des Lächelns. Sie zeigt die Position der Zähne im Verhältnis zum Weichgewebe (Lippen und Gingiva). Die Lachlinie kann niedrig, mittel oder hoch liegen[9]. In diesem Fall ist die Lachlinie niedrig, da nur wenig von den Zähnen der Patientin zu sehen ist (Abb. 18a). Durch die exzessive Abrasion der Schneidezähne ist die ästhetische frontale Ebene flach und entspricht nicht dem wahren Alter der Patientin.

Die oberen Frontzähne wirken im Vergleich zur Oberlippe zu bukkal. Infolge eines signifikanten Diastemas sind unschöne „schwarze Löcher" zu sehen (d13-14 = 1 mm, d23-24 = 3 mm) (Abb. 18b).

Analyse der dentalen Komposition

Durch das Messen der Zähne kann der Behandler ihre Proportionen im Rahmen des Lächelns einordnen.

Schlussfolgerungen aus der Analyse des Breiten-/Längenverhältnisses[7,10]:

- Die Schneidezähne sind zu kurz (Abb. 18c).
- Die zentralen Schneidezähne sind zu schmal und quadratisch.
- Die lateralen Schneidezähne sind im Vergleich zu den zentralen Schneidezähnen zu breit.
- Die Eckzähne treten beim Lächeln nicht genug in Erscheinung (Abb. 18b).

Die sehr dunkle Farbe der Zähne trägt dazu bei, dass das Lächeln fast verschwindet.

Analyse der gingivalen Komposition

Das Erscheinungsbild der dentalen Komposition wird durch eine harmonische Gingiva noch verstärkt. Wenn sie gesund und harmonisch ist, verstärkt sie das Lächeln noch[4,6]. Dieses Element darf deshalb keinesfalls vernachlässigt werden. Am oberen linken Eckzahn lag eine signifikante gingivale Rezession vor. Beim Sondieren bestätigte die Sichtbarkeit der Sonde die parodontale Beeinträchtigung.

Der EG offenbarte asymmetrische gingivale Konturen an den oberen Schneidezähnen zwischen der rechten und der linken Seite (Abb. 18d).

Zusammenfassung

Mithilfe der Checkliste zur Entscheidungsfindung wurde das Lächeln der Patientin analysiert und festgestellt, dass eine umfassende Rehabilitation erforderlich war. Dazu war eine genaue ästhetische Analyse mit dem Ästhetik-Guide erforderlich[4]. Die roten Kreuze symbolisieren Abnormalitäten, die blauen zeigen einen Normalzustand an.

Behandlungskonzept

Unter den verschiedenen Behandlungsoptionen ist die beste Lösung für den Patienten immer diejenige, die am wenigsten invasiv ist. Weiterhin ist zu bedenken, ob eine irreversible Präparation der Zähne durch eine kieferorthopädische Behandlung vermieden werden kann. Wenn dies nicht möglich ist, sollten Kompositrestaurationen Veneers vorgezogen werden, Veneers Kronen usw.

Unter Bezug auf die Ergebnisse der ästhetischen Analyse ist es wesentlich, bei der Behandlung multidisziplinär vorzugehen:

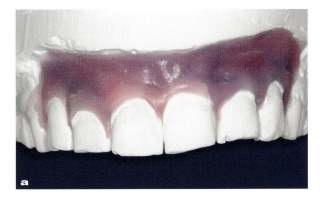

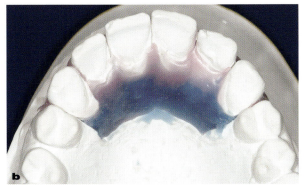

Abb. 19 (a und b) Funktionelles Set-up des Kieferorthopäden, mit dem die obere Schneide-Eckzahn-Gruppe repositioniert wurde. So konnte die gewünschte kieferorthopädische Bewegung simuliert werden.

1. Okklusion

Analyse
- Weder früheres Trauma noch kieferorthopädische Traktion
- Verhalten: Zähnepressen und Bruxismus
- Skelettales Missverhältnis: Klasse III, skelettal offener Biss
- Zentrische Relation: inzisale Mittellinie 2 mm nach rechts verschoben, stabile zentrische Okklusion
- Untere Schneidezähne: normale okklusale Beziehung
- Obere Schneidezähne: bukkale Neigung um 5 Grad erhöht (Klasse-III-Kompensation), korrekte sagittale und vertikale Position

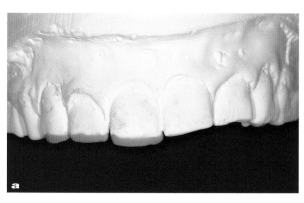
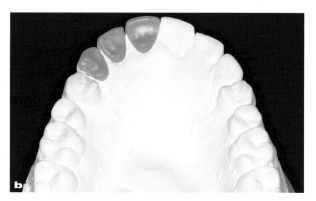

Abb. 20 (a und b) Auf der Basis dieses Set-up zeigte ein funktionelles Wax-up der palatinalen Oberflächen, wie weit die freien Ränder unter Berücksichtigung der Funktionalität erweitert werden können. Die korrekte Frontzahnführung wurde rekonstruiert (entsprechend den Vorgaben der okklusalen Analyse). Die Patientin wurde minimalinvasiv behandelt. Sie erhielt Veneers statt Kronen und eine kieferorthopädische Behandlung, um die Frontzahnfunktionen wiederherzustellen.

- Frontzahnführung: fehlende Eckzahnführung und Inzisalführung zu steil.

Schlussfolgerungen

Eine Verhaltensrehabilitation, die durch das Tragen einer entspannenden Aufbissschiene verstärkt wird, ermöglicht eine Korrektur des Bruxismus und des Zähnepressens. Die prothetischen Rekonstruktionskriterien werden durch die okklusale Analyse bestimmt:

- Erhalt der maximalen interinzisalen Öffnung (gute, stabile Seitenzahnokklusion) und der okklusalen vertikalen Dimension
- Erhalt der okklusalen Ebene und der Spee-Kurve
- Neuausrichtung der oberen Frontzähne mit bilateralem Ausgleich des Vorschubs, um eine effektive Frontzahnführung zu erreichen (Abb. 20).

2. Kieferorthopädie

Nach der Positionierung von 13 und 23 im Zahnbogen werden diese Zähne zurückbewegt, um sie in die beste Position im Verhältnis zu ihren Antagonisten zu bringen.

Die Klasse-III-Tendenz dieser Patientin legt allerdings eine progressive Zunahme der initialen labialen Position der Schneidezähne nahe, zusammen mit dem Schließen des Diastemas. Deshalb wird es im Einklang mit der zukünftigen prothetischen Rehabilitation wichtig sein, den richtigen Kompromiss zwischen einer zu stark ausgeprägten labialen Version und einem zu großen Diastema zu finden. Hier findet der ästhetische Korridor besondere Beachtung (Abb. 21).

3. Parodontologie

Unter Berücksichtigung des gingivalen Biotyps von 13 und 23 wird zunächst eine Verdickung der Gingiva (durch ein subepitheliales Bindegewebstransplantat) geplant. Ebenso muss eine Verlängerung der Kronen bei 12 und 11 erfolgen, um die allgemeine Situation der gingivalen Ränder zu harmonisieren. Weiterhin muss die palatinale Gingiva dünner gemacht werden, um die Cingula der Schneidezähne freizulegen.

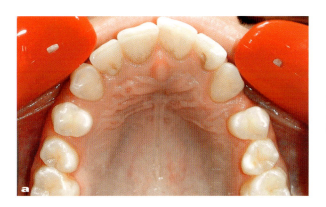
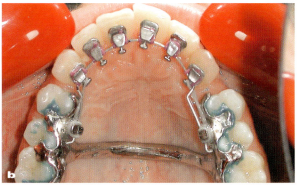
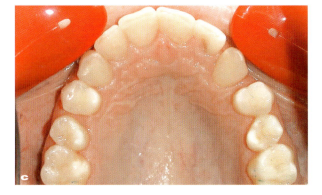

Abb. 21 (a bis c) Diese Bilder zeigen die intraoralen kieferorthopädischen Apparaturen, die Verteilung des Diastemas und den Kompromiss zwischen Funktion und Ästhetik. Eine solche Behandlung kann nicht nur eine kieferorthopädische Therapie umfassen.

4. Bleaching
Hier wurde eine ambulante Anwendung geplant.

5. Prothetische Rekonstruktion
Im Rahmen einer ästhetischen und harmonischen Restauration des Lächelns waren Keramikveneers die offensichtliche Wahl. Ihre optischen Eigenschaften sind hervorragend, und für die Präparation muss nicht so viel Zahnsubstanz entfernt werden.

Visualisierung des zukünftigen Lächelns

Zwischen der Vorstellung des Patienten und der Art, wie sie beschrieben und verstanden wird, können Unterschiede bestehen. Dem Patienten muss die Behandlung deshalb deutlich dargestellt werden. Deshalb wird empfohlen, für ihn das zukünftige Lächeln zu visualisieren. Mit dieser therapeutischen Strategie können die geplante Behandlung gezeigt und Vorschläge praktisch vorgeführt werden, ehe mit der Präparation der Zähne begonnen wird.

Dadurch wird dem Patienten nicht nur klar, was genau der Behandler vorhat. Der Patient kann auch äußern, ob er mit der Behandlung und dem prothetischen Ablauf einverstanden ist oder Nachfragen/Änderungswünsche hat.

Vor einer Behandlung muss eine präzise okklusale Analyse erfolgen. Es ist wichtig, eventuelle Anomalien zu erkennen.

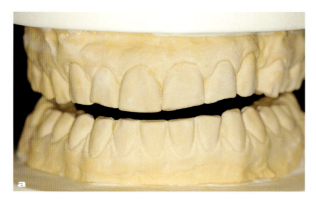
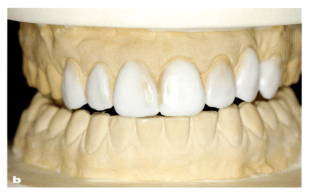

Abb. 22 (a und b) Unter Berücksichtigung der Wünsche der Patientin ergeben diese Wax-ups einen konvexen und symmetrischen ästhetischen Plan, eine größere Zahnlänge und eine Reduzierung der Breite der lateralen Schneidezähne, verborgen durch eine mesiale Neigung gegenüber der Ausgangssituation.

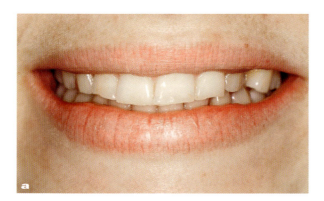
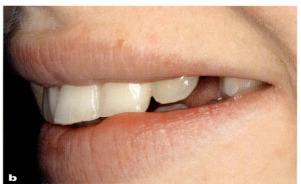
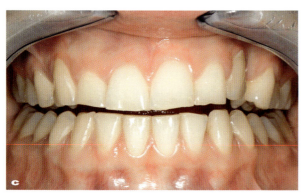

Abb. 23 (a bis c) Ausgangssituation.

Ausgangssituation

Der Prothetiker und der Kieferorthopäde arbeiteten zusammen, um ein Set-up festzulegen, das funktionell und ästhetisch war.

Diagnostisches Wax-up

Anhand des Modells wurde ein Wax-up angefertigt, das die ideale Morphologie vorwegnahm[12]. Es ist die erste Materialisierung des ästhetischen Projekts, da es den Behandler über die ästhetischen Veränderungen informiert, die bei den zukünftigen Formen und Proportionen möglich sind. Dabei werden die phonetischen und okklusalen Gegebenheiten berücksichtigt. Im Fall dieser Patientin bestand das Behandlungsziel darin, für sie ein starkes Lächeln zu entwickeln. Dazu sollte die Dominanz der zentralen Schneidezähne im Rahmen einer femininen dentalen Komposition herausgestrichen werden (Abb. 22).

Ästhetisches Projekt

Visualisierung mit dem Computer
Eine virtuelle Darstellung der gewünschten Behandlung ermöglicht es den Patienten, sich das Ergebnis vorzustellen. Das motiviert sie und bestärkt sie in ihrer Entscheidung[13].

Die Verwendung des Computers als Hilfsmittel, unterstützt durch die Laborarbeiten (Abb. 23 und 24), verbessert die Kommunikation zwischen dem Zahnarztteam, dem Patienten und dem Zahntechniker (Abb. 25).

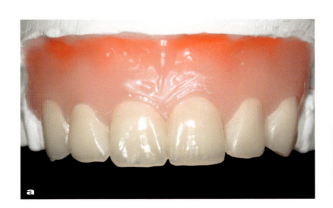

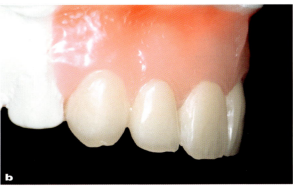

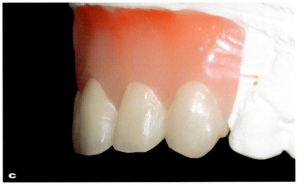

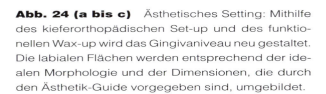

Abb. 24 (a bis c) Ästhetisches Setting: Mithilfe des kieferorthopädischen Set-up und des funktionellen Wax-up wird das Gingivaniveau neu gestaltet. Die labialen Flächen werden entsprechend der idealen Morphologie und der Dimensionen, die durch den Ästhetik-Guide vorgegeben sind, umgebildet.

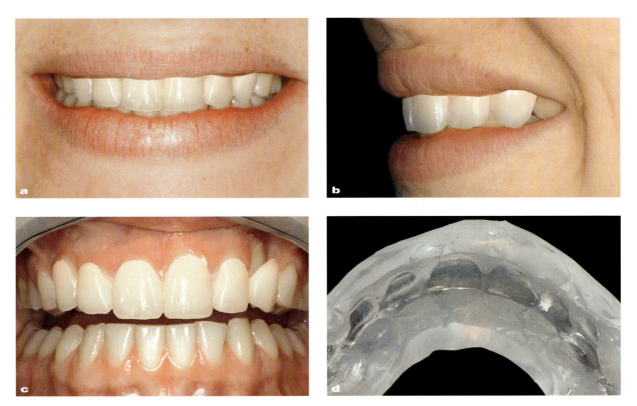

Abb. 25 (a bis d) Computersimulation: Mit dieser Wachs-Visualisierung und dank der Fotos, die in demselben Maßstab aufgenommen wurden, erleichtert dieses Tool die Visualisierung der modifizierten Zähne. Die Patientin kann das reale Ergebnis des Projekts im Voraus sehen.

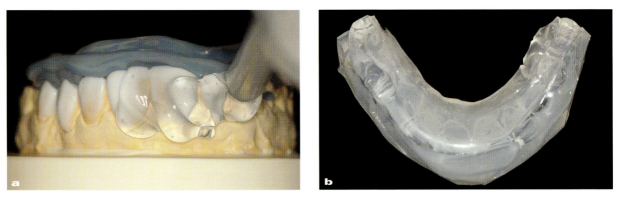

Abb. 26 (a bis d) Direktes ästhetisches Projekt: Mit einer transparenten Silikonschiene, die auf dem korrigierten Modell angefertigt wird, erfolgt die Herstellung direkt im Mund.

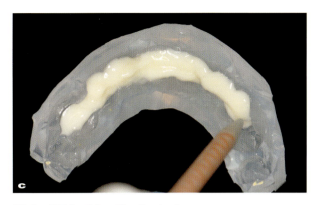
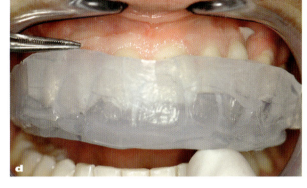

Abb. 26 (a bis d) Fortsetzung.

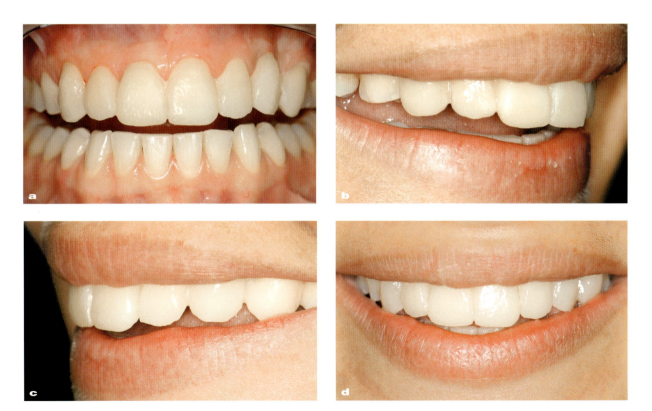

Abb. 27 (a bis d) Dank der modifizierten Form dominieren die zentralen Schneidezähne beim Lächeln. Die Achse der lateralen Schneidezähne im Verhältnis zu den Eckzähnen wurde modifiziert. So wurde der ästhetische Wert der zentralen Schneidezähne verstärkt.

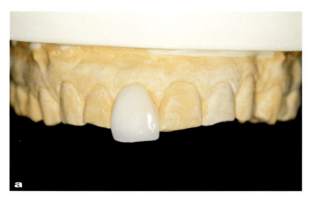
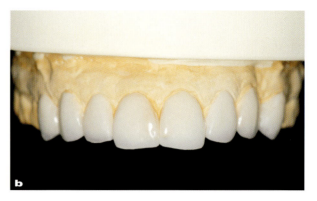
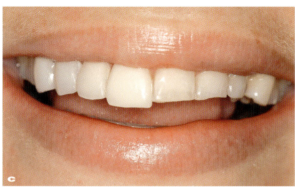
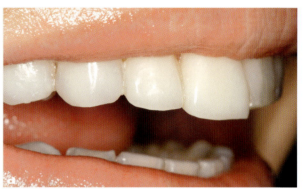

Abb. 28 (a bis d) Indirektes ästhetisches Projekt: Mit diesem Wax-up und in Anlehnung an die Indikationen der ästhetischen Analyse fertigt das Labor acht dünne Schalen aus geschichtetem Komposit an, die 0,2 bis 0,3 mm dick sind. Diese Mock-ups werden an den nicht präparierten Zähnen befestigt.

Ästhetisches Projekt (EP)

Für die ästhetische Analyse werden alle Daten zusammengetragen, um ein kohärentes ästhetisches Projekt zu entwickeln.

Das EP ist ein wichtiger Schritt der prothetischen Rehabilitation. Es ermöglicht die Realisation der Diagnose und des Behandlungskonzepts.

Die Verwendung von Kunststoff-Mock-ups, die an den nicht präparierten Zähnen befestigt werden, ermöglicht es dem Patienten und dem Zahntechniker, die zukünftige Restauration zu erleben[12].

Dieser wichtige Schritt funktioniert wie ein „Skizzenbuch", mit dem der Behandler die ästhetischen Vorschläge prüft und mit dem Patienten abklärt, bevor irreversible klinische Schritte erfolgen. Es gibt zwei Möglichkeiten, dieses Projekt mithilfe des ästhetischen und funktionellen Wax-up zu realisieren. Sie sind unten aufgeführt.

Direktes ästhetisches Projekt

Auf der Basis des Wax-up wird die Restauration direkt im Mund einprobiert. Dazu wird eine klassische Kunststoffformtechnik angewandt. Ein Kunststoff mit relativ rauer Oberfläche sollte hierfür nicht verwendet werden, weil anspruchsvolle Patienten davon eventuell enttäuscht sind (Abb. 26 und 27).

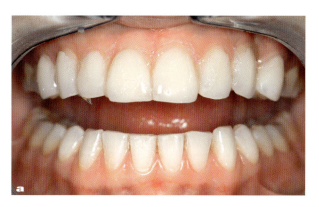
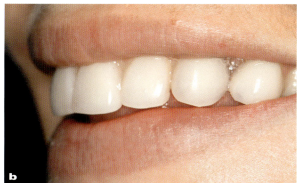
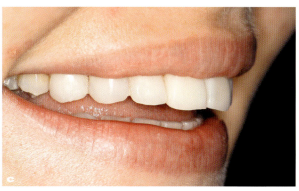
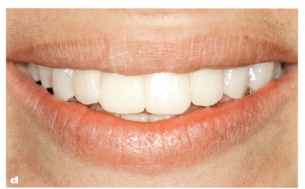

Abb. 29 (a bis d)   Die Zähne wirken femininer und an den freien Kanten weicher.

Indirektes ästhetisches Projekt
Mit einem etwas anspruchsvolleren Material, das der definitiven Keramik mehr ähnelt, bietet das Mock-up ein natürlicheres Ergebnis. Deshalb ist das, was der Patient zu sehen bekommt, auch näher an der Realität (Abb. 28).

Das definitive ästhetische Projekt an acht Zähnen entsprach genau den Erwartungen, die die Patientin während der klinischen Untersuchung geäußert hatte (Abb. 29).

Präparation der Zähne – Abformungsphase

Diese Phase ist in technischer Hinsicht heikel und erfordert große Sorgfalt.

Eine Überpräparation ist eine sinnlose Verstümmelung, die nur durch eine dicke Keramikschicht ausgeglichen werden kann. Die definitive Versorgung wirkt dann jedoch künstlich[14]. Bei einer Unterpräparation ist es schwierig, den schlechten Sitz von Restaurationen zu korrigieren.

Deshalb sind Reduktionsschablonen eine Vorbedingung für jede Präparation. Mit ihrer Hilfe kann der Behandler das Reduktionsvolumen abschätzen und prüfen. So können homothetische Präparationen in dem Volumen erfolgen, das mit der definitiven Versorgung übereinstimmt, und sie sind nicht am vorhandenen Zahnvolumen ausgerichtet. Das ermöglicht einen maximalen

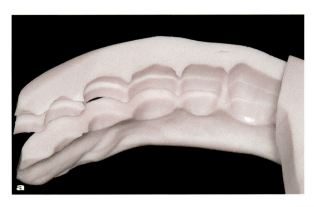 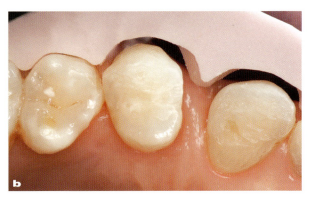

Abb. 30 (a und b) Der horizontal sektionierte Silikonschlüssel ermöglicht den Einblick in die gesamte Präparation von der Inzisalkante zum Hals[15].

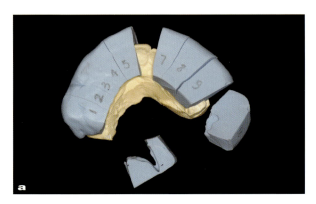 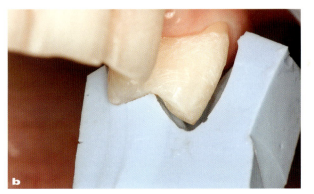

Abb. 31 (a und b) Mit individuellen Schablonen wird die Menge an labialem Gewebe, das im Mund und an der okklusalen Fläche entfernt werden muss, bestimmt.

Erhalt der Zahnsubstanz[14] (Abb. 30 und 31).

Konturformen
Die Präparationen erfolgen ohne palatinale Invasion. Mithilfe eines Silikonschlüssels für die Visualisierung der gewünschten Form und Position wird die Reduktion nach dem Prinzip der kontrollierten Penetration durchgeführt. Die Präparation richtet sich an den Rillen aus, deren Tiefe mit einem kalibrierten Bohrer erreicht wird, und darf nicht über die Kontaktpunkte an den approximalen Flächen hinausgehen. Sie muss mit einer sehr feinen Stufe auf Höhe der Inzisalkante abschließen.

Abformung
Da die Präparationsgrenzen meist supragingival oder am Gingivarand liegen, ist die Abformung nicht besonders schwierig[16]. Weil dieser Bereich ästhetisch so wichtig ist, muss eine möglichst

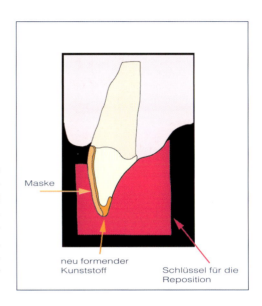

Abb. 32 Diese Methode, ein provisorisches Veneer anzufertigen, ist einfach und besteht aus drei Elementen: dem diagnostischen Wax-up, das während des EP erstellt wurde und dessen ästhetische Kriterien geprüft wurden, und dem Mockup in Kombination mit einem neuen Basismaterial, das mit einem Silikonschlüssel in der korrekten Position gehalten wird. In diesem Fall erleichtert die Verwendung eines photopolymerisierenden Materials das Zeitmanagement, da der Behandler die endgültige Polymerisation kontrollieren kann.

Maske
neu formender Kunststoff
Schlüssel für die Reposition

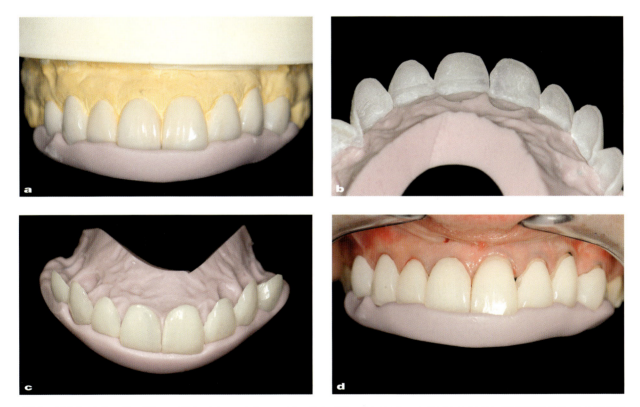

Abb. 33 (a bis d) Diese Schablone ist unerlässlich. Sie dient als partielle labiale Abstützung, in der die Masken adhäsiv befestigt werden können, und als breite palatinale Abstützung, die generell stabilisiert und verhindert, dass Kunststoff in diese Richtung abfließen kann.

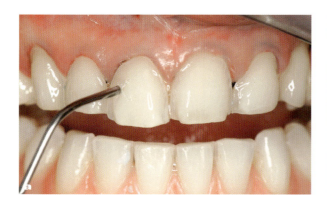
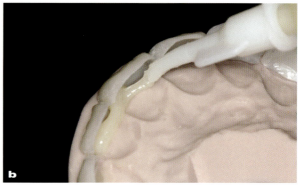
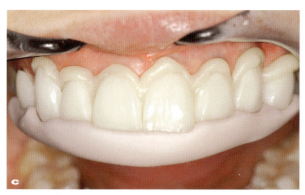

Abb. 34 (a bis c) Die präparierten Oberflächen werden mit einer Glyzerinschicht bedeckt. Die Mock-ups werden neu geformt, indem der Kunststoff direkt auf die Zahnflächen und in das sandgestrahlte Innere der Modelle eingebracht wird. Die kontrollierte Anwendung ist dank des Repositionsschlüssels möglich.

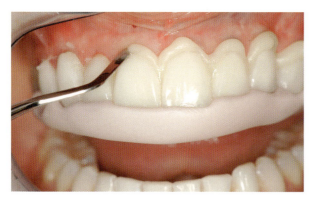
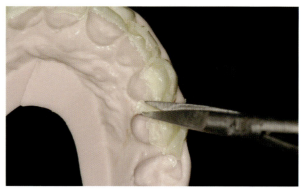

Abb. 35 Mit einem gewöhnlichen Spatel kann labial der elastische überschüssige Kunststoff leicht entfernt werden.

Abb. 36 Interproximale Überschüsse werden ausgeschnitten, um die erneute Insertion zu ermöglichen.

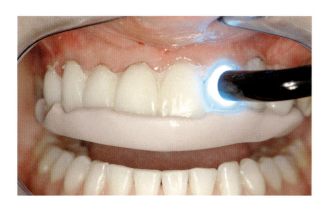

Abb. 37 Endgültige Photopolymerisation.

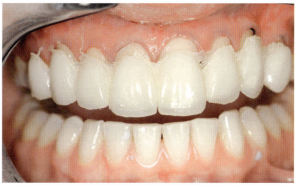

Abb. 38 Entnahme: Es ist empfehlenswert, den gesamten Block so zu entfernen, dass bei der Versiegelung ein mechanischer Verschluss erfolgt.

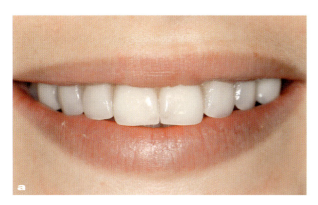

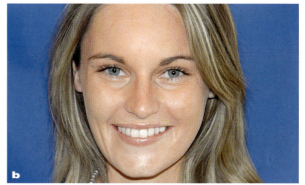

Abb. 39 (a und b) So können Nachbildungen angefertigt werden, die der zukünftigen Versorgung und dem neuen Lächeln entsprechen, und es kann die Genehmigung der Patientin eingeholt werden.

wenig traumatische Methode angewandt werden. Deshalb wird eine Double-Mix-Abformtechnik mit einem dünnen Retraktionsfaden gewählt.

Provisorische Veneers unter Verwendung von Mock-ups

Ziel dieses Verfahrens ist es, die während des ästhetischen Projekts aufgestellten Rekonstruktionskriterien zu wahren und sie mit den Vorteilen der indirekten Methode zu kombinieren, um

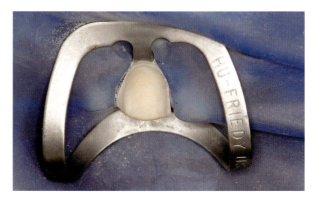

Abb. 40 Dank dieser Methode (unter Kofferdam) hat der Behandler keine Probleme mit der Isolierung oder mit Kontaminationen.

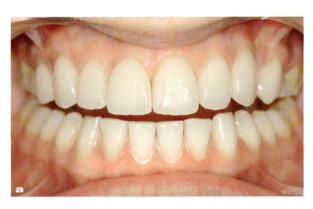 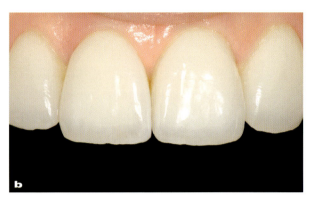

Abb. 41 (a und b) Die Lücken im Oberkiefer wurden korrigiert und reduziert.

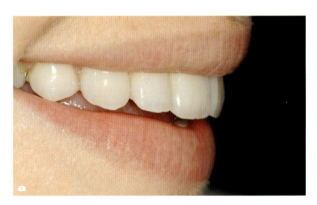 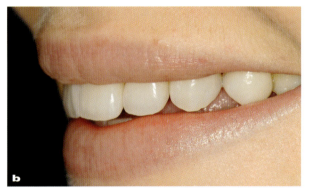

Abb. 42 (a und b) Diese Fotos zeigten eine feminine und jugendliche dentale Komposition.

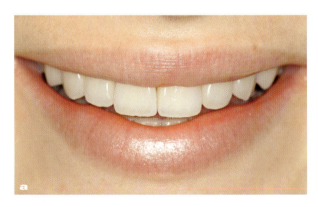 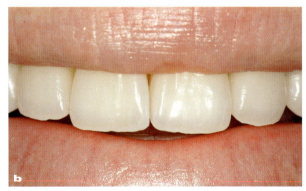

Abb. 43 (a und b) Im Einklang mit den geltenden ästhetischen Prinzipien passt sich die Lachlinie harmonisch der Oberlippenkurve an, auch wenn eine Korrektur der dentalen Mittellinie kieferorthopädisch nicht möglich war.

möglichst einfach qualitativ hochwertige Provisorien herstellen zu können (Abb. 32 bis 38).

Um die Masken in provisorische Veneers umzuwandeln, muss ein okklusaler Silikonschlüssel angefertigt werden, der dazu dient, die Mock-ups in der korrekten Position zu inserieren.

Die Provisorien dürfen nicht vernachlässigt werden: Sie ermöglichen es dem Patienten und dem Behandler, das EP konkret zu prüfen[3]. Damit nehmen sie Funktion und Ästehtik der definitiven Versorgung vorweg[16,17] (Abb. 39).

Aufpassen der Versorgungen

Die acht Rohbrandveneers werden geprüft. In dieser Phase können noch notwendige Korrekturen identifiziert und entsprechende Modifikationen ans Labor übermittelt werden[11]. Für das beste ästhetische Ergebnis wurden die Veneers im Labor aus Feldspatkeramik gefertigt.

Prüfkriterien für die Phase der klinischen Einprobe:
- Genauigkeit der marginalen Adaption
- Inspektion der Kontaktpunkte
- Beachten des ästhetischen Projekts: Prüfung von Form, Farbe, Proportionen, Übergangslinien, Makro- und Mikrogeografie und Form der Schneidekanten.

Bonding

Die Verwendung eines Kofferdams[11] erleichtert die klinische Phase des Bonding erheblich (Abb. 40). Das Bonding erfolgt nach einem Standardprotokoll in drei Phasen:

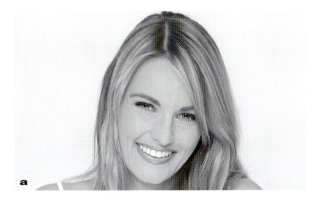
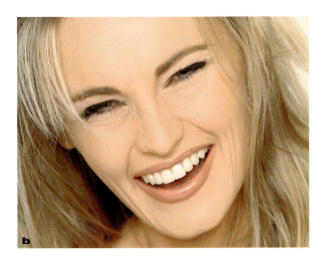
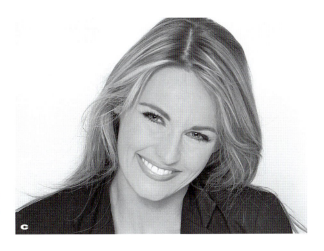

Abb. 44 (a bis c) Wenn man ein Lächeln verändert, darf man die Auswirkungen nie unterschätzen.

- Präparation des Veneers: ätzen, silanisieren, Adhäsiv
- Präparation des Zahns: sandstrahlen, ätzen, Primer, dann Adhäsiv
- Bonding: Dank dem Kofferdam können Überschüsse leicht entfernt werden und es besteht kein Risiko, dass etwas auf die Nachbarzähne fließt.

Klinische Ergebnisse

Da das fotografische Protokoll, das vor und nach der Therapie verwendet wird, identisch ist, zeigt sich deutlich, wie ähnlich die definitiven Keramikversorgungen den Bildern der Provisorien sind.

Schlussfolgerungen

Dieser klinische Fallbericht zeigt, dass bei allen ästhetischen Projekten zur Wiederherstellung des Lächelns eine rationale Vorgehensweise notwendig ist.

Mithilfe der Checkliste zur Entscheidungsfindung und des Ästhetik-Guides werden die Diagnose und das Behandlungskonzept erstellt. So ist es möglich, alle Phasen erfolgreich zu durchlaufen. Auf diese Art werden Ergebnisse erreicht, wie sie auf den Abbildungen 41 bis 44 zu sehen sind.

Aus dem Gesichtsausdruck der Patientin geht hervor, dass ihre Anforderungen an eine ästhetische, funktionelle und vor allem persönliche Rehabilitation respektiert wurden.

Jeder Fall ist etwas Besonderes. Mit einer Standardrestauration wird gegen die Persönlichkeit und die Erwartungen der Patienten verstoßen. Mit der Rekonstruktion eines schönen Lächelns erhalten die Patienten mehr als ein gesundes, attraktives Aussehen. Sie werden seelisch aufgerichtet, und das stärkt ihr Selbstvertrauen.

Zusätzliche Hilfsmittel

Der in diesem klinischen Fall vorgestellte Ästhetik-Guide kann als PDF-Datei unter richter@quintessenz.de angefordert werden.

Danksagung

Pierre Andrieu (Dentallabor, MOF); Professor Francis Louise (Parodontologie); Professor Jean-Daniel Orthlieb (Okklusionstherapie); Dr. Jean-Stéphane Simon (Kieferorthopädie).
Behandler: Professor André-Jean Faucher.

Literatur

1. Graber LW, Lucker GW. Dental esthetics self evaluation and satisfaction. Am J Orthod 1980;77:163-178.
2. Terry RL, Davis JS. Components of facial attractiveness. Percept Mot Skills 1978;42:918-919.
3. Paris JC, Faucher AJ, Makarian MH. Smile Aesthetics: Integration or Rehabilitation? Réal Clin 2003;14:367-378.
4. Fradeani M. Esthetic Rehabilitation in Fixed Prosthodontics: Esthetic Analysis. Chicago: Quintessence Publishing, 2004.
5. Talarico G, Morgante E. Psychology of dental esthetics: dental creation and the harmony of the whole. Eur J Esthet Dent 2006;4:303-312.
6. Paris JC, Faucher AJ. Le Guide Esthétique. Paris: Quintessence International, 2004
7. Chiche GJ, Pinault A. Esthetics of anterior fixed prosthodontics. Chicago: Quintessence Publishing, 1994.
8. Fradeani M. Evaluation of dentolabial parameters as part of a comprehensive esthetic analysis. Eur J Esthet Dent 2006;1:62-69.
9. Rufenacht CR. Fundamentals of Esthetics. Chicago: Quintessence Publishing, 1990.
10. Duarte S, Lorezon AP, Schnider P. The Importance of width/length ratios of maxillary anterior permanent teeth in esthetic rehabilitation. Eur J Esthet Dent 2008;3:224-234.
11. Magne P, Magne M, Belser U. The diagnostic template: a key element to the comprehensive esthetic treatment concept. Int J Periodontics Restorative Dent 1996;16:560-569.
12. Faucher AJ, Magneville B, Watine F, Koubi G, Brouillet JL. Provisional facets and Aesthetic Project. Réal Clin 1994;5:25-33.
13. Goldstein CE, Goldstein RE, Garber DA. Imaging in esthetic dentistry. Chicago: Quintessence Publishing, 1988.
14. Gürel G. The Science and Art of Porcelain Laminate Veneers. Chicago: Quintessence Publishing, 2003.
15. Magne P, Belser U. Bonded Porcelain Restorations in the Anterior Dentition: A Biomimetic Approach. Chicago: Quintessence Publishing, 2003.
16. Derrien G. Provisional restorations with compound prosthetics. CdP 1991;73:67-74.
17. Rieder CE. Use of provisional restorations to develop and achieve esthetic expectations. Int J Periodontics Restorative Dent 1989;9:122-139.

Masao Yamazaki
Die ästhetisch-restaurative Behandlung – Behandlungsplan und prothetische Voraussetzung

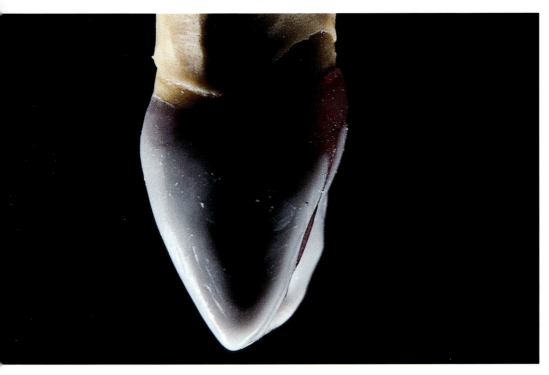

Zusammenfassung

Der vorliegende Beitrag ist ein Auszug aus dem im Berliner Quintessenz Verlag erschienenen Lehrbuch „Die ästhetisch-restaurative Behandlung" von Masao Yamazaki und erörtert die im Rahmen einer umfassenden, interdisziplinären ästhetisch-funktionellen Behandlungsplanung für die prothetische Sanierung anfallenden Untersuchungen wie die Analyse des dentofazialen Profils sowie das ästhetische Erscheinungsbild von Kronen bei anspruchsvollen Sanierungen.

Indizes

Zahntechnik interdisziplinär, Ästhetik, dentofaziales Profil, Zahnstellung, Gingivaverlauf, Anordnung der Zähne, ästhetische Kronen, Farbwahl, Zahnkonturen, Kommunikation

Die ästhetisch-restaurative Behandlung

Behandlungsplan und prothetische Voraussetzung

Masao Yamazaki

Einleitung

Bei komplexen prothetischen Sanierungen muss der Fall zunächst umfassend zahnärztlich bewertet werden. Der Zahnarzt muss den Fall interdisziplinär betrachten, die großen Zusammenhänge verstehen, die Problematik eingrenzen und Prioritäten setzen. Danach werden die gesammelten Daten gründlich analysiert und es wird ein allgemeiner Behandlungsplan aufgestellt.

Der vorliegende Beitrag ist ein Auszug aus dem im Berliner Quintessenz Verlag erschienenen Lehrbuch „Die ästhetisch-restaurative Behandlung" von Masao Yamazaki und erörtert die im Rahmen einer prothetischen Sanierung anfallenden Untersuchungen wie die Analyse des dentofazialen Profils sowie das ästhetische Erscheinungsbild von Kronen bei anspruchsvollen Sanierungen.

Ästhetische Bewertung des dentofazialen Profils

Für die ästhetische Bewertung des dentofazialen Profils bewertet man als erstes die Beziehung des Zahnersatzes zur Gesichtshorizontalen (Linie zwischen Augenbrauen oder den Augen) und zur Gesichtsvertikalen (Linie zwischen Augenbrauenzentrum, Philtrum sowie Mittellinie). Jede Einzelkomponente muss dabei einer Regel folgen und mit anderen Aspekten harmonieren. Bei den Zähnen sind dies die Form, Länge, Breite und Farbe. Bei der Gingiva sind es die horizontale Symmetrie, das Niveau der marginalen Ginigva und die Interdentalpapillen. Beim Zahnbogen sind es die Anordnung der Zähne, Akzente im Zahnbogen, der Übergang vom Frontzahn- zum Seitenzahnbereich sowie die Okklusionsebene. Nicht zuletzt ist die Einheit mit dem Gesicht zu berücksichtigen.

Harmonie mit dem Gesicht

In schwierigen Situationen ist eine Gesichtsbogenübertragung notwendig, um die Lagebeziehungen zwischen Oberkieferbogen, Kopf und Gesicht festzustellen. Die Gehörgänge links und rechts dienen als hintere Referenzpunkte und der Durchschnittswert der Kondylen als funktionelle Scharnierachsenpunkte. Wenn aber bei den Kondylen und Gehörgängen links und rechts horizontale Abweichungen vorliegen, wird das einartikulierte Oberkiefermodell stark von der tatsächlichen Gesichtshorizontalen abweichen (Abb. 1 bis 2c). Dabei wird eine Seite als zu „niedrig" und die andere als zu „hoch" wahrgenommen. Sollte dieser Fall eintreten, muss neben der funktionellen noch eine ästhetische Scharnierachse definiert werden. Hierzu wird entsprechend die Lage der Gehörgänge justiert und die imaginären horizontalen Linien durch die Augenbrauen und Augen werden als Orientierungslinien für den Oberkiefer herangezogen, sodass dieser der tatsächlichen Gesichtshorizontalen entspricht. Wenn beispielsweise sowohl die tatsächliche Horizontale und der Gehörgang rechts niedriger sind als links, ist es möglich, dass die Diskrepanz beim Einartikulieren des Oberkiefermodells verschwindet. Der Zahnersatz wird in diesem Fall ebenfalls rechts niedriger ausfallen und relativ zur

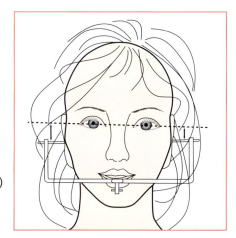

Abb. 1 Problem der funktionellen Achsenausrichtung: mögliche (manchmal massive) Schieflage gegenüber der Ästhetiklinie bei Gesichtsbogenübertragung mit funktioneller Achsenausrichtung [nach EH Stade].

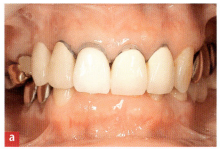 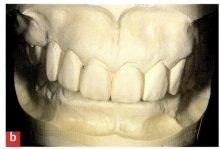 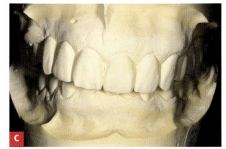

Abb. 2 **a** Schiefe Horizontalebene: Starke Neigung der Okklusionsebene. Diese Diskrepanz muss mit der horizontalen Ästhetiklinie des Gesichts harmonieren. **b** Beim Modell mit funktioneller Achsenausrichtung wird die Ästhetiklinie von der Position der Gehörgänge beeinflusst. **c** Das Modell mit ästhetischer Achsenausrichtung zeigt, wie die Okklusionsebene tatsächlich zur horizontalen Ästhetiklinie des Gesichts verläuft. Auf dieser Grundlage kann man nun die Kronen verlängern bzw. verkürzen.

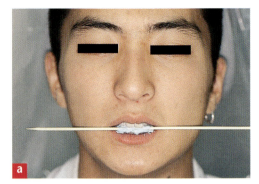
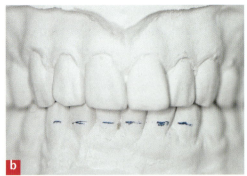
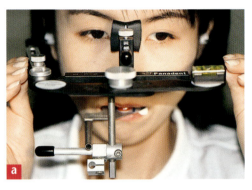
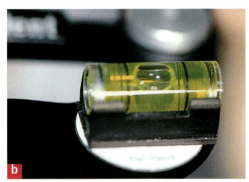

Abb. 3a und 3b Die Analyse der Horizontalebene: Ein Stäbchen an den unteren Zähnen wird parallel zur horizontalen Gesichtslinie ausgerichtet und auf das Unterkiefermodell übertragen (Linienzeichnung in der Detaildarstellung rechts unten). Auf dieser Grundlage werden die Zähne im Oberkiefer gestaltet.

Abb. 4a und 4b Die speziell konzipierte Wasserwaage wird am Oberkiefer befestigt. Der Patient stellt über den Gesichtsbogen die Horizontale ein. Wenn die Luftblase in der Wasserwaage zum Mittelpunkt gewandert ist, wird die Bissgabelkonstruktion festgezogen. In der Detaildarstellung rechts unten ist zu sehen, wie die Wasserwaage die horizontale Ausrichtung des Gesichtsbogens anzeigt.

imaginären Horizontalen „schief" aussehen. Es gibt zwei Möglichkeiten, dieses Problem zu lösen:

Horizontales Stäbchen (Abb. 3a und 3b). Eine einfache Methode besteht darin, etwa ein Essstäbchen (wie es in Asien bei Tisch verwendet wird) mit Super Bite® (KerrHawe SA, Bioggio, Schweiz) an den unteren Zähnen zu befestigen und parallel zur imaginären Horizontalen auszurichten. Das Resultat wird dann auf das Modell übertragen, indem man an den Unterkiefer-Zähnen eine entsprechende Linie zieht. Diese verläuft parallel zur imaginären Horizontalen und kann somit zur Herstellung des Zahnersatzes im Oberkiefer verwendet werden.

Wasserwaage (Abb. 4a bis 7f). Bei dieser Methode wird eine spezielle Wasserwaage am Oberkiefer befestigt. Der Patient wird dann angewiesen, den Gesichtsbogen so zu justieren, dass die Luftblase in der Wasserwaage zum Mittelpunkt wandert. Die Bissgabelkonstruktion wird dann arretiert. Die Körperhaltung des Patienten sollte dabei möglichst aufrecht sein. Gleichgültig ob man sich für eine dieser beiden oder für eine andere Methode entscheidet, die Horizontale muss auf jeden Fall reguliert werden, wenn das Gesicht ein ausgewogenes Erscheinungsbild bieten soll.

Nach der Horizontalen wird nun die Vertikale bestimmt. Hierzu wird mit Zahnseide überprüft, ob das Augenbrauenzentrum, die Nase, das Philtrum und das Kinn in einer geraden Linie verlaufen. Eventuelle Abweichungen werden in Millimetern erfasst. Dieser Wert sagt aus, inwieweit die Horizontale und die Vertikale dem eigentlichen fazialen Profil entsprechen. Die Mehrzahl der Faktoren, welche die faziale Ästhetik mitbestimmen, lassen sich korrigieren.

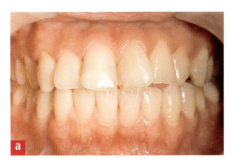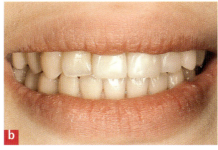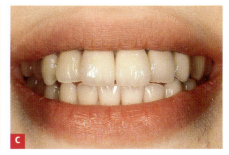

Abb. 5 **a** Die Parallelisierung der Okklusionsebene relativ zur Gesichtshorizontalen: Die Okklusionsebene steigt nach links an. **b** Die parallelisierte Okklusionsebene des Provisoriums durch ästhetische Achsenausrichtung im Artikulator. **c** Der definitive Zahnersatz verläuft parallel zur Gesichtshorizontalen und harmoniert mit den Lippen.

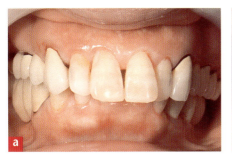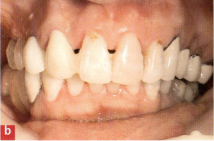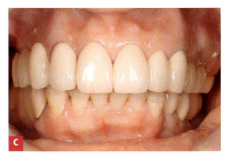

Abb. 6 **a** Die Parallelisierung der Okklusionsebene relativ zur Gesichtshorizontalen: Die Okklusionsebene fällt nach links stark ab. **b** Trotz kieferorthopädischer Behandlung bleibt die horizontale Schieflage bestehen. **c** Nach ästhetischer Achsenausrichtung wird die horizontale Schieflage prothetisch korrigiert.

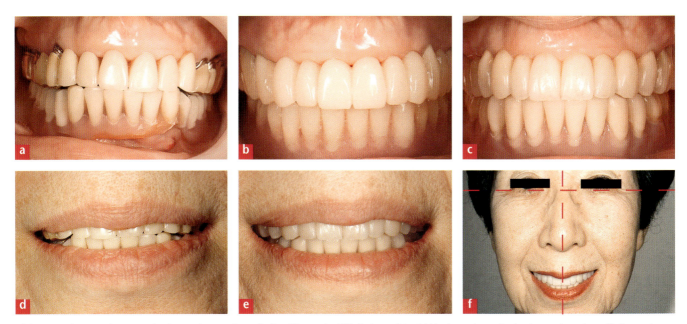

Abb. 7 **a** Die Korrektur von horizontalen und vertikalen Unregelmäßigkeiten: Die Okklusionsebene ist horizontal und vertikal aus dem Gleichgewicht. **b** Die Korrektur der Ästhetiklinien durch das Provisorium. **c** Der definitive Zahnersatz basiert direkt auf den ästhetisch korrekt ausgerichteten Provisorien. **d** und **e** Vorher und nachher: Man beachte die horizontalen und vertikalen Frontzahnachsen und die Zahnbogenverläufe relativ zu den Lippen. **f** Die Okklusionsebene passt zur Gesichtshorizontalen und zur Lachlinie.

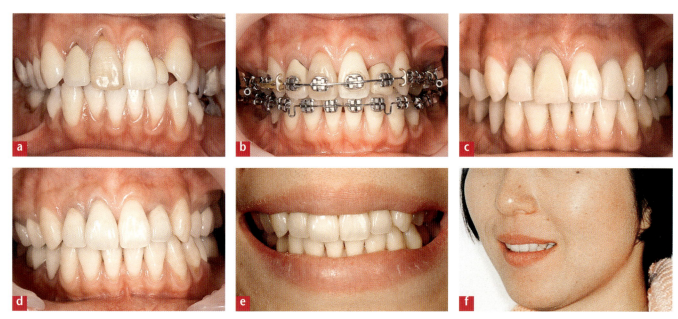

Abb. 8 a Disharmonie zwischen Zähnen, Gingiva, Zahnbogen und Gesicht: Die Ausgangssituation zeigt Zahnengstand und Parodontopathie. b Eine kieferorthopädische Behandlung mit breiterem Provisorium an Zahn 22. c Nach kieferorthopädischer Behandlung mit zementiertem Provisorium und deutlicher Erholung des Parodonts. d Ein harmonisches Aussehen von Zähnen, Gingiva und Zahnbogen. e Attraktive Zähne und eine harmonische Beziehung zu den Lippen. f Ein harmonisches dentofaziales Profil mit einer natürlich wirkenden Seitenansicht.

Zähne, Gingiva, Zahnbogen und Gesicht bilden eine ästhetische Einheit, für welche die nachstehenden Komponenten wichtig sind.

Dentofaziale Harmonie

Die Zahnstellung ist neben der Zahnfarbe die wichtigste ästhetische Komponente. Einzelne Fehlstellungen haben große Auswirkungen. Oro-vestibuläre Fehlstellungen etwa beeinträchtigen die Stabilität der Gingiva und erzeugen eine unnatürlich aussehende Kontur (Abb. 8a bis 8f).

Zahnstellung

Die folgenden vier Punkte können als klinisch-ästhetische Richtlinien für den Gingivaverlauf gelten (vgl. Abb. 9a bis 9c):
- Faziales Niveau
- Horizontale Symmetrie
- Interdentale Form
- Kontinuierlicher Verlauf

Gingivaverlauf

Bei der Anordnung der Zähne sind die folgenden vier Faktoren wichtig:
- Die Schneidezähne werden in mesio-distaler Richtung so konturiert, dass schwarze Dreiecke interdental vermieden werden können
- Die Schneidkanten verlaufen senkrecht zur Längsachse der mittleren Schneidezähne
- Distal wird eine dreieckige Form angestrebt
- Die seitlichen Schneidezähne werden nach den Wünschen des Patienten gestaltet

Anordnung der Zähne

Einzelheiten zu den Formen und Farben im dentofazialen Komplex sind im Abschnitt „Ästhetische Kronen" nachzulesen. Nicht zuletzt spielt für eine harmonische Beziehung

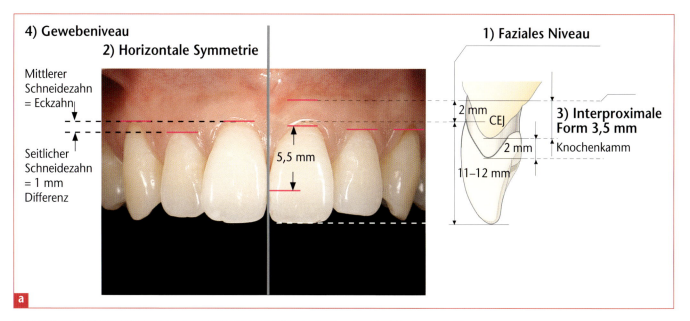

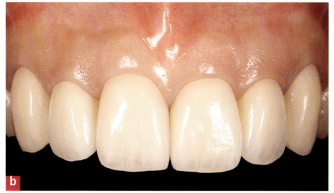
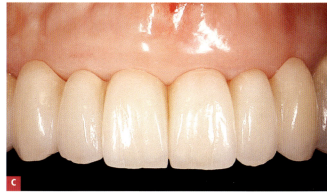

Abb. 9 a Richtlinien für ein ästhetisches Gingivaniveau. Zahnstellung und Gingivahöhe: Bei diesem Beispiel konnte die Anordnung der Zähne kieferorthopädisch deutlich verbessert werden. b Optimierter Verlauf der marginalen Gingiva nach kieferorthopädisch-prothetischer Behandlung. Die mittleren Schneidezähne wurden mesio-distal konturiert, um schwarze Dreiecke schließen zu können, distal wurde eine dreieckige Form angestrebt. Die Schneidekanten verlaufen senkrecht zur Längsachse der mittleren Schneidezähne. c Horizontale Symmetrie im zahnlosen Bereich.

zwischen Gesicht und Zahnbogen auch die vertikale Achse mit der Okklusionsebene und Mittellinie eine große Rolle. Beim Gesicht ist zuerst die innere Harmonie zu beurteilen, erst danach werden – in der angeführten Reihenfolge – Zahnbogen, Gingiva und Zähne evaluiert.

Ästhetische Kronen   Der Patient hat selbst von der perfektesten Behandlung nichts, wenn das Ergebnis nicht natürlich und ansprechend aussieht. Für ihn hat das ästhetische Erscheinungsbild höchste Priorität. Ästhetik ist jedoch – auch in der Zahnheilkunde – ein recht individueller Begriff, dessen genaue Bedeutung nicht zuletzt von den persönlichen Präferenzen der Beteiligten abhängt. Diese Fragen werden durch die aktuellen ästhetischen Entwicklungen bei Kronen und Brücken immer wichtiger.

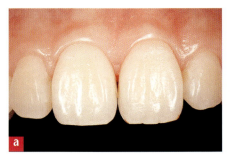 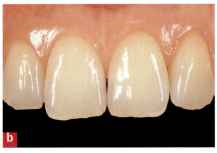 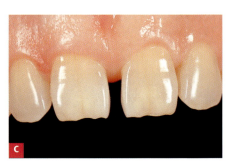

Abb. 10 **a** Alterungsbedingte Farbunterschiede: Jugendliche Farb- und Oberflächenverhältnisse ohne Abrasion und mit intakten Konturen. **b** Verhältnisse im vierten Lebensjahrzehnt mit fortgeschrittener Abrasion und gelblicher Zahnfarbe. **c** Verhältnisse im sechsten Lebensjahrzehnt mit weitgehendem Glanzverlust und kleinen Haarrissen.

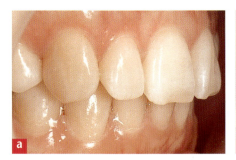 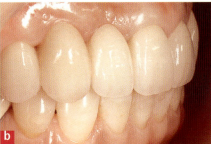

Abb. 11 **a** Typologische Farbunterschiede: Farbabstufungen bei natürlichen Zähnen 11–13 mit dunkleren (opakeren) Eckzähnen (dickerer Dentinanteil). **b** Die gleiche Farbabstufung wäre auch an diesen Kronen (Zahn 11–14) notwendig. Durch die Helligkeitskontraste wirkt der Zahnbogen weniger flach und erhält so ein natürliches Aussehen.

Im vorliegenden Abschnitt werden folgende Themen erörtert: Klinische Farbnahme, elementare Aspekte der Formgebung und Kommunikation mit dem Zahntechniker.

Grundsätze der Farbwahl

Zur Farbnahme verwendet man einen Farbring (Vita-Farbring). Zähne sind von Natur aus orangefarben, daher ist der Farbring in folgende Farben unterteilt (Beispiel: Vita-Farbring, Vita Zahnfabrik, Bad Säckingen):

A: Orange
B: Gelb/orange
C: Grau/orange
D: Braun/orange

Die gebräuchlichste dieser Farben ist „A: Orange", da natürliche Zähne wie gesagt orangefarben sind. Die Gesichtspunkte, nach denen man heute Zahnfarben auswählt, sind aber komplexer. Neben der genannten Basisfarbe sind auch die Helligkeit, der Farbton und die Farbsättigung zu ermitteln. Noch schwieriger wird es, wenn man bedenkt, dass auch die Wünsche und Ansichten des Patienten zu berücksichtigen sind.

Überblick über die klinische Farbnahme (Abb. 10a bis 14f).
- Vorbereitung von individuellen Farbringen unterschiedlichen Typs mit einzeln entnehmbaren Musterzähnen
- Auswahl der Farbe der Nachbarzähne sowie der Antagonisten. Es besteht ein Unterschied, ob viele oder wenige Zähne zu ersetzen sind:
  - Viele Zähne: großer Auswahlbereich
  - Wenige Zähne: kleiner Auswahlbereich

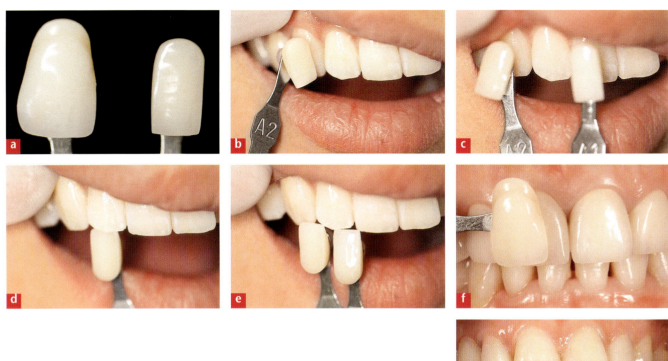

Abb. 12 **a** Die Farbnahme: Die Musterzähne (rechts) haben keine Massen- und Krümmungsmerkmale, damit keine falschen optischen Effekte entstehen. **b** Die Ermittlung der Basisfarbe. **c** Die Analyse des passendsten Musterzahns. **d** Die Identifikation der Inzisalfarbe nach Drehen des Musterzahns. **e** Der Vergleich der Inzisalfarben. **f** Die Bestätigung der ausgewählten Basisfarbe durch einen „normalen" Musterzahn. **g** Verschiedene Exemplare der ausgewählten Basis- und Inzisalfarbe in situ (anderer Fall).

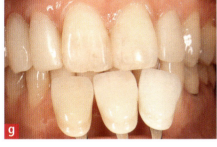

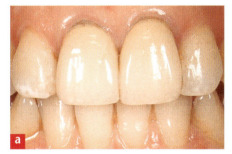 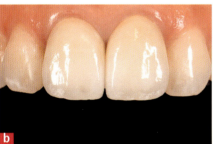

Abb. 13**a** Die Charakterisierung der Zähne. Anfangsbefund: Gleichzeitig mit der Farbnahme werden die anderen Zähne charakterisiert. **b** Der Schlussbefund: Der weiße Fleck im inzisalen Drittel des seitlichen Schneidezahns bleibt erhalten.

- Basierend auf den Musterzähnen wird die Farbe für die fünf Zahnbereiche (inzisal, zentral, zervikal, mesial, distal) ausgewählt
- Analyse der Oberflächentextur
- Definition der charakteristischen Merkmale

In der täglichen Praxis kann durchaus auch der Zahnarzt die Farben auswählen, der Zahntechniker verfügt allerdings über ein viel detaillierteres Instrumentarium und Wissen. Befindet sich der Zahntechniker in der Nähe oder sogar in der Praxis, so sollte die Farbwahl vorzugsweise durch ihn durchgeführt werden.

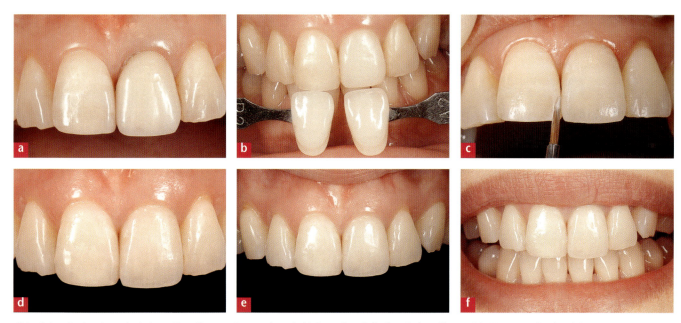

Abb. 14 **a** Farbnahme bei einer Einzelkrone. Zustand nach kieferorthopädischer Behandlung: Die Krone auf Zahn 21 muss ersetzt werden. **b** Nach der Zementierung und Reinigung des Provisoriums erfolgt die Farbnahme. **c** Das Auftragen von Farbeffekten und weißen Linien. Die charakterisierten Merkmale werden durch das Bemalen genau dupliziert. **d** Der Zustand nach Zementierung der definitiven Einzelkrone. Die vier Frontzähne sind symmetrisch, das ästhetische Problem ist beseitigt. **e** Im gesamten Frontzahnbereich ist keine Farbabweichung mehr zu erkennen. **f** Die harmonische Beziehung zu den Lippen und allen anderen Zähnen.

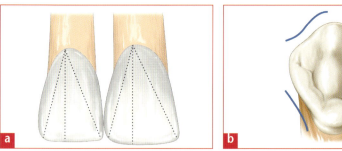
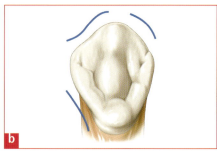

Abb. 15 Die Konturen der beiden oberen Schneidezähne: Dreieckige Grundform, gerade mesiale Kontur, leicht distal verlagerte Längsachse.

Abb. 16 Die Konturen des unteren Eckzahns: s-förmige Grundform von distal nach bukkal, konvexe mesiale Kontur, flache bzw. konkave Kontur von distal nach lingual.

Formkorrekturen in der klinischen Praxis setzen voraus, dass der Zahnarzt die anatomischen Merkmale genau kennt. Man darf dabei niemals vergessen, dass die Konturen nicht nur ästhetisch, sondern auch funktionell mit dem Parodont harmonieren müssen (siehe Abb. 15 und 16):

Analyse der Konturen

Richtlinien zur Konturgestaltung

Biologisch	Durchtrittsprofil
	Subgingivale Kronenränder
Funktionell	Lingualer Aspekt
	Inzisaler Anteil
Ästhetisch	Anordnung der Schneidekanten
	Anatomische Merkmale

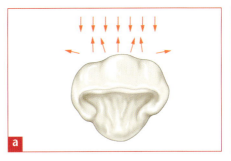 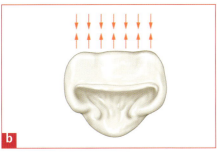 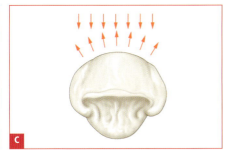

Abb. 17 Die virtuelle Veränderung der wirklichen Kronenbreite. **a** Breite der Standardform: Das Licht wird gleichmäßig reflektiert; **b** wenn die Labialfläche flach und die Randleisten stark konvex gestaltet werden, wirkt der Zahn größer; **c** wenn die Labialfläche rund und die Randleisten schwach konvex geformt werden, wirkt der Zahn kleiner. **Formkorrekturen und deren Effekte:** Breites Erscheinungsbild = kleiner Inzisal- und Randleistenwinkel, hellere Farbe; schmales Erscheinungsbild = großer Inzisal- und Randleistenwinkel, dunklere Farbe.

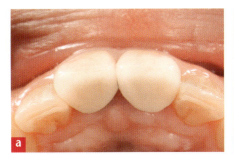 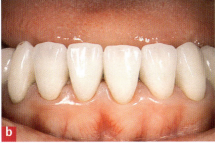 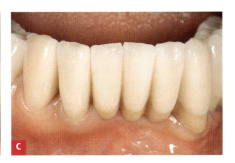

Abb. 18 **a** Virtuelle Veränderung der wirklichen Kronenform: Wenn die Labialfläche flach und die distalen Winkel stark konturiert werden, wirkt der Zahn größer und maskulin. **b** Die vier unteren Frontzähne erhalten Charakter, indem man die distalen Winkel der mittleren Schneidezähne an den mesialen Winkeln der seitlichen Schneidezähne ausrichtet. **c** Schmale untere Schneidezähne erhalten durch unregelmäßige Anordnung einen raumfüllenden Charakter.

Konturen (Orientierungshilfen)
- Biologisch: Durchtrittsprofil, zervikale Zahnzwischenräume
- Funktionell: Zentrale Fossa, linguale Konkavität, Schneidekante
- Ästhetisch: Umriss, Randleiste, Labialfläche

Konturen (klinische Anforderungen)
- Fließender Übergang zur Wurzel
- Hygienefreundlichkeit

Formkorrekturen im Frontzahnbereich

Gestaltung der Schneidekanten, Randleisten, Konturen und Zahnfarbe unter Zuhilfenahme von optischen Effekten zeigen Beispiele in den Abbildungen 17a bis 19f.

Harmonische Beziehung zum Parodont

Unter „Durchtrittsprofil" versteht man die Art und Weise, wie die Krone aus dem Sulkus heraustritt. Der „Durchtrittswinkel" ist der Winkel zwischen Zahnwurzel und Restauration. Der „Randleistenwinkel" ist der Winkel am Übergang von den fazialen zu den approximalen Zahnflächen (Abb. 20).

Sub- und supragingivale Zahnkonturen werden heute nicht viel anders gestaltet als früher. Früher wurde der Zahn von der Wurzel zum Restaurationsrand leicht verjüngt;

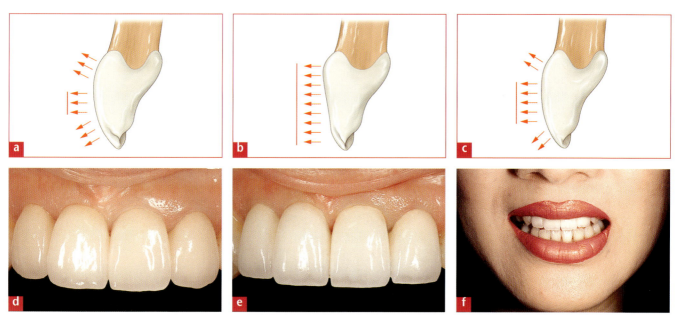

Abb. 19 Die virtuelle Veränderung der wirklichen Kronenlänge. **a** Normale Kronen reflektieren das Licht gleichmäßig; **b** wenn die Labialfläche bei ausgeprägter zervikaler Krümmung relativ flach gestaltet wird, wirkt die Krone länger; **c** wenn die Labialfläche bei akzentuiert inzisaler Krümmung rund gestaltet wird, wirkt die Krone kürzer. **Formkorrekturen und deren Effekte:** Kurzes Erscheinungsbild = Konvexität liegt an der Schneidekante; langes Erscheinungsbild = Konvexität liegt nahe der Gingiva. **d** und **e** Diese Brücke wurde zunächst entsprechend dem restlichen Zahnbogen kürzer und breiter, runder und farbgetreuer gestaltet (**d**). Auf Wunsch der Patientin wurden die Konvexitäten verlagert und die Inzisalwinkel verändert, sodass die Brücke nun länger, schmaler und weißer wirkt (**e**). **f** Harmonische Beziehung zu den Lippen. Auf Wunsch der Patientin ist die Brücke nun weißer und markanter.

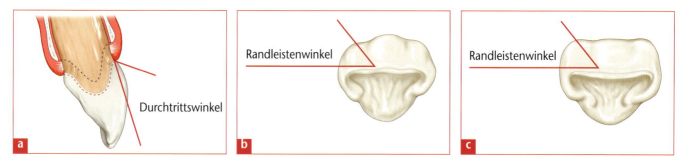

Abb. 20 Durchtrittswinkel und Randleistenwinkel: Darstellung des Durchtrittsprofils. Der Winkel zwischen Zahnwurzel und Zahnkrone wird als „Durchtrittswinkel" bezeichnet.

heute gestaltet man die Konturen so, dass der Zahnersatz durch die Gingiva abstützt wird. Die Approximalflächen werden ein wenig überkonturiert, um schwarze Dreiecke zu maskieren, die Konturen sollten dabei aber nicht die Mundhygiene erschweren. Ferner werden ästhetisch anspruchsvolle Bereiche heute mit speziellen Merkmalen charakterisiert (Abb. 21a bis 23d).

Ob eine Kontur gut oder schlecht ist, wird am ästhetischen Erscheinungsbild und den Reaktionen des Parodonts deutlich. Wenn die Restauration langfristig stabil sein soll, muss sie für die Zahnbürste/das Interdentalhygienehilfsmittel leicht zugänglich sein – dieser Punkt

Hygienefähigkeit

Abb. 21a und 21b Die Konturen der Restauration formen die Gingiva: Diese Brücke war acht Monate lang provisorisch zementiert. Beim Herausnehmen waren die Kronenkonturen im Bereich der marginalen Gingiva sichtbar. Man beachte die Zwischenglieder bei 12 und 13. Beim Konturieren der Frontzahnkronen orientiert man sich heute nicht mehr ausschließlich passiv an der Wurzelform, sondern die Konturen stützen auch aktiv die Gingiva.

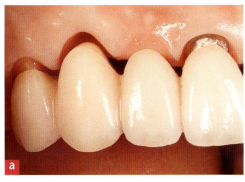
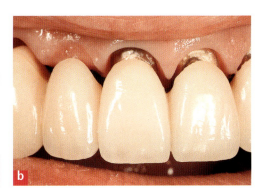

Abb. 22 Parodontaltherapie und Kronenkonturen: Beim Verlauf der Kronenkonturen entlang des Parodonts beachte man die unterschiedlichen Konturen vor (links) und nach (rechts) der Parodontaltherapie.

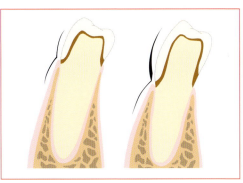

Abb. 23a und 23b Form des Parodonts und entsprechender Kronenkonturen: Ein normales Parodont mit kleinem Durchtrittswinkel. Die Restauration wird von Pfeilerzähnen mit normalem Parodont getragen, die Konturen verlaufen entlang der Kontur der Gingiva.

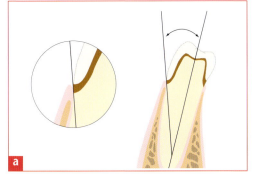
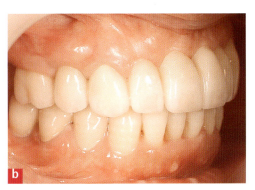

Abb. 23c und 23d Das Vorliegen einer Gingivarezession mit großem Durchtrittswinkel. Vor der prothetischen Versorgung musste eine Parodontaltherapie durchgeführt und die Restauration flach konturiert werden.

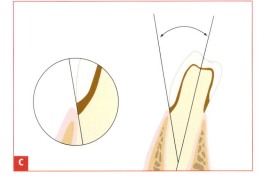
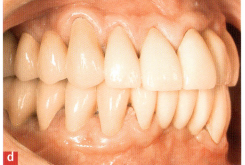

hat höchste Priorität. Hygienefreundliche Konturen werden bereits mithilfe der provisorischen Versorgung definiert und ggf. korrigiert, die definitive Restauration kommt erst danach. Eine Alternative zur dieser Verfahrensweise gibt es nicht (24a bis 25c).

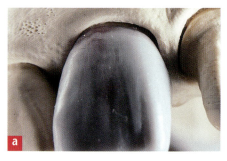 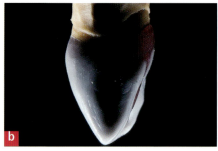 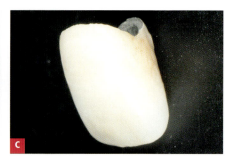

Abb. 24 **a** Transferkappensystem: eine voll konturierte Wachsmodellation. Das Meistermodell wurde nicht zurückgeschliffen, um die Merkmale des Parodonts in die Kronenform einarbeiten zu können. **b** Aufwachsen auf dem Modellstumpf, Korrektur der Ränder und Konturen: Transferkappen sind ein geeignetes Instrument zum Einarbeiten der parodontalen Verhältnisse. **c** Eine Metallkeramikkrone mit eingearbeitetem Durchtrittsprofil. Man beachte die Randleistenform.

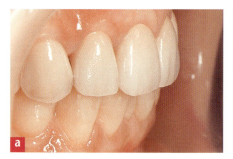 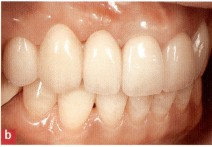 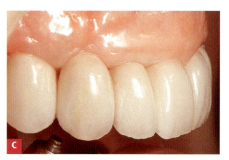

Abb. 25 **a** Hygienefreundliche Konturen: Die Konturen sollten möglichst dem Parodont angepasst sein. Sie sind dann auch leichter zu reinigen. **b** Die Konturen der Zwischenglieder im zahnlosen Bereich sollten mit der Kammlinie harmonieren. **c** Die Konturen der Zwischenglieder im zahnlosen Bereich sollten mit der Kammlinie harmonisieren.

Der Zahnarzt liefert dem Techniker eine vollständige Darstellung der Restauration. Das Kriterium liegt dabei in der Genauigkeit dieser Informationen. Selbst wenn die Kommunikation optimal ist, sind meist immer noch Korrekturen am Behandlungsstuhl notwendig. In Tabelle 1 und 2 folgt ein Überblick über die Art und Methode der Informationsübermittlung an den Zahntechniker.

Über diese Grundinformationen hinaus können je nach Bedarf noch weitere Daten übermittelt werden. Zur Rehabilitation der Okklusion sind ein Situationsmodell sowie Aufzeichnungen für dessen direkte Übertragung am Artikulator notwendig (Abb. 26a bis 26c). Bei Einzelkronen, deren Farbe schwierig einzuschätzen ist, muss die Farbnahme durch den Zahntechniker erfolgen. Beim Anfertigen der intraoralen Fotos wird der Farbring ebenfalls mit abgelichtet.

Kommunikation mit dem Labor

Farbe und Charakter	Funktion	Ästhetik
Farbton	Zahnlänge	Mittellinie
Farbsättigung	Linguale Konkavität	Schneidekantenverlauf
Helligkeit	Cingulum	Lachlinie
Textur	Maximale Interkuspidation (IKP)	Okklusionsebene
Charakter		Gingiva
		Anordnung
		Konturen

Tabelle 1 Die Grundinformationen aus der Patientenanalyse.

Tabelle 2 Informationen für den Zahntechniker.

	Einzelzähne	größere Zahnabschnitte	Okklusion
Kommunikation mit dem Zahntechniker	Skizzen	Intraorale Aufnahmen	Intraorale Aufnahmen
	Intraorale Aufnahmen	Präparationsmodelle	Präparationsmodelle
	Präparationsmodelle	Biss	Biss
	Biss	Inzisalführungsebene	Rohbrandeinprobe
			Remontage

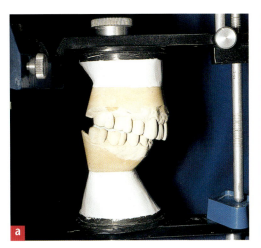 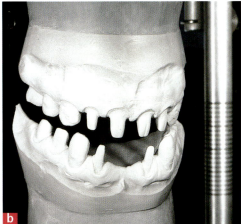 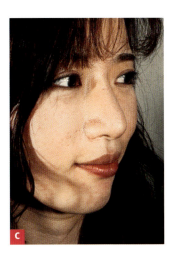

Abb. 26 **a** Kommunikation mit dem Labor: Zur Wiederherstellung der Okklusion sind Modelle der eingegliederten Provisorien zur direkten Übertragung auf den Artikulator hilfreich. **b** Mithilfe eines Kieferrelationsregistrats wurden die Modelle einartikuliert (Zustand nach Präparation). **c** Auch intraorale und faziale Aufnahmen werden zur Kommunikation benötigt.

Adresse des Verfassers Dr. Masao Yamazaki
Harajuku Dental Office
Miyamasuzaka Bldg. 4F
Pacific Square, 2-1-12 Shibuya-ku
Tokyo, 150-0002
Japan

Andreas Kunz
Konzeptionelles Vorgehen bei zahnlosen Patienten mit Implantaten

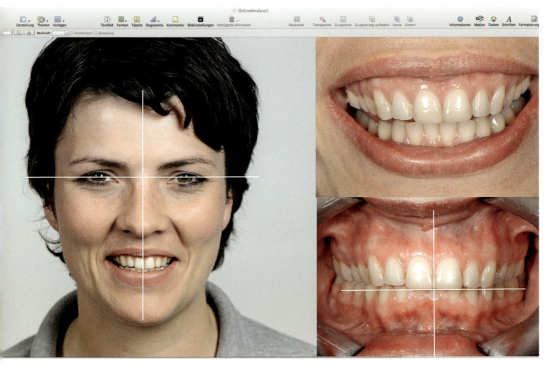

Konzeptionelles Vorgehen bei zahnlosen Patienten mit Implantaten

Andreas Kunz

Zusammenfassung

Bei zahnlosen Patienten gehören komplexe Rehabilitationen mit Implantaten immer häufiger zur Alltagsdisziplin des Teams Zahnarzt/Zahntechniker. Dabei sind gute Planung und ein interdisziplinäres Vorgehen sehr wichtig. Da der Zahntechniker bei der Planung von Implantatrekonstruktionen an vielen Behandlungsschritten beteiligt ist, sollte er verschiedene Behandlungskonzepte kennen und wissen, wann und mit welchem Inhalt sein Handeln gefragt ist. Der Autor erläutert anhand diverser Fallbeispiele das konzeptionelle Vorgehen seines Teams bei der Behandlungsplanung und begründet anhand langjährigen Erfahrungen und Studien, welche Konzepte bei welcher Indikation angezeigt sind.

Indizes

Zahnloser Patient, Implantatprothetik, Zahntechnik interdisziplinär, Indikation, chirurgisch-implantologische Planung, Behandlungsplanung, prothetische Planung, zahntechnische Herstellung, Patientenzufriedenheit

Einleitung

Die Herstellung komplexer Restaurationen im zahnlosen Kiefer mit Implantaten gehört immer mehr zu den Alltagsdisziplinen eines Zahnarztes und Zahntechnikers. Studienergebnisse, die Versorgungen mit und ohne Implantate im zahnlosen Kiefer anhand der Anzahl an Veröffentlichungen vergleichen,[21] zeigen einen Wandel ab dem Jahr 2000. Hier zeigt sich eine Veränderung in der Häufigkeit von Veröffentlichungen über reine Totalprothesen hin zu Veröffentlichungen über zahnlose Patienten, die mit Implantaten versorgt wurden, wobei die Mehrzahl der zahnlosen Patienten auch heute noch mit Totalprothesen als dem konventionellen Therapiemittel versorgt wird.[2,11,23] Aus Patientensicht gesehen, fordern immer mehr zahnlose Patienten festsitzende Versorgungen mit Implantaten. Hierbei spielt der Erfolg durch eine erlangte Patientenzufriedenheit eine große Rolle.[13] Diese Patientenzufriedenheit zeigt sich oft durch eine Erhöhung der Lebensqualität. Mit dem Begriff „Lebensqualität" verbinden Patienten eigene subjektive Empfindungen. Das körperliche, geistige und soziale Wohlbefinden gehört auf jeden Fall zu den Hauptfaktoren. Aus Patientensicht gesehen, sind die wichtigsten Aspekte zum Thema „gesunde Zähne", alles essen und richtig beißen zu können sowie eine gute Mundgesundheit zu besitzen. Zusätzlich haben Aussehen und Anerkennung einen hohen persönlichen Wert.[15]

Heute stellt bei komplexen Versorgungen die Rekonstruktion verloren gegangener Gewebe (Hart- und Weichgewebe) mit roter und weißer Ästhetik die größte Herausforderung für das Team dar. Deshalb sind gute Planung und ein interdisziplinäres Vorgehen sehr wichtig. Die Kommunikation zwischen Zahnarzt, Patient und Zahntechniker hat in der prothetischen Rekonstruktion einen großen Anteil am Gesamterfolg. Der Leitfaden nach Preston[16] stellt drei Hauptfragen an das Behandlungsteam:

1. Was wünscht der Patient?
2. Was benötigt der Patient?
3. Was kann das Dentalteam umsetzen?

Das bedeutet für uns, dass ein Behandlungsteam nur das Konzept anwenden kann, welches es zum Schluss erfolgreich umsetzt. Deshalb müssen Behandlungsteams heute ihren Patienten eine maßgeschneiderte individuelle Lösung anbieten können. Um eine maßgeschneiderte Lösung anbieten zu können, spielen Wünsche und Erwartungen der Patienten eine wichtige Rolle. Hier gibt es für die Gero-Prothetik eine Patienteneinteilung nach Grunert[3,4]:

- Der gesunde anspruchsvolle Patient, bei dem die Ästhetik des Zahnersatzes sehr wichtig ist. Für diese Patienten ist es auch wichtig, dass sie, wenn möglich, festsitzend versorgt werden.
- Der gesunde ältere Patient, bei dem die Verbesserung der Funktion im Vordergrund steht.
- Der ältere Patient mit geringeren finanziellen Möglichkeiten.
- Der Risikopatient aus allgemeinmedizinischer Sicht.
- Der psychisch erkrankte und/oder depressive ältere Patient.
- Der pflegebedürftige Patient.

Das Backward Planning bietet in der Implantatprothetik heute für viele Teams eine Grundlage der Behandlungsplanung. Dahinter verbirgt sich, dass am Anfang aller Überlegungen das für den Patienten bestmögliche individuelle Resultat steht. Alle weiteren Behandlungsschritte werden nach diesem Ziel ausgerichtet.[7] Das bedeutet, wir müssen heute verschiedene Lösungen/Ziele der prothetischen Rekonstruktion beherrschen. Lösungen/Ziele sind zum Beispiel bei zahnlosen Patienten, festsitzende oder herausnehmbare Versorgungen wie Stege, Teleskope oder Locator®. Neben dem Erreichen der Behandlungsziele ist die Ausrichtung der Behandlungsschritte entscheidend für das Backward Planning. Welche Behandlungsschritte brauchen wir wann? Welchen Inhalt haben sie?

Unter einem Behandlungskonzept verbirgt sich der Inhalt:

- Versorgungsziel/-lösung der Behandlung
- Anzahl, Länge und Inhalt der Behandlungsschritte
- Mitwirkende der Behandlung (Zahnarzt, Patient, Spezialist)

Der Zahntechniker im Dienste eines Behandlungskonzepts – auch Spezialist genannt – sollte verschiedene Behandlungskonzepte kennen und er sollte wissen, wann und mit welchem Inhalt sein Handeln gefragt ist. Für alle Mitwirkenden, die maßgeblich am Erfolg der Behandlung beteiligt sind, stellt sich die Frage: Welches Behandlungskonzept verwende ich für welche Indikation?

Aus Sicht des Zahntechnikers stellen wir heute nicht nur Zahnersatz her, sondern sind auch an vielen Behandlungsschritten beteiligt. Das zeigt sich vor allem bei der Planung von Implantatrekonstruktionen. Für ein konzeptionelles Vorgehen haben wir die Planungsinhalte für die Implantatprothetik in vier Bereiche eingeteilt:[9]

1. Chirurgisch-implantologische Planung: Befundung, ästhetische Analyse, Funktionsanalyse, Diagnostik, Planung der Implantate, Navigation, Augmentationen

2. Behandlungsplanung: Behandlungsablauf, therapeutische Versorgungen – wie und wann?

3. Prothetische Planung (Konstruktionsplanung): Ästhetik, Phonetik, Funktion, Hygiene, festsitzend vs. herausnehmbar, Materialindikation

4. Zahntechnische Herstellung (Fertigungsplanung): Qualität, Quantität, Aufwand/Nutzen, Fertigungszeiten, Wirtschaftlichkeit

In jedem Bereich wird der Patient von Spezialisten betreut. Das können eine oder auch mehrere Personen sein. Jeder Spezialist ist Mitwirkender des Behandlungsteams. Er stellt ein Glied in einer Kette dar, um das Behandlungsziel zu erreichen. Fehlt ein Glied, ist der Erfolg oder das Erreichen des Behandlungsziels nur schwer zu realisieren. Das Kommunizieren auf Augenhöhe ist ein Erfolgsschlüssel, den wir aus anderen Bereichen gut kennen.

Chirurgisch-implantologische Planung

Der Start einer Patientenbehandlung beginnt in der Zahnarztpraxis mit der Anamnese und der Befundung. Dazu benötigen wir Situationsabformungen, eine Erstregistrierung sowie einen Transferbogen (Headlines und HIP-Mount, Jensen, Metzingen, Abb. 1), der die Gleichschaltung von Artikulator und Patient gewährleistet. Zusätzlich benötigen wir ein Röntgenbild, meist ein Orthopantomogramm (OPG), und einen Fotodokumentationsstatus.

Wir teilen den Fotostatus (Abb. 2) oft in zwei Bereiche auf: in die intraorale und extraorale Dokumentation. Der intraorale Fotostatus besteht aus Mundaufnahmen, die in der Regel in der Zahnarztpraxis durchgeführt werden. Den extraoralen Status fotografieren Zahnarzt und Zahntechniker gemeinsam bei der ästhetischen Analyse. Hier werden Portrait, Profil und Lippenbilder hergestellt. Die mimische Bilddokumentation nach Plaster[14] hilft uns, die Portraitaufnahmen strukturiert festzuhalten. Der Patienten-Prothetikanalysebogen (Abb. 3) ist ein Leitfaden, in dem der ästhetische, phonetische und funktionelle „IST"-Zustand des Patienten dokumentiert wird. Er hilft, am Patienten strukturiert alle wichtigen Punkte abzuarbeiten. Detaillierter und mit mehr Überblick können die erfassten Bilder in der Online-Analyse (Abb. 4) besser und einfacher beurteilt werden.

Die Dokumentation des „IST"-Zustands ist heute einer der wesentlichen Bestandteile in der prothetischen Rekonstruktion. Das Arbeiten und Auswerten mit digitalem Bildmaterial ist die Kommunikationsgrundlage zwischen Zahnarzt, Patient und Zahntechniker. Sie funktioniert über kurze Distanz, aber auch über Kontinente.

Neben der Patientenanalyse ist bei zahnlosen Patienten das Duplieren der „IST"-Versorgung (aktuelle Prothese) unumgänglich, um daraus die „SOLL"-Versorgung zu ent-

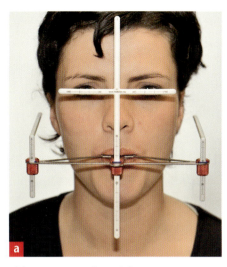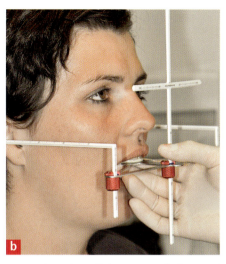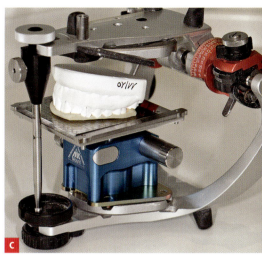

Abb. 1 Der Headlines (Plaster-Set, Jensen, Metzingen) wird parallel zur Bipupillarlinie und zur Camperschen Ebene ausgerichtet und mit einem Übertragungsregistrat verschlüsselt (**a** und **b**). **c** Mit dem HIP Mount (Plaster-Set) und dem Übertragungsregistrat des Headlines wird das Oberkiefermodell in midsagittaler Ausrichtung montiert.

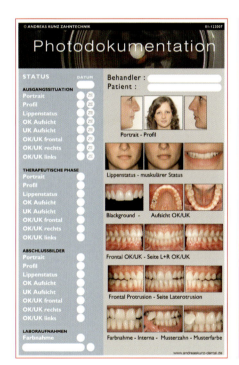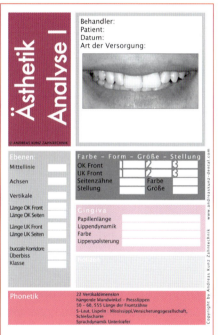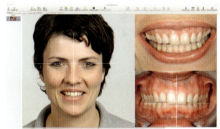

Abb. 2 Der Fotodokumentationsbogen gibt den Teampartnern eine Struktur, die abgearbeitet werden kann. Er dient zur Orientierung und als Übersicht in den einzelnen Behandlungssitzungen.

Abb. 3 Der Ästhetik-Analyse-Bogen dient zum Erfassen der ästhetischen „Ist"-Situation bei komplexen prothetischen Behandlungen.

Abb. 4 Mit der Online-Analyse wird die ästhetische und funktionelle „IST"-Situation ohne Patienten analysiert. Sie dient gleichzeitig als Kommunikationsmittel für Zahnarzt, Zahntechniker und Patient.

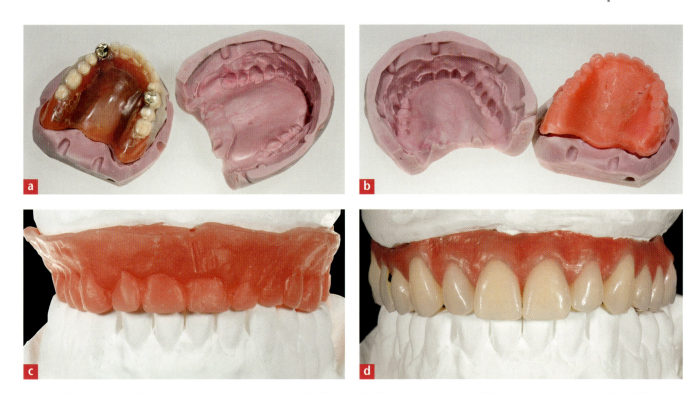

Abb. 5a bis 5d Die „IST"-Versorgung des Patienten wird dupliziert und in Wachs oder Kunststoff übertragen. Dann wird sie auf das Arbeitsmodell aufgepasst. Der Zahntechniker hat nun die „IST"-Situation direkt am Arbeitsplatz und kann mithilfe der Aufzeichnungen der ästhetischen Analyse ein neues Wax-up/Set-up entwickeln.

wickeln (Abb. 5). Diese „IST"-Versorgung wird in Wachs dupliziert und dient als Grundlage der „SOLL"-Versorgung. Mithilfe des Erst-Registrats und der Duplikatprothese wird die zahnlose Situationsabformung im HIP-Mount montiert.[17]

Aus der „IST"-Versorgung und dem Protokoll der ästhetischen Analyse wird die „SOLL"-Situation entwickelt und auf einer neuen Basis aufgestellt. Die „Soll"-Aufstellung, auch Set-up genannt, wird im Mund einprobiert und kontrolliert. Sie ist nun die Ausgangssituation für ein Mock-up, ein initiales (Schalen-) Provisorium oder eine implantologische Bohrschablone.

Bei der Herstellung von Bohrschablonen unterscheiden wir heute zwischen zwei- und dreidimensionalen Schablonen. 2-D-Schablonen arbeiten mit zweidimensionalen Röntgenbildern (z. B. OPG), 3-D-Schablonen arbeiten mit DVT (digitale Volumentomografie) oder CT (Computertomografie). Aus einer Planungsschablone wird nach der Röntgendiagnostik, Befundung und Planung der Implantate eine Bohrschablone generiert. Bei 2-D-Planungsschablonen werden Kugeln, Stifte oder Röhrchen als Referenz-/Messpunkte eingearbeitet (Abb. 6), welche dann auf der Röntgenaufnahme sichtbar werden. Bei 3-D- Planungsschablonen (Abb. 7) werden die geplanten Zahnpositionen aus Bariumsulfat gestaltet, um auf der 3-D-Aufnahme röntgenologisch die Zahnsituation darzustellen. Die 3-D-Aufnahme generiert einen DICOM-Datensatz, der dann zur Online-Planung der Implantate genutzt werden kann. Der große Vorteil, welcher sich heute aus einer 3-D-Planung ergibt, ist das Herstellen von Bohrschablonen in geplanter Implantatposition. Wir nennen das heute „schablonengeführte" Implantation.

Kunz
Konzeptionelles Vorgehen bei zahnlosen Patienten mit Implantaten

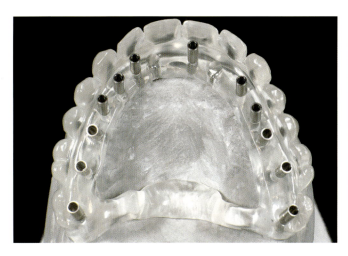

Abb. 6 Klassische 2-D-Bohrschablone mit zweiteiligen CT-Hülsen (Camlog, Wimsheim).

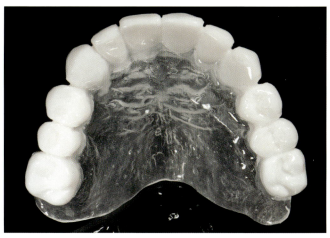

Abb. 7 3-D-Planungsschablone für DVT-Aufnahmen mit Bariumsulfatzähnen aus PMMA (Acrylline x-ray DVT, anaxdent, Stuttgart).

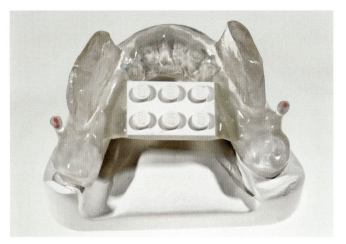

Abb. 8 3-D-Planungsschablone für die schablonengeführte Implantation mit Referenzmarker (CeHa imPLANT, Hafner, Pforzheim).

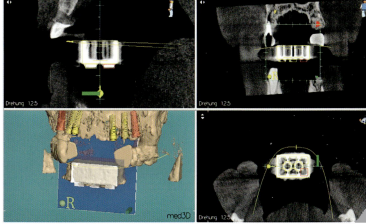

Abb. 9 In der Planungssoftware wird der röntgenopake Legostein (Referenzmarker) der 3-D-Aufnahme mit den in der Software hinterlegten Daten des Legosteins gematched.

In der schablonengeführten Implantologie gibt es das „industriell hergestellte" oder das „laborgefertigte" Herstellungsverfahren. Der Autor bevorzugt das „laborgefertigte" Herstellungsverfahren (CeHaImplant-powered by med 3D, Hafner, Pforzheim). Bei jeder 3-D-Planungsschablone positionieren wir Referenzpunkte (Legostein und Guttapercha-Stifte) auf der Schablone (Abb. 8 und 9). Der Implantologe hat nun die Möglichkeit, sich individuell für eine schablonengeführte Implantation zu entscheiden. Nach dem Einlesen der Röntgendaten und Planen der Implantatpositionen durch den Chirurgen bekommt der Zahntechniker bei dem „laborgefertigten" Herstellungsverfahren die Bohrdaten, um die Bohrhülsen exakt zu positionieren. Mit einem speziellen Bohrständer (Abb. 10) werden die Hülsen positioniert. Die Planungsschablone ist nun in eine Bohrschablone umgewandelt worden (Abb. 11). Bohrer–Hülsensysteme der Implantathersteller sorgen für die exakte Führung des Bohrers in der Bohrschablone. Bei der Planung

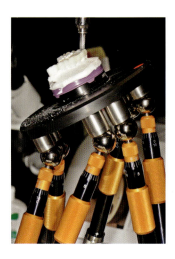 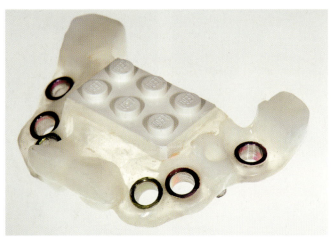

Abb. 10 Nach der Planung der Implantatpositionen wird die 3-D-Planungsschablone zur Bohrschablone für die schablonengeführte Implantation umgebaut. Im einem speziellen Positionierer (X1 med3D, Hafner) wird die Hülse nach Koordinaten der Planungsdaten in die exakte Position gebracht.

Abb. 11 Umgebaute und verstärke Bohrschablone für die schablonengeführte Implantation mit dem Camlog Guide System (Camlog).

der Implantate spielen Implantatanzahl, Position, Angulation, Länge sowie Durchmesser der Implantate für die spätere prothetische Versorgung eine große Rolle.

Behandlungsplanung

Die Behandlungsplanung ist für das Behandlungsteam eine große Herausforderung. Es müssen einzelne Behandlungsschritte, Inhalte und die Behandlungsdauer geplant werden. Zahntechniker sind ein Teil des Behandlungsteams. Wie schon bei der prädiagnostischen Planung und der Herstellung der Planungs- und Bohrschablonen zur Implantation, ist der Zahntechniker in viele Behandlungsabläufe involviert. In der Implantatprothetik ist die Frage nach der richtigen Zwischenversorgung eine wichtige Frage. Gewebe müssen abheilen, Implantate einheilen, Zahnfleisch ausgeformt werden. Hier stellt sich die Frage nach dem passenden Konzept. Grundsätzlich unterscheiden wir zwischen zwei provisorischen Phasen.

Die initiale provisorische Phase kann zum Beispiel eine Interimsversorgung oder ein Schalenprovisorium (Abb. 12) sein.[19] Die Provisorien sind meist präfabriziert oder stuhlgefertigt. Sie können herausnehmbar oder festsitzend sein. Patienten, welche vor Behandlungsbeginn festsitzend versorgt sind und auch definitiv festsitzend versorgt werden wollen, bekommen, wenn möglich, festsitzende Versorgungen in den provisorischen Phasen.

Die zweite provisorische Phase ist das Arbeiten mit therapeutischen Versorgungen. Hier überbrückt das Provisorium nicht nur den Zeitraum von A nach B, sondern es wird in den Bereichen Ästhetik, Funktion und Phonetik weiterentwickelt. In der Implantatprothetik sind therapeutische Versorgungen meist implantatgetragen. Sie werden okklusal verschraubt, um nicht beseitigte Zementreste zu vermeiden und das Emergenzprofil optimal einzustellen. Zahnlose Implantatpatienten, die festsitzend mit keramisch verblendeten Rekonstruktionen versorgt werden, bekommen nach unserem Konzept eine therapeutische Versorgung, welche eine Tragedauer von 6 bis 12 Monaten aufweist (Abb. 13). In dieser Zeit wird die Ästhetik nach Patientenwunsch und nach natürlichen Gesichtspunkten angepasst. Phonetische Probleme werden beseitigt, Geweberückgänge unterfüttert und Weichgewebe (Emergenzprofil und Pontics) ausgeformt. Bei komplexen Rekonstruktionen im zahnlosen Kiefer muss die Bisslage erst entwickelt werden (Remontagen), um Fehlfunktionen und überlastete Kausysteme zu vermeiden (Abb. 14).

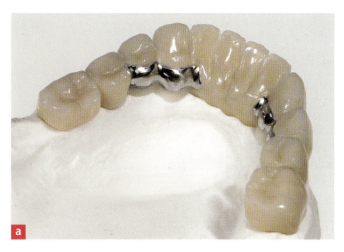
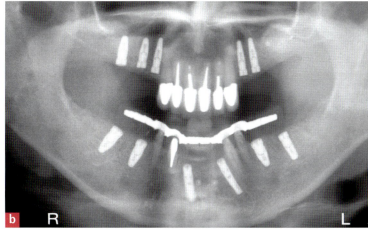

Abb. 12a und 12b Laborgefertigtes, metallverstärktes Schalenprovisorium vor Behandlungsbeginn. Das OPG zeigt die Behandlungsstrategie. Das metallverstärkte Provisorium überbrückt die Zeit der Einheilphase der Implantate.

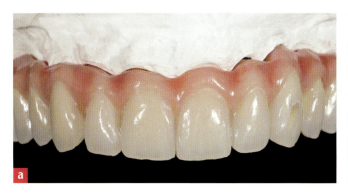
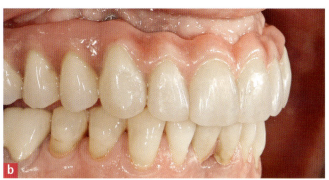

Abb. 13a bis 13e Bei der festsitzenden Rehabilitation im zahnlosen Kiefer mit Implantaten werden verschraubte therapeutische Versorgungen zur Entwicklung der Funktion und der Ästhetik eingesetzt. Die Gewebeanteile müssen präzise ausgeformt werden, damit eine konvexe Ponticgestaltung der Suprakonstruktion gewährleistet werden kann. Ohne Ausformung können Hygienefähigkeit und Phonetik eingeschränkt sein.

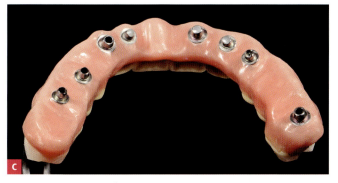
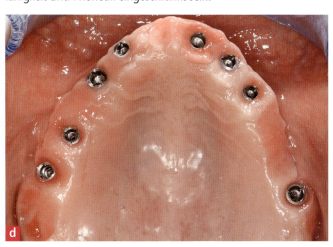
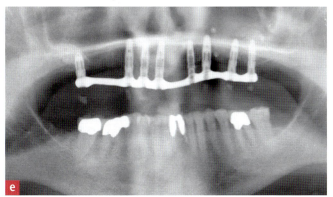

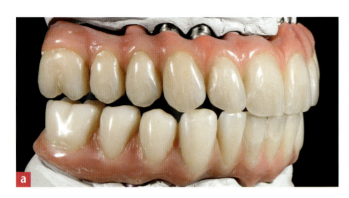 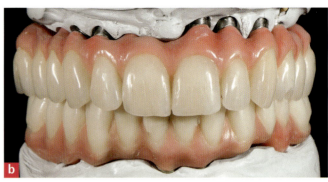

Abb. 14a und 14b Die therapeutische Versorgung auf Implantaten im Ober- und Unterkiefer nach einer Tragedauer von ca. 12 Monaten, remontiert auf die veränderte Modellsituation nach Gewerbrückgang und Abformung; a in Laterotrusionsbewegung.

Letztendlich dient die therapeutische Versorgung als Mock-up[12], eine Art Vorschau auf das geplante Endprodukt, die definitive Versorgung. Für die definitive Endversorgung wird die therapeutische Versorgung dupliert und die Bisslage wird transferiert. Herausnehmbare Rekonstruktionen benötigen selten eine therapeutische Versorgung, da diese aus Kunststoff gefertigt werden und es möglich ist, auch später Veränderungen, wie zu Beispiel Unterfütterungen und Remontagen, durchzuführen.

Nach der Einheilung der Implantate erfolgt deren Freilegung. Danach sollte der behandelnde Zahnarzt eine Vorabformung mit Alginat und geschlossenen Abformpfosten durchführen. Diese Abformung dient ausschließlich der Löffelherstellung. Im zahntechnischen Labor werden die Abformpfosten für die geschlossene Abformung gegen Abformpfosten für die offene Abformung ausgetauscht. Diese können nun zur intraoralen Verblockung mit PMMA-Kunststoff vorbereitet werden. Nun wird mit einem geringen Platzhalter für die Abformmasse gearbeitet und der individuelle Implantatlöffel wird hergestellt. Die Schraubenöffnungen im Löffel sind exakt an der Position der Abformpfosten. Die Verblockung zwischen den Pfosten wird getrennt. Zur ersten Behandlungssitzung nach Freilegung erfolgt die Abformung. Es werden die Implantat-Abformpfosten intraoral aufgeschraubt und die Trennspalte wird mit Pattern Resin (GC Germany, Bad Homburg) verblockt. Darüber wird die Abformung genommen. Außerdem benötigen wir eine Bissregistrierung, einen Transferbogen, die duplierte „IST"-Prothese und eine prothetische Patientenanalyse. Zur zweiten Behandlungssitzung kann ein verschraubtes Bissregistrat und/oder ein verschraubtes Set-up zur intraoralen Anprobe erstellt werden. Aus dem Abformlöffel wird die Verblockung rausgelöst und die Modellpräzision kontrolliert. Diese kann im zweiten Behandlungsschritt ebenso intraoral überprüft werden, um Passungsungenauigkeiten auszuschließen. Bei der Einprobe des verschraubten Set-ups ist es wichtig, alle Analysepunkte abzuarbeiten. Das Wax-up/Set-up dient nun als Ausgangssituation für alle Arbeiten im zahnlosen Kiefer!

Nachdem wir als Basissituation die entwickelte therapeutische Versorgung oder das Wax-up/Set-up haben, können wir uns über Konstruktionsplanung Gedanken machen. Bei zahnlosen Patienten stellt sich als erstes die Frage: Wie viele Implantate haben wir und welche Position haben sie? Die Indikationsklassen für Regelfallversorgungen in der Implantologie im zahnlosen Kiefer für die Verankerung von Zahnersatz sind:[1]

Prothetische Planung

herausnehmbare Versorgungen
- zahnloser Oberkiefer: 6 Implantate
- zahnloser Unterkiefer: 4 Implantate

festsitzende Versorgungen
- zahnloser Oberkiefer: 8 Implantate
- zahnloser Unterkiefer: 6 Implantate

Eine weitere wichtige Frage ist: Wann können wir festsitzend, wann herausnehmbar rekonstruieren?

Ältere, auch pflegebedürftige Patienten müssen mit herausnehmbaren Versorgungen mit einfachen Konstruktionselementen, welche leicht zu reinigen sind, versorgt werden. Hier empfehlen sich Locator®, Teleskope, Kugelköpfe oder auch Magnete. Die zweite Indikation für herausnehmbaren Zahnersatz im zahnlosen Kiefer sind Patienten mit extrem hohen Lachlinien. D. h. wenn Putzräume und Übergänge von künstlicher zu natürlicher Gingiva zu sehen sind, müssen herausnehmbare Lösungen angestrebt werden. Auch Patienten mit phonetischen Problemen sind herausnehmbar leichter und vorhersehbarer zu versorgen. Die Frage, ob Steg- oder Teleskopverankerung, richtet sich nach der Aufteilung der Implantatpositionen. Sind vier oder sechs Implantate strategisch in allen Stützzonen verteilt (Abb. 15) und ist die vertikale Höhe der Teleskope von mindestens 6 mm gegeben, sind Teleskopversorgungen auf Implantaten im zahnlosen Kiefer empfehlenswert (Abb. 16).[22] Sind die Implantate eher im anterioren Bereich inseriert (oft im Unterkiefer), kann man mithilfe einer Stegextension die Rotationsachse der Suprakonstruktion nach dorsal verlagern. Die Stützzone sollte dann größer als die Belastungszone sein. Hier sind Stegversorgungen indiziert. Zu große Hebel (Belastungszone größer als Stützzone) führen oft zum Versagen der Retention von Sekundärteilen. Deshalb sind Steg-Riegel-Versorgungen auf Implantaten[18] für Patienten mittleren Alters mit gutem manuellem Geschick aus Sicht des Autors und seines Teams die erste Wahl (Abb. 17).

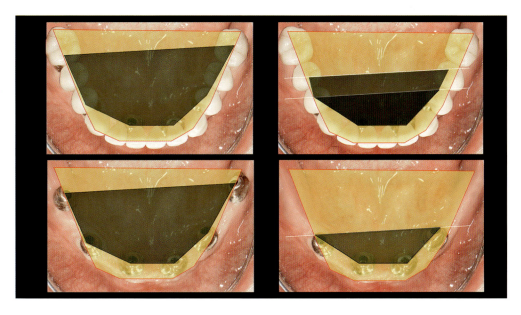

Abb. 15 Die Aufteilung von Stütz- und Belastungszonen bei implantatgetragenen Situationen. Abbildungen links: mit sechs Implantaten anterior und posterior verteilt. Gute Belastungsverteilung auf den Stützzonen, ideal für Teleskopversorgungen. Abbildungen rechts: mit vier Implantaten nur anterior verteilt. Hier kann durch eine Stegextension die Rotationsachse der Prothetik nach dorsal verlagert werden, um die Stützzonen zu vergrößern.

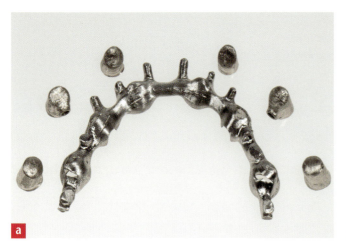
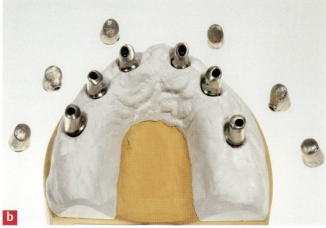

Abb. 16a und 16b Eine Teleskopversorgung auf sechs Implantaten im Oberkiefer mit sehr guter statischer Aufteilung. Sekundärteile gegossen, mit drei Kugel-Snap-Elementen versehen, zum Einkleben in das Verstärkungsgerüst vorbereitet.

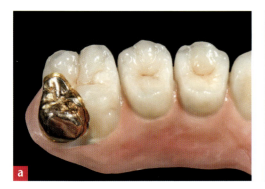
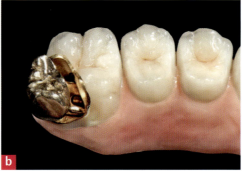

Abb. 17a und 17b Eine implantatgetragene Schubriegel-Versorgung im geöffneten und geschlossenen Zustand. Mit dem Fingernagel wird ein Teil der Kaufläche nach dorsal bewegt, um die Verriegelung zu öffnen.

Festsitzende Versorgungen im zahnlosen Kiefer benötigen aus Sicht des Autors eine gut entwickelte und funktionierende therapeutische Versorgung. Fehlende Hart- und Weichgewebe können prothetisch rekonstruiert werden – unter Berücksichtigung aller augmentativen Möglichkeiten, Einhaltung der Unsichtbarkeit von künstlich-natürlicher Rot-Rot-Grenze und einer patientenabhängigen Hygienefähigkeit. Oftmals ist eine prothetische Rekonstruktion vorhersagbarer als eine komplizierte Augmentationschirurgie. Festsitzende Versorgungen sollten aus Dentalkeramiken rekonstruiert werden. Sie bieten mehr Resistenz gegen Plaque, und sie bieten mehr Widerstand gegen Abrasionen.

Studien zeigen, dass Kaubelastungen mit Implantaten acht- bis zehnmal höher liegen als auf natürlichen Zähnen.[5,6] Vor allem bei bimaxillären Implantatversorgungen im zahnlosen Kiefer ist Vorsicht geboten. Eine Vergleichsstudie[20] zwischen implantatgetragenen und zahngetragenen Rekonstruktionen offenbart eine um 10 % höhere Frakturrate der Keramikverblendung. Da die Verblendkeramik das schwächste Glied in der Kette Knochen/Implantat/Abutment/Gerüst/Verblendung ist, zeigt sich hier auch die Problemzone von implantatgetragenen Versorgungen im zahnlosen Kiefer. Bei herausnehmbaren Versorgungen mit Kunststoffzähnen aus PMMA oder Komposit kämpfen wir mit dem Problem der Abrasionen (Abb. 18). Hier ist der Vergleich zwischen der Abrasion am Kunststoffzahn und der Verschleiß am Autoreifen sinnbildlich zu verstehen. Grundsätzlich sollte bei keramischen Restaurationen auf Implantaten im zahnlosen Kie-

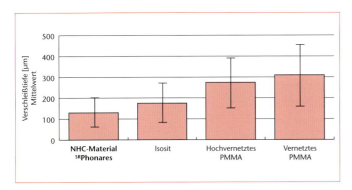

Abb. 18 In-vitro-Verschleißuntersuchung an Prothesenzahnmaterial, Pin-on-Block mit Steatitantagonist, nach 120.000 Zyklen (Quelle: Dr. Dipl.-Ing. (FH) Martin Rosentritt, 08/2009, Universität Regensburg).

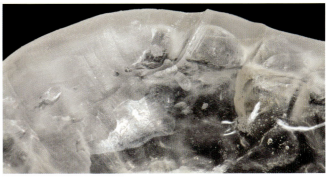

Abb. 19 Abrasionsverhalten einer adjustierten PMMA-Aufbissschiene nach zwölfmonatiger Tragedauer bei einem bimaxillär versorgten Implantatpatienten.

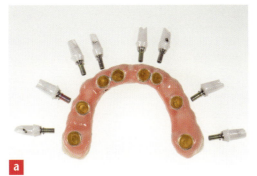
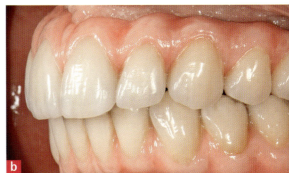

Abb. 20a und 20b Ein bewährtes Konstruktionskonzept bei festsitzenden Versorgungen im zahnlosen Kiefer auf Implantaten: Primärstrukturen aus Titan und Zirkoniumdioxid, Suprakonstruktion transversal verschraubt, im „Passive-fit"-Verfahren verklebte Galvanostrukturen, in Monocoque-Bauweise hergestelltes Gerüst aus Aufbrennlegierung, metallkeramisch verblendet.

fer eine adjustierte Funktionsschiene angefertigt werden (Abb. 19), um Abplatzungen zu vermeiden und Kräfte abzufangen. Die materialtechnischen Fragen im Bereich der Konstruktionsplanung sind vielschichtig und sollten studienbasiert in die Zahntechnik umgesetzt werden. Zahnlose Kiefer versorgen wir festsitzend heute immer noch mit der Monocoque-Bauweise[10] in Metallkeramik (Abb. 20). Fehlende Gewebe werden ebenso aus Gingivakeramik rekonstruiert.[8]

Zahntechnische Herstellung

Die zahntechnische Herstellung kann man auch als Fertigungsplanung titulieren. Die wichtigsten Räder sind Qualität und Quantität. Ein hochwertiges Produkt beinhaltet auch mehr Arbeitsschritte und darf deshalb auch im Preis höher angesetzt werden. Die Frage, die sich hierbei stellt, ist: Wie hoch ist der Aufwand und welcher Nutzen entsteht daraus? Wichtig ist aus Patientensicht, dass für jeden Patientenfall ein individuelles Versorgungskonzept erstellt wird. Es soll die Wünsche und Erwartungen des Patienten erfüllen, ästhetisch-phonetische und funktionelle Anforderungen einhalten und einen langjährigen medizinischen Erfolg garantieren. In der Fertigungsplanung sind die Fertigungszeiten der Schlüssel zum wirtschaftlichen Erfolg. Den Fokus auf Lohn- und Maschinenkosten zu setzen, ist wichtiger den je. Die CAD/CAM-Technologie hilft uns, effizienter zu arbeiten. Beherrscht der Mensch die Maschine oder die Maschine den Menschen? Wir können wählen, wann wir die Maschine einsetzen. Das Motto der Zukunft muss lauten: Die Qualität, die ich heute in acht Stunden herstelle, stelle ich morgen in vier Stunden her. Neue und effiziente Fertigungsverfahren und digitale Lösungen können uns helfen, einfacher und wirtschaftlicher ans Ziel zu kommen.

Literatur

1. BDIZ EDI. Indikationsklassen für Regelfallversorgungen in der Implantologie. Bonn: BDIZ EDI Konkret, 2008.
2. Feine JS Carlsson GE, Awad MA et al. The McGill consensus statement on overdentures. Mandibular two-implant overdentures as first choise standard of care for endentulous patients. Int J Oral Maxillofac Implants 2002;17:601-602.
3. Grunert I. Alterszahnheilhunde. Die Implantologie in der Totalprothetik. ZWP 2006;12:50-54.
4. Grunert I. Gero-Prothetik hat gute Zukunftschancen. ZWP 2010;9:48-52.
5. Hämmerle CH, Wagner D, Brägger U et al. Thresholds of tactite sensitivity perceived with dental endosseous implants and natural theeth. Clin Oral Impl Res 1995;6:83-90.
6. Keller D, Hämmerle CH, Lang NP. Thresholds for tactite sensitivity perceived with dental implants remain unchanged during a healingphase of 3 month. Clin Oral Implants Res 1996;7:48-54.
7. Kirsch A, Ackermann K-L, Neuendorff G, Nagel R. Neue Wege in der Implantatprothetik. Teamwork Interdis J Proth Zahnheilk 2000;3:2-4.
8. Kunz A. Die Rekonstruktion von künstlichem Zahnfleisch in Keramik - Ein „Golden Standart" in der Implantologie? Quintessenz Zahntech 2009;35:432-443.
9. Kunz A. Implantatprothetik im Wandel der Zeit. Wo liegen Chancen und Grenzen? St. Moritz: 35. Internationale Fortbildungstagung für Zahntechniker in St.Moritz/CH, 2008.
10. Kunz A. Monocoque-Bauweise bei implantatgetragenen Suprakonstruktionen. Dent Dialoge 2003;4:374-394.
11. Lang BR. A review of traditional therapies in complete dentures. J Prosthet Dent 1998;79:555-569.
12. Mock-up in der Zahntechnik. www.wikipedia.org.
13. Nicola U, Zitzmann NU, Marinello CP. Patientenzufriedenheit mit abnehmbaren Implantat-Rekonstruktionen im zahnlosen Unterkiefer. Schweiz Monatsschr Zahnmed 2006;116:237-244.
14. Plaster U, Schöttl R. Modellübertragung und Kommunikation zwischen Zahnarzt und Patient. Quintessenz Zahntech 2011;36:528-543.
15. Prchala G. Gesundheitsziele in Deutschland: Ein Leben voll Qualität. ZM 2004;15:26-31.
16. Preston JD. Dental aesthetics: An objective consideration. Chicago: Quintessenz, 1984:89-98.
17. Schöttl R. Die Übertragung des OK-Modells in den Artikulator. www.support.itmr-online.de.
18. Semsch R, Hürzeler MB. Die Versorgung des zahnlosen Oberkiefers mit implantatgetragenen Steg-Riegel-retinierten Deckprothesen. Implantatprothetische Therapiekonzepte. Berlin: Quintessenz, 1999:104-109.
19. Strub JR, Kern M, Türp JC, Witkowski S, Heydecke G, Wolfart S. Curriculum Prothetik Band II. 4. Auflage. Berlin: Quintessenz, 2011:408-420.
20. Tan K, Pjetursson BE, Lang NP, Chan ESY, systematic review of the survival and complication rates of fixed partial dentures (FPDs) after an observation period of at least 5 years. I. Implant-supported FPD. Clin Oral Implants Res 2004;15:654-666.
21. Walther C. Ist die Versorgung zahnloser Kiefer mit konventionellen Totalprothesen heute noch Zeitgemäß? Bonn: Dissertationsarbeit Universität Bonn, 2006:16-17.
22. Weigel P Schlegel KA, Fichtner G et al. A new Abutment and Prosthetic for Telescopic Denture Supported by Branemark Implants. Rom: Proceedings 2nd World Congress of Osseointgration, 1996:285-290.
23. Zitzmann NU. Die zahnärztliche-prothetische Versorgung des zahnlosen Patienten unter Berücksichtigung implantatgetragener Rekonstruktionen. Basel: KBM, 2004.

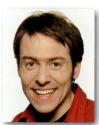

ZTM Andreas Kunz
Laboratorium Dental
Schumannstraße 1
10117 Berlin
E-Mail: mail@andreaskunz-dental.de

255

Jan-Holger Bellmann, Vincent Fehmer, Christian Hannker, Sascha Hein, Andreas Kunz, Jan Langner, Hans-Joachim Lotz, Hardi Mink, Alwin Schönenberger, Stefan Schunke
Praktische Umsetzung der ästhetischen Analyse – Zehn Analysen, zehn Fragen, zehn Lösungen

Praktische Umsetzung der ästhetischen Analyse

Zehn Analysen, zehn Fragen, zehn Lösungen

Für ästhetischen Zahnersatz sind umfangreiche Diagnostik und Planung Voraussetzung, besonders bei komplexen Patientenversorgungen. Im Rahmen der Diagnostik werden speziell für die ästhetischen Parameter Informationen am Patienten erhoben und später mittels Anproben verifiziert. Dies kann manuell und/oder digital erfolgen. Ein weites Feld an Hilfsmitteln bietet sich hier an. Vom Befundbogen bis zur diagnostischen Zahnaufstellung ist alles relevant, begleitet natürlich auch von der notwendigen Kommunikation zwischen interdisziplinär arbeitenden Mitwirkenden bei diesen Arbeiten. Dennoch ist die Wahrnehmung von Ästhetik ein in erster Linie subjektiver Prozess, wodurch die Analyse und Umsetzung der Ästhetik erschwert werden.

Innerhalb dieser Ausgabe wurden bereits verschiedene Ansätze der ästhetischen Analyse und auch einzelne Wege der Umsetzung bei speziellen Patientenfällen vorgestellt. Aber wie gehen unsere zahntechnischen Kollegen, Spezialisten der Ästhetik, nach der Analyse in der praktischen Umsetzung bei einzelnen Problemstellungen weiter vor? Gibt es Patentrezepte oder Leitfäden, die die Umsetzung erleichtern können?

Diese Patentrezepte, so es welche gibt, verraten im Folgenden renommierte Kollegen, die sich in der Ästhetik einen Namen gemacht haben und die wir zu jeweils einem Aspekt dieser Thematik befragen konnten.

An dieser Stelle bedanken wir uns bei allen Mitwirkenden, die uns mit viel Offenheit gestattet haben, ihnen über die Schulter zu schauen.

Die Redaktion

---

1 Analyse: fehlende Papille
Fragestellung: Welche Möglichkeit haben Sie in der Keramikgestaltung, wenn die Interdentalpapille mesial und distal einer geplanten Frontzahnkrone stark zurückgegangen ist?

Lösungsvorschlag von Sascha Hein:

Beim Vorfinden einer stark zurückgegangenen Interdentalpapille gibt es generell zwei Lösungsansätze, die der Zahntechniker anwenden kann:

1. Bei etwa einem Drittel der Bevölkerung liegt ein dicker Gewebetyp vor. Wenn es dem Zahntechniker gelingt, diesen zu identifizieren, ist es oftmals empfehlenswert, die Restauration morphologisch ideal zu gestalten, um dem Gewebe so die Möglichkeit zu geben, das schwarze Dreieck zu füllen. Dies kann entweder sofort mit der definitiven Restauration (Abb. 1 und 2) erfolgen oder erst über das Provisorium getestet werden.

2. Bei etwa zwei Dritteln der Bevölkerung liegt ein dünner Gewebetyp vor. Eventueller Zahnverlust kann hier fatale ästhetische Folgen haben, welche selbst mithilfe von modernen chirurgischen Methoden oft lediglich minimiert, jedoch nicht behoben werden können (Abb. 3). Die häufig resultierenden unilateralen Defekte sind nur schwer mit Gingivakeramik zu verstecken. Um schwarze Dreiecke zu vermeiden, kommen sogenannte „Geller-Flügel" zum Einsatz (Abb. 4 und 5), welche den Interdentalraum nach apikal hin schließen. Die apikale Extension dieser Interdentalflügel sollte so weit reichen, dass der Abstand zwischen dem Ende des approximalen Kontaktpunkts hin zur interdentalen Knochenlamelle nicht weniger als 5 mm beträgt (Tarnow-Regel). Das Einhalten der Tarnow-Regel kann dazu führen, dass die so gewonnene Gewebesituation auch langfristig stabil bleibt (Abb. 6 und 7).

Bellmann, Fehmer, Hannker, Hein, Kunz, Langner, Lotz, Mink, Schönenberger, Schunke
Praktische Umsetzung der ästhetischen Analyse

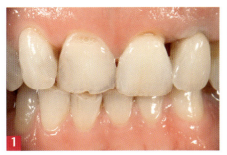
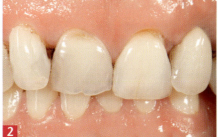
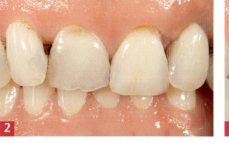
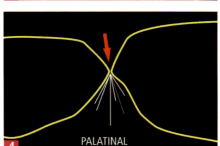
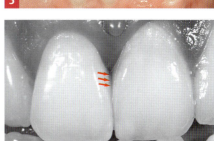
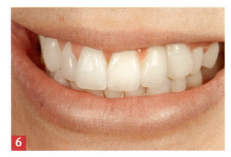
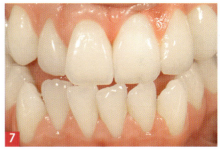

1 Fehlende Interdentalpapille zwischen dem natürlichen Zahn 21 und einer Implantatkrone in Region 22, fotografiert am Tag der Eingliederung.
2 Eingegliederte Implantatkrone 22 nach drei Jahren bei dickem Gewebetyp.
3 Eventueller Zahnverlust bei einem dünnen Gewebetyp. Dies kann fatale ästhetische Folgen haben. Neben einem großen Weichgewebsdefekt zwischen 21 und 22 liegt außerdem eine fehlende Interdentalpapille distal von 21 vor.
4 In solchen Fällen bietet sich der Einsatz sog. „Geller-Flügel" oder „Miniwings" an. Hierbei handelt es sich um eine interdentale Verschlussleiste, deren Aufgabe es ist, fehlende Papillen zu kaschieren.
5 Der klinische Einsatz des Geller-Flügels: Er verschließt den Interdentalbereich von mesial und verhindert somit das Entstehen eines schwarzen Dreiecks.
6 und **7** Die inkorporierte implantatgetragene Anhängerbrücke, drei Wochen nach der Eingliederung. Unilaterale Defekte, wie hier zwischen 21 und 22, sind nur schwer mit Gingivakeramik zu verstecken. Hierbei ist es jedoch wichtiger, das Zusammenspiel zwischen der Höhe der Lachlinie sowie der Forderung nach guter Hygienisierbarkeit der Restauration zu verstehen. Bei dieser Patientin liegt eine mittelhohe Lachlinie vor, welche den Gewebedefekt nicht voll preisgibt. Somit sollte man den Übergang zwischen Gewebe und Keramik so gestalten, dass die regelmäßige Hygienisierbarkeit einfach möglich ist.

---

2 Analyse: schiefe und verschobene Mittellinie
Fragestellung: Wie übertragen Sie die Mittellinie im Verhältnis zur Kauebene vom Mund/Gesicht in den Artikulator?

Lösungsvorschlag von Jan Langner:
Die anatomisch richtige Positionierung des Oberkiefer-Modells im Artikulator gibt uns leider keinen verbindlichen Hinweis auf den tatsächlichen Verlauf der vertikalen Achse im Gesicht, die sich uns als Gesichtshalbierende darstellt. Was wir eigentlich brauchen, ist eine Achse, die das Gesicht in einer angenommenen vertikalen Richtung dokumentiert.

Der von mir entwickelte „Linefinder" (Abb. 8) dient zur Bestimmung der fazialen Mittellinie und ihrer Übertragung in den Artikulator. Dabei spielt es keine Rolle, welcher Artikulator oder Okkludator verwendet wird. Die Fixierung ist der Oberkiefer. Das Gerät besteht aus einer Registriergabel mit individuell justierbarem Mittellinienindikator und einem im Artikulator zu fixierenden Mittenanzeiger.

Zunächst wird die Mittellinie des Gesichts durch zwei Punkte markiert. Dann wird mit einer Bissgabel der Linefinder mit Hartsilikon mittig am Oberkiefer fixiert. Auf einer verstellbaren Magnetplatte ist der Mittellinienindikator fixiert, der dann mit den Punkten in Übereinstimmung gebracht wird (Abb. 9). Dann fixiert man die Magnetplatte in dieser Position und entfernt die Registrierplatte aus dem Mund des Patienten. Nun wird der Linefinder auf das Oberkiefermodell gesetzt und mit der Technikerachse in den jeweiligen Artikulator übertragen.

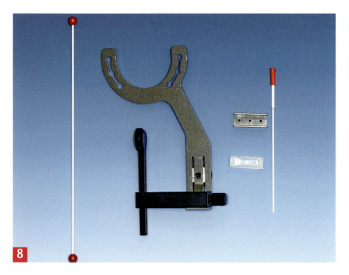
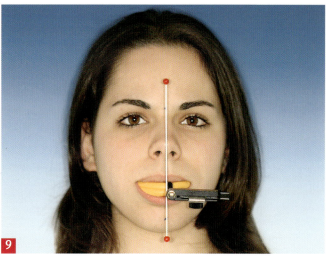

8 und **9** Der Linefinder: der Mittellinienindikator ist korrekt ausgerichtet (Fotos: Markus Leukhardt).

3 Analyse: nicht symmetrische Zähne zwischen linker und rechter Seite
Fragestellung: Die Randleisten sind entscheidend für die Gestaltung der labial/approximalen Flächen. Wie erreichen Sie es, diese symmetrisch zwischen linker und rechter Zahnbogenseite zu gestalten?

Lösungsvorschlag von Jan-Holger Bellmann

Häufig fehlt uns beim Gestalten der Zahnformen, Zahnachsen und Zahnleisten die räumliche Vorstellungskraft, wenn wir kein Patientenporträt zur Verfügung haben. Alles, was wir auf dem Modell designen, muss hinterher auch zum Gesicht passen. Häufig sind es nur kleine Änderungen, die eine große Wirkung haben. Beispielsweise eine Zahnachse, die nicht stimmt, Zahnlängen, die verändert werden müssen oder Zahnbreiten, bei denen wir durch die Leistenverschiebung der Zähne eine Wirkung erzielen. Wenn wir uns vorher mit dem Patientenporträt auseinandersetzen, fällt uns Vieles leichter. Wie kann so etwas im täglichen Arbeitsleben umgesetzt werden?

Wir arbeiten in unserem Labor mit Photoshop, um ein sogenanntes Dental Imaging zu erstellen, bei dem wir natürliche Zahnsituationen aus einer von uns selbst angelegten Zahndatenbank wählen (CALLA Plus Bilddateien von Teamziereis, Engelsbrand). Diese Zahnsituationen können frei transformiert und über die Patientensituation gelegt werden. Zudem bietet Photoshop die Möglichkeit, die Transparenzen der Ebenen zu ändern, sodass die Originalsituation darunter erkennbar wird (Abb. 10). Aus diesen Informationen wird ein diagnostisches Wax-up erstellt, bei dem ganz gezielt die Zahn-Ist-Situation zur Zahn-Soll-Situation umgewachst wird. Wer mit 3Shape (Kopenhagen, Dänemark) arbeitet, kann seit dem neuesten Update auf das Dental Imaging verzichten. Dort kann direkt in der Konstruktionssoftware mit einem halbtransparenten Patientenporträt gearbeitet werden (Abb. 11).

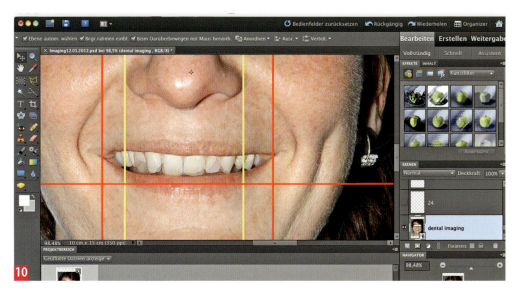

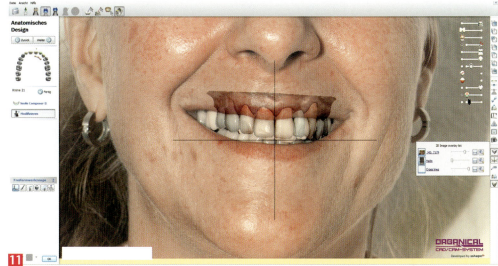

10 Ein Dental Imaging über Photoshop.

11 Beim neuesten Update von 3Shape kann direkt in der Konstruktionssoftware mit einem halbtransparenten Patientenporträt gearbeitet werden.

---

4 Analyse: marginale Überkontur
Fragestellung: Eine richtige marginale Kronengestaltung ist aus vielerlei Hinsicht wichtig. Wie finden Sie den richtigen Austrittswinkel? Wie gestalten Sie diesen?

Lösungsvorschlag von Stefan Schunke:

Das Austrittsprofil (engl.: emergence profile [EP]) des Zahns aus dem Zahnfleisch ist dreidimensional. Bei der ästhetischen Analyse (Abb. 12) wird u. a. das Verhältnis der Zahnachsen und gingivalen Zenite betrachtet. Dabei stellt der gingivale Zenit den „tiefsten" Punkt am Zahnfleisch dar. Steht ein Zahn distal herausgedreht, so wird sich der Zenit distal finden. Steht ein Zahn mesial herausgedreht, so findet man den Zenit mesial. Wollen wir solche Zähne prothetisch korrigieren, muss eine Stellungskorrektur vorgenommen werden. Diese kann aber nur dann wirken, wenn nicht nur die Zahnachse, sondern auch der gingivale Zenit mitverändert wird (Abb. 13). Noch deutlicher wird die Problemstellung, wenn nach innen gestellte Zähne (Klasse II/2) in ihrer Position nach außen gestellt werden sollen. Dabei müssten sie nicht nur vergrößert und verbreitert, sondern auch zeitgleich verlängert werden, damit dem theoretischen Ideal eines gingivalen Verlaufs entsprochen werden kann. Dies führt zwangsläufig ebenfalls zu einer Veränderung des gingivalen Zenits (Abb. 14 und 15).

Wertvolle Hilfen für das Erkennen und Reproduzieren des EP sind auch die Lichtleisten. Zeichnet man die Lichtleisten auf dem Zahn ein (Modell) und verlängert diese Leisten auf dem Modell, erkennt man die sogenannte optische Breite, zugleich aber auch die approximal beginnenden Räume (Abb. 16 und 17). Somit bieten sich dem Zahntechniker die Möglichkeiten, durch die Zahnform entweder das EP oder aber bei gleichbleibendem EP die optische Breite zu beeinflussen. Weitere Elemente sind dabei das abwechslungsreiche Spiel von Konvexität und Konkavität, um unterschiedliche Zahnlängen und -breiten wirken zu lassen (Abb. 18).

Die anatomische Darstellung eines Zahns mit Zahnfleisch aus sagittaler Sicht zeigt uns, dass Zähne nicht nur eine, sondern zwei Papillen haben. Die eine Papille erhebt sich vestibulär, die andere palatinal. Dazwischen erstreckt sich eine Vertiefung, der sogenannte Col – der interdentale Sattel. Des Weiteren laufen über diese Papillen und den Col die labialen, palatinalen und approximalen Leisten zusammen. Sie definieren den approximalen Bereich (Abb. 19). Legt man nun in der Restauration die approximalen Leiste zu weit nach palatinal, wirkt der Zahnersatz durch diesen Bereich wie Bananenstauden. Liegen die interproximalen Verschlussleisten weiter palatinal, muss der Zahn, da sonst viel zu wulstig, in seiner Dreidimensionalität nach labial heraus gestaltet werden. Wird die interproximale Verschlussleiste zu weit nach labial gelegt, ergeben sich zu flach wirkende Zähne, die Papillen wirken kleiner und gedrungener und in Verbindung mit Speichel wirken diese Zähne eher wie ein weißes Brett. Zudem erlaubt uns die sagittale Betrachtung zu erkennen, wie sich der Übergang des Zahns (-Ersatzes) zum restlichen Kiefer darstellt (Abb. 20).

Das Wissen um die richtige Gestaltung des Zahnersatzes von labial und sagittal erlaubt uns, das Zahnfleisch und somit das EP in seiner anatomisch korrekten Kontur zu erhalten bzw. wieder neu herzustellen.

Der letzte Blickwinkel ist der aus horizontaler Sicht. Zähne stehen nun einmal nicht in Reih und Glied, sondern leicht überlappt, gedreht, rotiert etc. Die eigentliche Wurzelstellung verrät dabei, wie der Zahn ursprünglich stand (Abb. 21). Über diese Information, den gingivalen Zenit, die Analyse des horizontalen und vertikalen Zahnfleischverlaufs sowie den Col ist es uns möglich, das richtige Austrittsprofil des Zahns zu bestimmen (Abb. 22). Sägemodelle sind dabei zwingend notwendig für die Präzision, geben jedoch aufgrund dessen, dass wir sehr viele Informationen zerstören, keine ausreichenden Hinweise auf die notwendige Ästhetik. Deshalb sind ungesägte Modelle (Abb. 23) für die Ästhetik ein Muss. Mit einem entsprechenden Datenblatt sind solche Dinge relativ schnell zu erfassen und zu dokumentieren (Abb. 24).

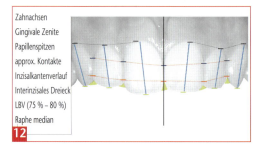

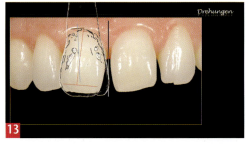

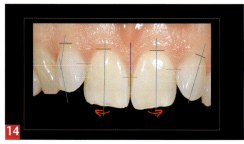

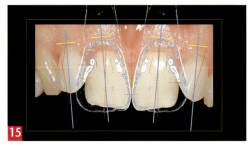

12 Ein Analyseblatt sorgt dafür, dass man immer das Gleiche in immer der gleichen Art und Weise überprüft, dies dokumentiert und somit auch kommuniziert.

13 bis **15** Die Problemstellungen, wie sie bei Gebissen mit Stellungsanomalien vorkommen. Es wird deutlich, dass prothetisch nicht alles machbar ist. Häufig sind kieferorthopädische Behandlungen oder parodontal chirurgische Maßnahmen notwendig.

Bellmann, Fehmer, Hannker, Hein, Kunz, Langner, Lotz, Mink, Schönenberger, Schunke
Praktische Umsetzung der ästhetischen Analyse

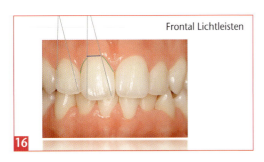

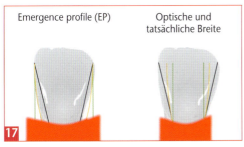

16 und **17** Beherrscht man die sogenannten Lichtleisten, wird es möglich, die unterschiedlichen notwendigen Zahnformen für das jeweilige Gebiss zu erkennen und zu beeinflussen.

18 Durch Konvexität und Konkavität ergeben sich weitere Varianten, um ein sinnvolles EP zu gestalten.

19 Der Col (interdentaler Sattel) gibt uns die Möglichkeit, den interdentalen Raum richtig zu nutzen und zu gestalten. Legen wir dabei den approximalen Kontakt nicht an die richtige Stelle, erhalten wir entweder viel zu wulstige oder zu flache Zähne.

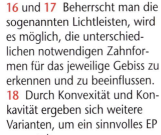

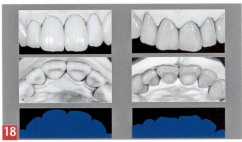

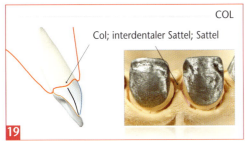

20 Die richtige Gestaltung des Zahnersatzes aus sagittaler in Sicht wird dann auch durch die Integration des Zahnersatzes im Gingivaverlauf finalisiert.

21 Egal welche Disposition die Zähne haben, man findet ihre Positionen anhand des Zahnfleischs sowie der Wurzelanteile wieder.

22 Wir können also nicht nur erkennen, wie ein natürlicher Zahn aus dem Zahnfleisch herauskommt, sondern wir können auch den Umkehrschluss wagen und anhand des Zahnfleischs, der Wurzelposition und -geometrie die grundlegenden Richtungen des ursprünglichen Zahns zu erkennen.

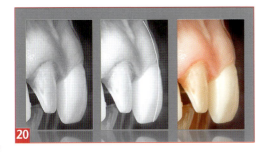

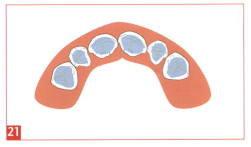

23 Sägemodelle sind lediglich für die Präzision gedacht, ungesägte Modelle sind jedoch uneingeschränkt für die Ästhetik notwendig.

24 Durch das richtige Analyseblatt lassen sich solche Dinge festhalten, dokumentieren und nachvollziehen.

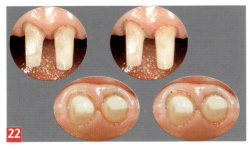

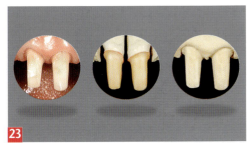

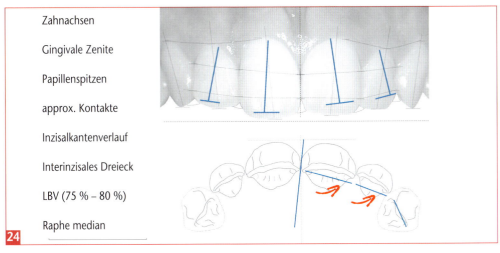

> **5 Analyse:** Falsche Kauebene (dorsal nach kranial hängend)
> **Fragestellung:** Die Kaufläche sollte idealer Weise parallel zur Camperschen Ebene verlaufen. Wie übertragen Sie diese vom Mund in den Artikulator? Welches Vorgehen bevorzugen Sie?

Lösungsvorschlag von Hardi Mink:

Um einen möglichst genauen Informationstransfer der Situation vom Patientenmund zum Artikulator zu erreichen, ist ein normales Gesichtsbogen-Analyseverfahren viel zu ungenau. Ich habe mich daher entschieden, für umfangreiche ästhetische sowie auch funktionsorientierte Sanierungen das Kommunikationsprotokoll nach Dr. Rainer Schöttl und ZTM Udo Plaster anzuwenden (Plaster-Set, Jensen Dental, Metzingen). Dies ermöglicht sowohl eine intensivere Kommunikation zur Praxis als auch zum Patienten.

Die Informationsgewinnung, die Udo Plaster in dieser QZ-Ausgabe ja ausführlich darstellt, beginnt mit einem umfangreichen Fotostatus, gefolgt von einer individuellen Gesichtsbogenübertragung mit dem HeadLines-Verfahren, um dann in einer genauen Planung zu enden.

Für mich ist diese Methode die momentan genaueste Analyse und Übertragung der zueinander in Bezug stehenden Ebenen. Vor allem der Verlauf der Camperschen Ebene im Bezug zur Kauebene kann sehr gut registriert und übertragen werden. Die leidigen Themen der Festlegung der Schneidezahnmitte zur Gesichtsmitte oder auch das Hängen der Oberkieferseiten von dorsal nach kraniale ist dadurch geplant eliminierbar.

Im folgenden Fall ist deutlich ersichtlich, wie wichtig es ist, die Parallelität der Kauebene zur Camperschen Ebene zu analysieren und dann wiederherzustellen:

1. Analyse (Abb. 25): Fotostatus der Patientin in Porträts lateral und zentral sowie mit angelegtem HeadLines-Gesichtsbogen, parallele Ausrichtung horizontal zur Bipupillarlinie und vertikal mit der Spina nasalis, die lateralen Flaggen werden so ausgezogen, dass sie von der Spina nasalis zum Gehöreingang zeigen.
2. Individuelle Montage des Oberkiefers im Artikulator (Abb. 26): Mittels im Plaster-Set enthaltenem (HIP Mount) Übertragungstisch wird das Knetsilikonregistrat vermessen und mit einem Montageschlitten eingesetzt. Das Oberkiefermodell kann dann eingegipst werden.
3. Nach dem montierten Oberkiefermodell wird der Unterkiefer mit einem speziell erstellten Registrat eingestellt (Abb. 27).
4. Eine abschließende Kontrolle der Artikulatorsituation mit dem Fotostatus (Abb. 28) bietet Sicherheit, dass die Übertragung mit der Patientensituation übereinstimmt und bildet somit den Ausgangspunkt für die anschließende Planung und Therapie.

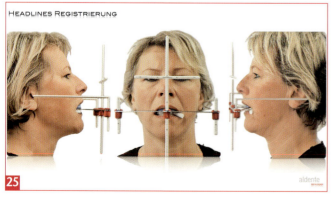
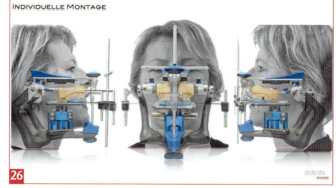

25 Die Patientin mit angelegtem HeadLines-Gesichtsbogen.
26 Die individuelle Montage.

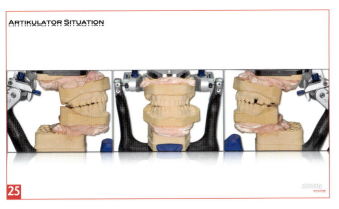
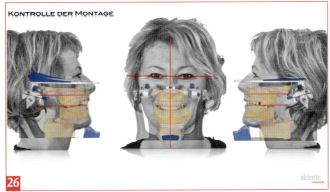

27 Die Situation im Artikulator.
28 Die Kontrolle der Montage.

6 Analyse: falsche unharmonische Zahnachsen
Fragestellung: Nicht harmonische und nicht symmetrische Zahnachsen sind in der Front ein Problem. Wie finden Sie bei ganzen Frontzahnversorgungen die richtige Achsenneigung? Wie legen Sie diese fest?

Lösungsvorschlag von Andreas Kunz:

Zur Findung der richtigen Achsneigung der Zähne ist eine Übertragung der Gesichts- und Mundparameter zur Modellsituation im Artikulator wichtig. Hierzu nutze ich den HeadLines (Plaster-Set) (Abb. 29). Mithilfe eines Silikonschlüssels wird der HeadLines nach der Bipupillarlinie und der Camperschen Ebene ausgerichtet (Abb. 30). Der Silikonschlüssel wird nun beschnitten (Abb. 31) und mit dem Modell zur skelettalen Mitte auf dem HIP Mount (Plaster-Set) platziert (Abb. 32). Mit der Montage des Oberkiefers wird die Gleichschaltung zur Mundsituation sichergestellt. Genauso können auch präparierte Modelle übertragen werden. Die Achsneigung der Modellsituation entspricht nun der Mundsituation.

Eine weitere Möglichkeit ist die Fotodokumentation. Für die Porträtaufnahme mit Zähnen, Mund und Augenpartie wird die Kamera anhand der Bipupillarlinie ausgerichtet. Beim Entwickeln des Bildes werden Hilfslinien zur Bipupillar- und Mittellinie platziert. Durch heranzoomen oder ausschneiden der Zahnsituation wird ein Detailausschnitt von z. B. Eckzahn zu Eckzahn bestimmt. Anhand kleiner Hilfslinien, die parallel zur Mittellinie ausgerichtet sind, können die Zahnachsen der Frontzähne bestimmt und ausgerichtet werden (Abb. 33).

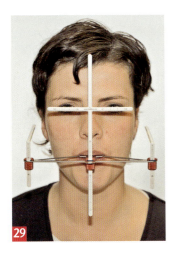
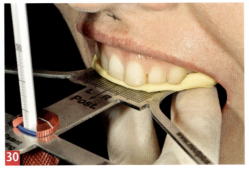
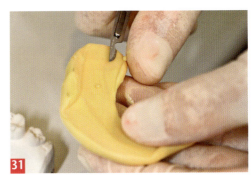

29 Die Patientin mit angelegtem HeadLines-Gesichtsbogen.
30 Der HeadLines wird mit einem Silikonschlüssel nach der Bipupillarlinie ausgerichtet.
31 Das Zurechtschneiden des Silikonschlüssels.

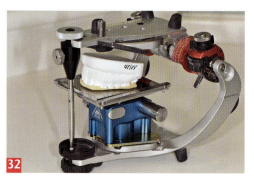
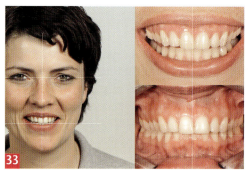

32 Der Silikonschlüssel wird mit dem Modell auf dem HIP Mount platziert.
33 Kleine, parallel zur Mittellinie ausgerichtete Hilfslinien helfen, die Zahnachsen der Zähne zu bestimmen und auszurichten.

---

7 Analyse: bauchige und nicht natürlich aussehende Labialflächen
Fragestellung: Wie finden Sie die richtige labiale Zahnwölbung für obere Frontzähne? Wie legen Sie diese an?

Lösungsvorschlag von Alwin Schönenberger:
Es gibt vier Faktoren, die es erlauben, natürliche Austrittsprofile von künstlichen Kronen zu gestalten, ohne zu bauchige und unnatürlich aussehende Labialflächen zu bekommen:

1. Der Austrittswinkel der künstlichen Rekonstruktion im Vergleich zu einer natürlichen Zahnkrone.
Oberflächlich betrachtet gibt es hier zwei Lösungswege: Entweder ich orientiere mich an den natürlichen Zähnen oder aber ich nutze die Position, Form und Ausdehnung der Gingiva in dem zu versorgenden Bereich.

Selten – eigentlich nie – ist es der Fall, dass bei einer Kronenkonstruktion die Gingivasituation exakt der Situation entspricht, die sich beim natürlichen Zahn findet. Immer sind Weich- und Hartgewebe leicht über- oder unterdimensioniert, das ist in horizontaler sowie in vertikaler Richtung so.

Diese Aussage gilt weniger für Fälle, die mit Keramikveneers versorgt werden. Obwohl es gerade auch bei diesen Versorgungen sehr leicht zu unnatürlichen Austrittprofilen am marginalen Rand kommt. Oft wird das Keramikmaterial zu voluminös aufgebaut, obwohl die Zahnreduktion logischerweise auf das absolute Minimum reduziert worden ist. Dies führt am marginalen Rand zu bauchigen Oberflächen.

Deshalb ist für mich eine exakte Orientierung am Restgebiss nicht sinnvoll. Durch die fehlenden Hart- und Weichgewebe entsteht ein unnatürlich wirkender Zahn (Abb. 34 und 35).

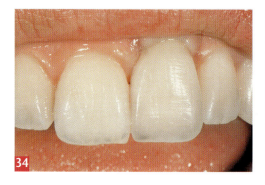
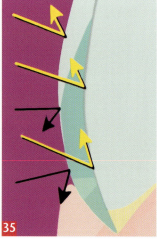

34 und **35** Das Zahnelement erscheint zu mächtig, weil es die fehlenden biologischen Strukturen überbrücken muss und seine Labialfläche am Gingivalsaum die Lichtstrahlen nicht dem Betrachter entgegenreflektiert, sondern eine Umlenkung der Lichtstrahlen gegen apikal erfolgt. Das Resultat ist eine Farbwahrnehmung, die zu dunkel erscheint, obwohl die Zahnfarbe der Krone bei einer direkten Lichtquelle exakt stimmen würde.

2. *Position, Form und Ausdehnung der Hart- und Weichgewebe im Bereich der zu rekonstruierenden Stelle.*
Durch die fehlende Substanz in horizontaler wie vertikaler Richtung der biologischen Gewebe ist die Form der Krone exakt am Austrittspunkt aus der Gingiva nur in ihren Winkelmerkmalen der natürlichen Situation nachzuahmen, niemals aber in ihrem Volumen (Ab. 36 und 37).

Wichtig ist mir Folgendes: Die Übertragung der Gingivasituation in ein Arbeitsmodell (ist sehr wichtig!), gleichzeitig ist das eine Anforderung, die kaum zu bewerkstelligen ist. Zu unsicher sind Abformungen gerade in diesem Bereich (Abb. 38 und 39). Dies kann sich mit der berührungsfreien Abformung durch Digitalscanner aber ändern, wenn die Umsetzung in ein Modell präziser wird.

3. *Austrittswinkel und Lichtreflektion auf der künstlichen Rekonstruktion im Vergleich zur natürlichen Situation.*
Eine eventuelle Korrektur dieses Winkels hin zu einer flachen, die Lichtreflektion positiv beeinflussenden, natürlich wirkenden Kronenform muss apikal des Gingivalsaums geschehen können. Eine Überprüfung sollte bei einer Einprobe direkt im Mund erfolgen (Abb. 40 und 41).

Ist dies nicht der Fall, wirkt der apikale Anteil der Krone bauchig und die Krone wirkt aufgesetzt (vgl. Abb. 34 mit Abb. 40 und 41).

4. *Die Farbgebung mit dem zu rekonstruierenden Material unmittelbar im Austrittsbereich der Krone.*
Problemstellung: Die Gestaltung diese Winkels ist fundamental. Die Farbgebung richtet sich zum einen nach der Zahnfarbe und der Form der Nachbarzähne, aber die Lichtreflektion und der intensive Fluorezenzwert in dieser Zone spielen dabei eine weitaus wichtigere Rolle als die gewählte Form. Die Zahnform sollte das Lichtverhalten unterstützen.

Es ist sinnvoll, den Austrittswinkels unterhalb des Gingivalsaums korrekt zu gestalten (0,5 bis max. 1 mm an Konstruktionshöhe müssen dabei genügen). Muss die Farbe des Nachbarzahns genau übernommen werden? Nein, die Transluszenzwerte müssen reduziert werden und es sollte mit hoch fluoreszierenden Keramiken gearbeitet werden, soweit sie denn im verarbeiteten Keramikmaterial angeboten und vorhanden sind (Abb. 42 und 43).

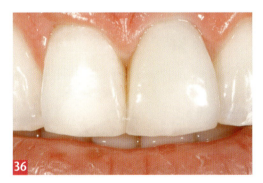
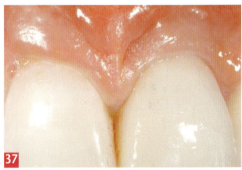
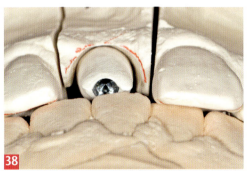
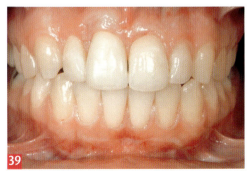

36 und **37** Es resultiert zwar ein Kronenform, die in ihrem Austrittsprofil leicht palatinaler steht, da aber das Licht, genauso wie auf den Nachbarzähnen, dem Betrachter entgegenreflektiert wird, ist die palatinalere Lage nicht so einfach wahrzunehmen. Der Betrachter wird getäuscht. Übrigens zeigt auch der Spiegel dem Patienten das richtige (getäuschte) Bild.
38 Folgende Voraussetzungen sind notwendig: Das Modell soll so präzise wie möglich sein. Eine genaue Beurteilung muss bei einer Rohbrandeinprobe möglich sein. Modellkriterien: Gewebedefekte und Gewebemankos sollten auf dem Modell sichtbar sein; keine abnehmbare Gingivasituation (Masken) mit weichem Silikonmaterial, das man auf dem Modell überall hinschieben und -drücken kann.
39 Ich möchte ja die Gingiva nur an ausgewählten Stellen mit der Kronenform beeinflussen. Darüber hinaus soll mich die Gingiva auf dem Modell leiten. Ich passe so die Krone der Gingivasituation an.

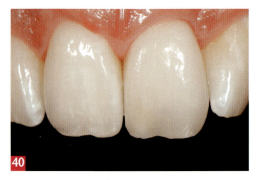
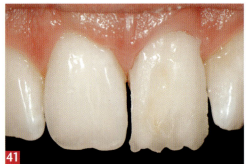
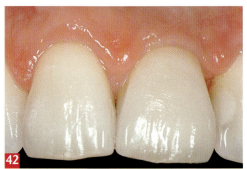
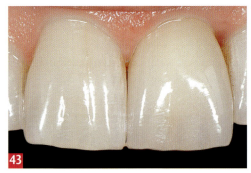

40 und **41** Bei richtiger Gestaltung wirkt die Zahnfarbe korrekt, vor allem ist die Lichtreflektion dem natürlichen Nachbarzahn angeglichen, auch wenn der ganze Zahn viel palatinaler steht als sein natürlicher Nachbar. Rohbrand und fertige Krone im Vergleich.

42 und **43** Auf keinen Fall darf der Transluzenzwert zu hoch sein. Sollte jedoch der Austrittswinkel nicht exakt am Gingivalsaum erarbeitet werden können – wegen fehlender Höhe vom Rekonstruktionsrand zum Saum – darf die Zahnfarbe auf keinen Fall dunkler ausfallen. Im Gegenteil, sie sollte heller als der Nachbarzahn sein (vgl. Abb. 34).

8 Analyse: fehlende inzisale Stufe
Fragestellung: Wie finden Sie eine harmonische inzisale Stufe zwischen den mittleren und seitlichen oberen Schneidezähnen? Wie gehen Sie vor?

Lösungsvorschlag von Vincent Fehmer:

Die ästhetische Analyse, hier mit Fokus auf der Oberkieferfront, verläuft immer nach dem gleichen Schema: Neben dem Patientengespräch und der Befundaufnahme erfolgt die fotografische Dokumentation des „Ist-Zustands" intra- und extraoral (Abb. 44).

Anhand dieser Aufnahmen und den grundlegenden Kriterien für ästhetische Zahnstellungen eröffnet sich nun die Möglichkeit, die Situation zu kategorisieren und unharmonische Bereiche zu diagnostizieren.

Mit den dadurch gewonnenen Informationen lässt sich sehr genau der „Soll-Zustand" definieren, welcher entweder durch ein konventionelles Wax-up mit anschließendem Mock-up übertragen werden kann oder zur Verdeutlichung mit Computer-Programmen wie Keynote, PowerPoint oder Photoshop für den Patienten simuliert werden kann (Abb. 45).

D. h., sollte, wie in diesem Fall, eine große Diskrepanz zwischen der Position des seitlichen Schneidezahns und dem Verlauf der Lachlinie auftreten, ist diese auszugleichen.

Somit kann das Behandlungsziel der eigentlichen Behandlung vorweggenommen werden und das ganze Team, bestehend aus Patient, Behandler und Techniker, hat die Möglichkeit, sich diesem gezielt zu nähern (Abb. 46 und 47).

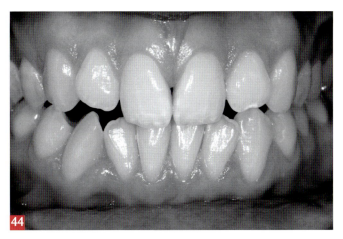
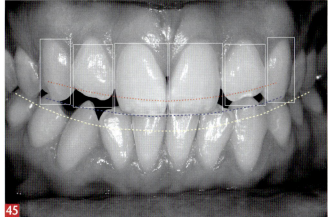
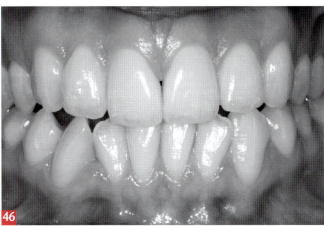
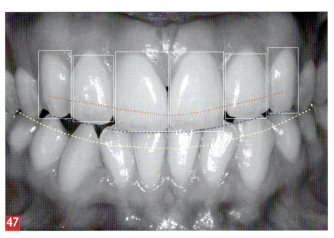

44 „Ist-Zustand" des Patienten bei Befundaufnahme, hier mit extrem ausgeprägter inzisaler Stufe.
45 Aufbereitung des „Soll"-Zustands. Unter Berücksichtigung ästhetischer Faktoren wie Lachlinie (gelb) in Relation zum Verlauf der Schneidekante (lila) und der interdentalen Kontaktpunkte (rot); Zahnproportionen und -stellungen (silberne Rechtecke) (Quelle: Magne P, Belser U. Adhäsive befestigte Keramikrekonstruktionen. Berlin: Quintessenz, 2002).
46 Fertige Rekonstruktion, jetzt mit harmonischer inzisaler Stufe (Behandler: Dr. D. Thoma, Zürich).
47 Überprüfung der Rekonstruktion auf die genaue Umsetzung der ästhetischen Analyse.

---

9 Analyse: fehlende Papille bei Implantation
Fragestellung: Wie sollte ein implantatprothetisches Emergenzprofil im Frontzahnbereich geformt sein, um eine ästhetisch ansprechende Weichgewebsrekonstruktion zu gewährleisten?

Lösungsvorschlag von Hans-Joachim Lotz:
Das implantatgestützte Emergenzprofil soll von dem runden Querschnitt des Implantats zu einem wurzelähnlichen Querschnitt des zu ersetzenden Zahns im koronalen Anteil übergeleitet werden. Hierbei muss das Emergenzprofil direkt von der Implantatschulter, im Durchmesser des Implantats, nach oben geführt und je nach Zahnfleischgewebetyp, ab einem vom Behandlerteam in der Vorplanung definierten Bereich, tulpenartig aufgefaltet werden. Hierbei ist der geringste Druck auf das Zahnfleisch im Übergang von Implantat zu Weichgewebe zur Formung des Emergenzprofil aufzubauen, um ein formschönes, weiches Anschmiegen der Gingiva zu fördern (Abb. 48 bis 50).

Dabei bereitet der Zahntechniker den Punkt des Druckaufbaus vor, den der Behandler dann adaptiert.

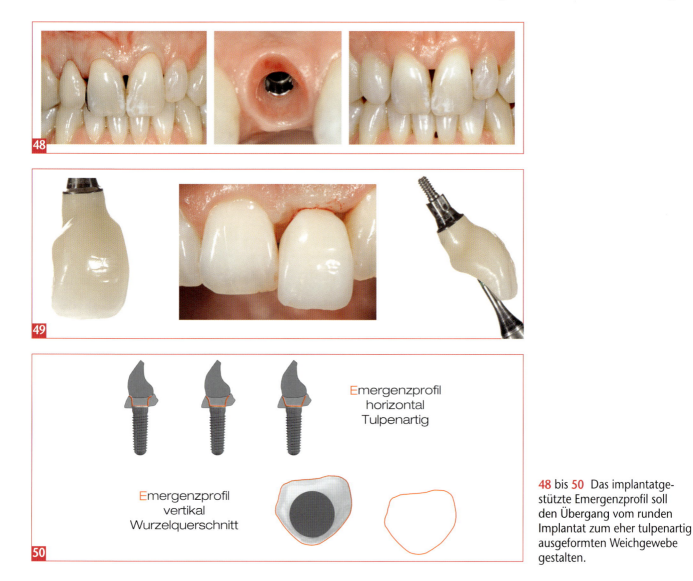

48 bis **50** Das implantatgestützte Emergenzprofil soll den Übergang vom runden Implantat zum eher tulpenartig ausgeformten Weichgewebe gestalten.

10 **Analyse:** fehlender Lippenverlauf am Modell
Fragestellung: Wie finden Sie Orientierung auf dem Modell ohne Lippenverlauf? Wie finden Sie im Idealfall die richtige Länge der Schneidekanten?

Lösungsvorschlag von Christian Hannker:
Dies stellt sich schwierig dar, deswegen ist es notwendig, diese Information dem Dental Imaging zu entnehmen. Beim Dental Imaging werden virtuelle Zähne aufgestellt, die die spätere Situation am PC darstellen (Abb. 51 bis 55). Im Photoshop kann lediglich zweidimensional geplant werden, daher ist es wichtig, die gewonnenen Informationen mittels eines Wax-ups auf das Situationsmodell zu übertragen.

Dabei gehe ich folgendermaßen vor: Ausgangssituation und virtuell geplante End-Situation werden im Photoshop halbtransparent übereinandergelegt. Dabei wird die Abweichung der Ist-Situation zur geplanten End-Situation deutlich. Diese Abweichungen können mit einem digitalen Lineal abgemessen und mittels eines Messschiebers auf das Situationsmodell übertragen werden.

So wird die digitale Planung eins zu eins als Wax-up übertragen (Abb. 56). Die Länge der Schneidekanten wird dabei durch Ästhetik, Phonetik und Funktion bestimmt (Abb. 57 bis 59).

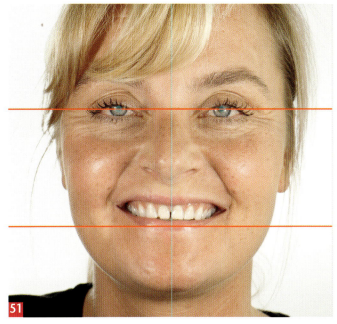
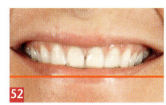
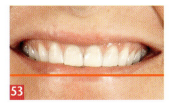

51 Die Ausgangssituation.
52 Dental Imaging, halbtransparent abgespeichert.
53 Das fertige Dental Imaging.

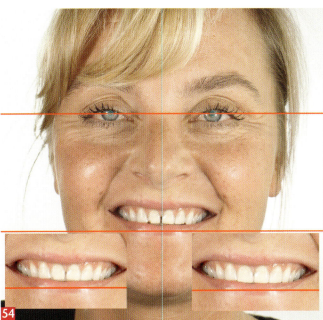
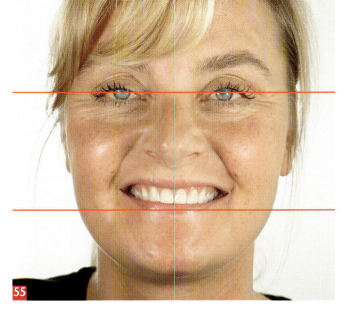

54 Dental Imaging mit Ausgangs- und Endsituation.
55 Die Endsituation.
56 Die Übertragung der gewonnenen Situation.

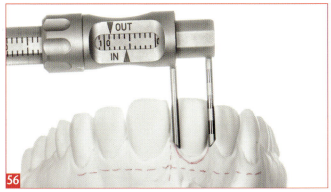

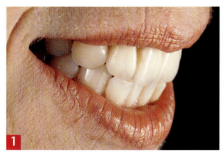 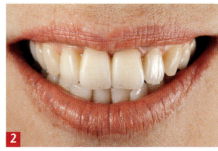 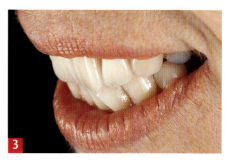

57 bis **59** Der Schneidekantenverlauf wird durch Ästhetik, Phonetik und Funktion bestimmt.

Die Experten (in alphabetischer Reihenfolge)

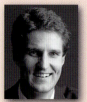

ZTM Jan-Holger Bellmann
Bellmann & Hannker Dentallabor
Anton-Günther-Straße 10
26180 Rastede
E-Mail: info@bellmann-hannker.de

ZTM Vincent Fehmer
ZZM der Universität Zürich
Plattenstrasse 11
8028 Zürich
Schweiz
E-Mail: Vincent.Fehmer@zzm.uzh.ch

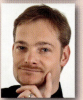

ZTM Christian Hannker
Bellmann & Hannker GmbH
Ludwig-Gefe-Straße 28
49448 Hüde
E-Mail: huede@bellmann-hannker.de

ZTM Sascha Hein
Oral Design Perth
Unit 6, 5 Rockingham Road
Hamilton Hill, WA 6163
Australien
E-Mail: info@oral-design.com.au

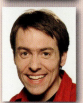

ZTM Andreas Kunz
Andreas Kunz Zahntechnik
laboratorium dental
Schumannstraße 1
10117 Berlin
E-Mail: mail@andreaskunz-dental.de

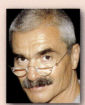

ZTM Jan Langner
Jan Langner GmbH
Birkachstraße 17/1
73529 Schwäbisch Gmünd
E-Mail: jan.langner@t-online.de

ZTM Hans-Joachim Lotz
Dentallabor Hans-Joachim Lotz GmbH
Spezialabor für Gnathologie
Kreuzstraße 6
97990 Weikersheim
E-Mail: hjlotz@mac.com

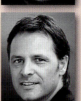

ZTM Hardi Mink
aldente DENTALDESIGN
Schorndorferstraße 6
70734 Fellbach
E-Mail: info@aldente-dentaldesign.com

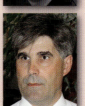

ZTM Alwin Schönenberger
Schönenberger Dentaltechnik AG
Industriestrasse 47
8152 Glattbrugg
Schweiz
E-Mail: info@dentalceramics.ch

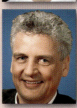

ZTM Stefan Schunke
Zahntechnisches Laboratorium
Stefan Schunke GmbH
Bayreuther Str. 39
91301 Forchheim
E-Mail: st.schunke@arcor.de

UNSERE EMPFEHLUNGEN FÜR SIE:

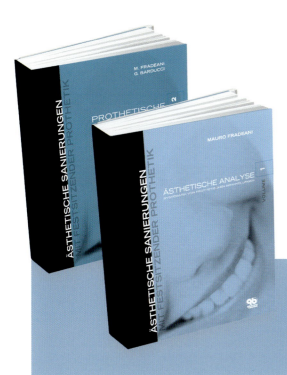

Technische Fortschritte und neue Entwicklungen auf dem Gebiet der Biomaterialien haben die ästhetischen Möglichkeiten der restaurativen Zahnmedizin drastisch erweitert. Mauro Fradeani bietet in seinem zweibändigen Werk die Gesamtdarstellung einer modernen, ästhetisch ausgerichteten prothetischen Therapie mit festsitzendem Zahnersatz - aus der Sicht des praktisch tätigen Zahnarztes.

Der „Fradeani" ist allerdings nicht nur hinsichtlich Konzeption, Inhalt und Praxisbezug eine Klasse für sich – dieses „ausgesprochen schöne Buch" setzt auch durch die liebevolle Gestaltung und die exzellente Bebilderung mit detaillierten Zeichnungen und einer Fülle klinischer Abbildungen neue Maßstäbe. Das Werk ist bereits in 10 Sprachen erschienen.

BAND 1: ÄSTHETISCHE ANALYSE
Systematik von prothetischen Behandlungen

Der erste Band widmet sich der vorbereitenden ästhetischen Analyse der fazialen, dentolabialen, phonetischen, dentalen und gingivalen Parameter.

BAND 2: PROTHETISCHE BEHANDLUNG
Systematischer Ansatz zur ästhetischen, biologischen und funktionellen Integration

Der in Zusammenarbeit mit Giancarlo Barducci entstandene Band 2 führt Schritt für Schritt durch alle prothetischen und zahntechnischen Arbeitsphasen von der Abformung über das Provisorium bis zur Eingliederung der definitiven Versorgung.

M. Fradeani | G. Barducci
ÄSTHETISCHE SANIERUNGEN MIT FESTSITZENDER PROTHETIK
Band 1, Band 2, oder beide im Set

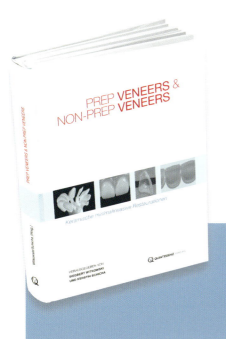

In diesem Werk werden erstmals die wichtigsten und erfolgreichsten Versorgungsalternativen zum Thema Veneers gebündelt und anhand von Patientenfällen nachvollziehbar vorgestellt.

Welche Versorgungsform ist bei welcher Ausgangslage indiziert? Was für Veneers gibt es überhaupt? Wie stellt man sie her und inwieweit ist eine Präparation erforderlich? Was rechnet sich und wie ist die jeweils beste Vorgehensweise?

27 international bekannte Spezialisten aus Praxis und Labor geben detaillierte Einblicke in ihre Konzepte und prothetisch-zahntechnischen Vorgehensweisen im Zusammenhang mit Prep und Non-Prep Veneers. Die Diskussion einzelner Vor- und Nachteile der jeweiligen Techniken rundet die Erfahrungsberichte ab.

Das Buch richtet sich an Zahnärzte und Zahntechniker, die sich mit dem Thema Veneers und Non-Prep Veneers umfassend auseinandersetzen wollen.

Siegbert Witkowski
Kerstin Schicha (Hrsg.)
PREP VENEERS & NON-PREP VENEERS
Keramische minimalinvasive Restaurationen

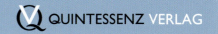

Weitere Informationen unter: **www.quintessenz.de** oder **(030) 761 80 662**